COLLECTION DES MEILLEURS OUVRAGES ÉTRANGERS
Relatifs aux sciences psychiques
Traduits et publiés sous la Direction du Colonel de ROCHAS

RAPPORT

SUR LE SPIRITUALISME

PAR LE

Comité de la Société Dialectique de Londres

AVEC LES

ATTESTATIONS ORALES ET ECRITES

ET

QUELQUES EXTRAITS DE LA CORRESPONDANCE

TRADUIT PAR LE Dᴿ O. DUSART

PARIS

P.-G. LEYMARIE, ÉDITEUR

42, RUE SAINT-JACQUES, 42

1900

RAPPORT

SUR LE SPIRITUALISME

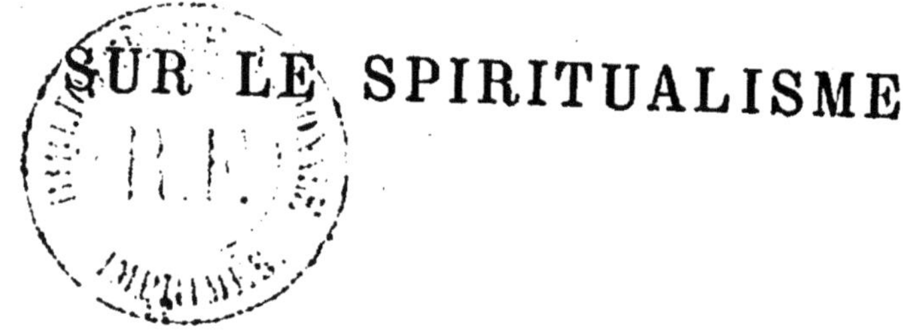

COLLECTION DES MEILLEURS OUVRAGES ÉTRANGERS
Relatifs aux sciences psychiques
Traduits et publiés sous la Direction du Colonel de ROCHAS

RAPPORT

SUR LE SPIRITUALISME

PAR LE

Comité de la Société Dialectique de Londres

AVEC LES

ATTESTATIONS ORALES ET ÉCRITES

ET

QUELQUES EXTRAITS DE LA CORRESPONDANCE

TRADUIT PAR LE DR O. DUSART

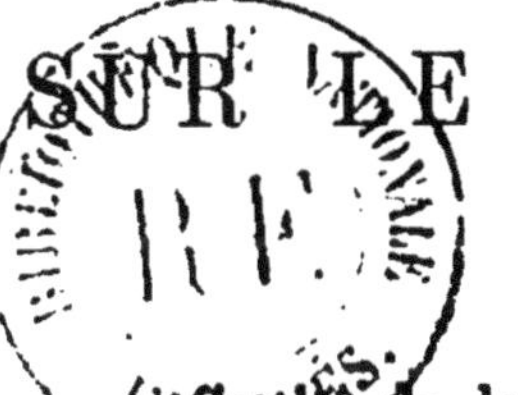

PARIS

P.-G. LEYMARIE, ÉDITEUR

42, RUE SAINT-JACQUES, 42

1900

PRÉFACE DU TRADUCTEUR

Le livre dont nous publions aujourd'hui la traduction n'est pas nouveau et beaucoup le connaissent au moins de nom. Tous les auteurs qui, dans ce dernier quart de siècle, ont écrit sur les sciences psychiques, y ont fait allusion. Ils parlent du Comité institué par la Société dialectique *de Londres, le 26 janvier 1869, pour examiner les phénomènes présentés comme manifestations des esprits et faire un rapport à ce sujet.*

Quelques-uns donnent la traduction des rapports du Comité et même des sous-comités. Çà et là on rencontre quelques courtes citations des procès-verbaux de séances des sous-comités ou des témoignages recueillis ; mais jamais on n'a publié dans notre langue ni les procès-verbaux complets et si intéressants rédigés par les sous-comités, ni les témoignages apportés de diverses parts, dont quelques-uns sont de première

1

valeur, tant par le nom de leurs auteurs que par la nature des faits attestés.

Cet ensemble, rapports du Comité, des sous-comités et témoignages oraux ou écrits, constitue cependant une œuvre d'une importance capitale, une collection de faits des plus variés, des mieux observés et des plus authentiques.

Cette enquête a, en outre, ceci de remarquable, qu'elle présente une sorte de bilan de l'état du Spiritisme vers 1870.

Aussi avons-nous pensé que sa publication en français aurait encore presque la valeur d'une actualité et ne paraîtrait pas dénuée d'intérêt, au moment où, de toutes parts et avec des préoccupations diverses, on reprend l'étude des phénomènes psychiques sous toutes leurs formes.

Le Comité déposa son Rapport le 20 juillet 1870 et demanda à la Société dialectique de le publier sous sa responsabilité. L'impression du Rapport fut refusée et, devant ce refus, le Comité décida à l'unanimité de faire la publication sous sa propre responsabilité.

De même, lorsqu'en 1831, Husson déposa sur le bureau de l'Académie de médecine de Paris son Rapport sur le magnétisme animal, affirmant que ses collègues et lui avaient nettement constaté la réalité des faits allégués, il se trouva, au sein de la savante compagnie, un membre, le Dr Castel, qui n'hésita pas à dire tout haut ce que la plupart pensaient tout bas : que si les faits cités étaient reconnus vrais, ils détruiraient la moitié des connaissances physiolo-

giques. *La vérité devait donc être mise sous le bois-
seau et l'impression du* Rapport *fut refusée.*

*Cet incident n'est pas fait pour nous étonner. Il
nous montre une fois de plus que l'on fait fausse route,
lorsque, en leur demandant de sanctionner des nou-
veautés, on s'expose à troubler des sociétés savantes,
quel que soit leur nom, dont les membres, arrivés pour
la plupart à la fin d'une carrière longue et laborieuse,
ne sont plus aptes à s'assimiler des notions qui viennent contredire tout ce qu'ils ont été habitués à considérer jusque-là comme l'expression de la vérité.*

*Il faut en prendre notre parti, accumuler les faits
et les démonstrations, et, lorsque nous aurons suffisamment répandu dans le public éclairé les notions que
nous considérons comme incontestables, les corps
savants prendront note des faits acquis.*

*On a quelquefois comparé les académies à des
bornes destinées à jalonner la route suivie par la
science. Nous devons nous contenter de leur demander
de ne pas se mettre en travers pour l'obstruer. Pour-
suivons notre œuvre et restons convaincus qu'un jour,
peut-être prochain, la vérité saura se faire ouvrir
toutes grandes les portes actuellement les mieux
closes. Il suffira probablement alors d'un simple changement d'étiquette opéré avec une suffisante dextérité.*

*En parcourant ce volume, le lecteur trouvera, pré-
sentée par des hommes de science éminents et par
des témoins dignes de toute confiance, une nombreuse
série d'exemples de presque tous les phénomènes psychiques connus.*

Les trente dernières années n'y ont pas beaucoup

ajouté. Ce n'est pas que les études psychiques aient été abandonnées ou stériles ; mais les efforts des chercheurs ont eu surtout pour but d'interpréter les faits observés ; de rendre leurs preuves plus palpables et de leur enlever tout caractère mystérieux, en montrant leur accord avec les théories de la science moderne.

C'est ainsi qu'on a été conduit à admettre que, sous le nom d'Od ou d'effluves, le périsprit ou corps astral du médium peut s'extérioriser, *avec ou sans l'esprit, et produire* les phénomènes physiques, *attribués trop exclusivement jusqu'ici à l'intervention des seuls esprits désincarnés.*

Les rayons X *ont montré que la vue à travers les corps opaques, déjà admise par les magnétiseurs, n'était nullement invraisemblable. Quant au phénomène des apports, est-il plus extraordinaire que celui de la galvanoplastie, où l'on voit un corps se désintégrer en un lieu, pour aller se reconstituer dans un autre, après un parcours invisible dans la solution chimique ?*

L'excessive sensibilité des substances contenues dans les mucilages photographiques a permis de reproduire les plus faibles degrés de condensation de la substance cosmique et du périsprit, constituant les apparitions et que, seuls, avaient pu percevoir les yeux de certains médiums ; l'on n'avait pas manqué d'accuser ceux-ci de fourberie ou de les déclarer hallucinés.

C'est encore à la photographie que l'on a demandé,

dans ces dernières années, de démontrer la réalité de l'émission d'effluves à la surface de tous les corps vivants et même des minéraux. On sait que les sensi_tifs de Reichenbach et du colonel de Rochas décrivent des fluides diversement colorés, qui émanent des extrémités des doigts et de tous les organes des sens ; nous avons vu des ouvrières absolument ignorantes faire spontanément la même constatation, dès la pre_mière séance d'extériorisation, sans y être provoquées par des questions capables de les suggestionner. Ce sont ces mêmes émanations fluidiques que trahissent les plaques photographiques, prouvant ainsi que l'on se trouve bien en présence d'un phénomène objectif. De leur côté, les esprits déclarent que ces effluves sont les agents dont les médiums et eux-mêmes se servent pour produire les phénomènes physiques.

D'autres preuves sont venues encore confirmer la réalité, la matérialité des apparitions. C'est ainsi qu'en 1875 le professeur William Denton obtint le moulage dans la paraffine des membres matérialisés. D'autres ont obtenu les mêmes résultats. Les moules, d'une seule pièce, reproduisent les inflexions des mem_bres, les détails de structure et les altérations acci_dentelles de la peau.

Les appareils enregistreurs, imaginés par Crookes et d'autres expérimentateurs, ont mesuré automatique_ment l'intensité de la force déployée, tandis que d'au_tres observateurs, recourant à la balance avec enre_gistreur, montraient que, pour prendre une forme visible et tangible, les esprits empruntaient au mé-

dium une proportion de sa substance pouvant atteindre le poids de 60 livres.

On voit que, depuis la clôture de l'importante enquête de la Société dialectique de Londres chaque jour qui s'est écoulé est venu apporter son contingent de preuves et rendre plus indiscutable la réalité des faits qui sont consignés dans les procès-verbaux de ses séances.

Aussi voit-on aujourd'hui que le public intelligent, frappé de la valeur de ces démonstrations renouvelées sans cesse, laisse de côté le persiflage, qui ne peut rien contre la vérité, et que l'on tend de plus en plus à se rendre compte des faits, soit en assistant aux expériences privées ou publiques, soit en venant écouter les conférenciers qui exposent les résultats acquis.

Comme il n'y a guère d'exemple qu'un homme de bonne foi, après avoir consacré à l'étude expérimentale des phénomènes psychiques un temps suffisant, n'ait pas conclu en affirmant leur réalité, nous ne formons qu'un seul vœu en terminant ces quelques lignes, c'est que la lecture des attestations apportées devant le Comité de la Société dialectique décide quelques amis de la vérité à expérimenter par eux-mêmes et à contrôler les affirmations des témoins.

Dr DUSART.

RAPPORT

SUR LE SPIRITUALISME

CONSTITUTION DU COMITÉ

ET

DÉPOT DE SON RAPPORT

Dans l'assemblée de la Société dialectique de Londres, tenue le mercredi 6 janvier 1869, sous la présidence de M. J.-H. Lévy, il fut décidé que le bureau serait invité à constituer un Comité, conformément à l'article 7 des statuts, pour étudier les phénomènes présentés comme des manifestations spirituelles et faire un rapport en conséquence.

Le 26 janvier 1869, sur la proposition du Dr Edmunds, le comité fut formé des membres suivants :

H.-G. Atkinson, G. Wheatley Bennett, J.-S. Bergheim, H.-R. Fox Bourne, Charles Bradlaugh, G. Fenton Cameron, John Chapman, Rev. Ch.-Maurice Davies, Ch.-R. Drysdale, D.-H. Dyte, Mᵐᵉ D.-H. Dyte, James Edmunds, Mᵐᵉ Edmunds, James Gannon, Grattan Geary, Robert Hannah, Jenner Gale Hillier, Henry Jeffery, Albert Kisch, Joseph Maurice, Isaac-L. Meyers, B.-M. Moss, Robert Quelch, Thomas Reed, C. Russel Roberts, William Volckman, Horace-S. Yeomans.

Le professeur Huxley et M. George-Henri Lewes seront priés d'apporter leur collaboration aux travaux du Comité.

Les Dʳˢ Chapman et Drysdale, ainsi que M. Fox Bourne, n'acceptant pas leur nomination, les personnes suivantes furent adjointes au Comité :

MM. Georges Cary, E.-W. Cox, William B. Gover, H.-D. Jencken, J.-H. Lévy, W.-H. Swepstone, Alfred Russel Wallace, Josiah Webber.

A l'invitation qui leur fut adressée par le Comité, le professeur Huxley et M. G.-H. Lewes répondirent par les lettres suivantes :

« Monsieur,

« Je regrette de ne pouvoir accepter l'invitation du bureau de la Société dialectique à me joindre au Comité pour l'étude du Spiritualisme ; et cela pour deux raisons. D'abord je n'ai pas de temps à consacrer à une pareille étude, qui donnera beaucoup d'occupations et (à moins qu'elle ne ressemble pas à toutes les enquêtes de même genre que j'ai connues) beaucoup d'ennuis. En second lieu, je ne prends aucun intérêt à un tel sujet. Le seul cas de spiritualisme que j'aie eu l'occasion d'examiner par moi-même fut, bien la plus complète fourberie que j'aie

jamais vue. Mais, même en supposant que ces phénomènes seraient réels, ils n'auraient aucun intérêt
pour moi. Si quelqu'un m'offrait l'occasion d'entendre les radotages de quelques vieilles femmes ou
de curés dans la cathédrale la plus voisine, je décli-
nerais cet avantage, ayant beaucoup mieux à faire.

« Si les habitants du monde spirituel ne parlent
pas avec plus de sagesse et de sens commun que ne
le rapportent leurs amis, je les classe dans la même
catégorie.

« Le seul avantage que puisse, selon moi, procurer la démonstration de la réalité du Spiritualisme
serait de fournir un argument de plus contre le sui-
cide.

« J'aimerais mieux vivre comme un balayeur des
rues, que d'être condamné après ma mort à débiter
des niaiseries par l'organe d'un médium à un louis la
séance.

« Je suis, Monsieur, etc.

« T.-H. HUXLEY. »

« 29 janvier 1869. »

« CHER MONSIEUR,

« Il ne m'est pas possible de prendre part à l'enquête sur le Spiritualisme. Quant à votre question
sur les suggestions, je vous dirai seulement que la
seule suggestion indispensable serait que tous les
membres présents fussent capables de distinguer
entre des faits et les conséquences de ces faits. Lorsqu'un homme dit que des phénomènes sont le résul-

lat de lois physiques inconnues, il déclare qu'il connaît les lois par lesquelles ils sont produits.

« Tout à vous,

« G.-H. LEWES. »

« Mardi 2 février 1869. »

Le *Rapport* et les dépositions contenus dans ce volume ont été présentés à la Société dialectique. le 20 juillet 1870 ; ils ont été acceptés conformément aux résolutions suivantes, votées à cette occasion par la Société:

1° Le *Rapport* est reçu et sera inséré parmi les Mémoires ;

2° La Société vote des remerciements au Comité pour l'infatigable énergie qu'il a déployée dans l'accomplissement de sa tâche ;

3° La requête du Comité de faire imprimer le *Rapport* sous le couvert de la Société n'est pas adoptée.

En conséquence de la décision ci-dessus, le Comité résolut à l'unanimité de publier le *Rapport* sous sa propre responsabilité et c'est dans ces conditions qu'il se présente au public.

RAPPORT DU COMITÉ

MESSIEURS,

Le Comité désigné par vous pour étudier les phénomènes présentés comme des manifestations spirituelles vous soumet le *Rapport* suivant :

Votre Comité a tenu cinquante séances, dans lesquelles il a reçu les dépositions de trente-trois personnes, qui décrivirent les phénomènes qu'elles affirmèrent avoir observés dans leurs expériences personnelles.

Il a reçu de trente et une personnes des attestations écrites, relatant des phénomènes.

Il a sollicité le concours et réclamé la collaboration et les avis des hommes de science, qui ont exprimé publiquement leurs opinions favorables ou défavorables à l'authenticité des phénomènes.

Il a fait aussi un appel spécial aux personnes qui ont publiquement attribué les phénomènes à l'imposture et à l'illusion.

Cependant, tandis qu'il réussissait à obtenir le témoignage de ceux qui croient aux phénomènes et à leur origine supranaturelle, il a presque complètement échoué devant ceux qui invoquent la fraude et l'erreur.

Comme il semblait à votre Comité qu'il était de la plus haute importance d'étudier les phénomènes en question par des expériences et des constatations personnelles, il résolut de se subdiviser en sous-comités, comme moyen le plus sûr d'arriver à ce but.

En conséquence, six sous-comités furent constitués.

Tous on: déposé des rapports d'où il ressort que la grande majorité des membres de votre Comité ont été réellement témoins de différentes formes de phénomènes, en dehors de l'aide ou de la présence d'aucun médium professionnel, quoique la plupart d'entre eux eussent commencé leurs recherches, avec des opinions ouvertement sceptiques.

Leurs rapports ci-annexés se confirment positivement l'un l'autre et semblent bien établir les propositions suivantes :

1° Des bruits de caractères très divers, paraissant provenir des différentes parties du mobilier, du parquet ou des murs des chambres (les vibrations accompagnant ces bruits sont toujours nettement perçues par le toucher), se produisent sans être causés ni par une action musculaire, ni par aucun moyen mécanique ;

2° Des déplacements de corps pesants surviennent sans intervention mécanique d'aucune sorte ou sans action musculaire correspondante de la part des personnes présentes, souvent même en dehors du contact ou du voisinage de qui que ce soit ;

3° Ces bruits et ces mouvements se produisent souvent au moment et dans les conditions demandés par les assistants et, au moyen d'un simple code de signaux, répondent aux questions posées ou dictent des communications suivies ;

4° Les réponses et communications ainsi obtenues sont pour la plupart d'un caractère vulgaire ; mais des faits connus d'une seule personne présente ont parfois été rapportés avec exactitude ;

5 Les circonstances dans lesquelles se produit le phénomène sont variables ; ce qui ressort le plus nettement, c'est que la présence de certaines personnes semble nécessaire à sa production, tandis que d'autres y sont contraires ; mais cette différence ne semble pas dépendre des opinions favorables ou de l'incrédulité à l'égard des phénomènes;

6° Cependant la production du phénomène n'accompagne pas nécessairement la présence des unes ou l'absence des autres.

Les témoignages écrits et oraux reçus par votre Comité attestent non seulement des phénomènes de même nature que ceux observés par vos sous-comités, mais encore d'autres, de caractères plus variés et plus extraordinaires.

Ces constatations peuvent se résumer sommairement de la façon suivante :

1° Treize témoins affirment qu'ils ont vu des corps pesants, des hommes dans quelques cas, s'élever doucement dans l'air et y rester un certain temps, sans support visible ou tangible ;

2° Quatorze témoins certifient avoir vu des mains ou des formes n'appartenant à aucun être humain vivant, mais ayant l'aspect et la mobilité de la vie, qu'ils ont plusieurs fois touchées ou saisies dans leurs mains. Ils sont donc convaincus qu'elles n'étaient produites ni par fraude, ni par illusion ;

3° Cinq témoins constatent qu'ils ont été touchés par quelque agent invisible sur diverses parties du corps, souvent sur des points désignés, tandis que les mains de tous les assistants étaient visibles ;

4° Treize témoins déclarent avoir entendu des morceaux de musique bien exécutés sur des instruments qui n'étaient tenus par aucun agent visible ;

5° Cinq témoins affirment qu'ils ont vu des fragments de charbons, chauffés au rouge, appliqués sur les mains ou la tête de diverses personnes, sans produire ni douleur ni brûlures, et trois témoins déclarent que cette expérience a été faite sur eux, avec la même innocuité ;

6° Huit témoins constatent qu'ils ont reçu, par coups frappés, écriture ou autres moyens, des informations précises, dont l'exactitude était ignorée d'eux aussi bien que de tous les assistants et fut démontrée parfaite par une enquête subséquente ;

7° Un témoin déclare qu'il a reçu une information précise et détaillée, qui fut néanmoins reconnue absolument erronée ;

8° Trois témoins affirment qu'en leur présence des dessins au crayon et en couleurs furent exécutés en si peu de temps et dans de telles conditions, que cela eût été impossible à un homme ;

9° Six témoins déclarent qu'ils ont reçu l'annonce d'événements à venir et que, dans plusieurs cas, l'heure et la minute auxquelles ils devaient se produire ont été exactement prédites, des jours et même des semaines auparavant.

En outre de tout ce qui précède, on a affirmé des cas de médiumnité parlante, de guérisons, d'écriture automatique, d'apports de fleurs et de fruits dans des chambres bien closes, de voix entendues dans l'air, de visions dans les cristaux et dans des verres, ainsi que d'élongation du corps humain.

Beaucoup de témoins ont donné leur opinion sur la cause de ces phénomènes. Les uns les attribuent à l'intervention d'êtres humains désincarnés, d'autres à l'action diabolique, quelques-uns à des causes psychologiques et enfin d'autres à l'imposture et à l'illusion.

Les ouvrages publiés sur cette question ont aussi arrêté l'attention de votre Comité et il en a fait une liste pour aider aux recherches de ceux qui voudraient l'étudier plus à fond.

En présentant ce *Rapport*, votre Comité, prenant en considération le caractère élevé, la grande intelligence de beaucoup des témoins des faits les plus extraordinaires, dont les dépositions sont reproduites *in extenso* dans les rapports des sous-comités; en l'absence de toute preuve d'imposture ou d'illusion au sujet d'une grande partie des phénomènes; tenant compte, en outre, du caractère exceptionnel des phénomènes et du grand nombre de personnes appartenant à toutes les classes de la société, sur toute la surface du monde civilisé qui ont plus ou moins de tendance à croire à leur origine supranaturelle, constate que jusqu'ici aucune explication philosophique n'en a été donnée. Il estime qu'il est de son devoir d'affirmer la conviction où il se trouve que ce sujet est digne de la plus sérieuse attention et de faire l'objet d'une étude plus approfondie que celle qui en a été faite jusqu'ici.

Votre Comité vous propose de faire imprimer et publier ce *Rapport*, ceux des sous-comités, avec les témoignages et les correspondances qui les appuient.

RAPPORTS SUR LES EXPÉRIENCES

DES SOUS-COMITÉS

SOUS-COMITÉ N° 1

Depuis le 16 février 1869, date de sa constitution, votre sous-comité a tenu quarante séances, dans le but de faire des expériences et de chercher des preuves.

Toutes ces réunions ont eu lieu dans les domiciles particuliers des membres du Comité, afin d'écarter toute possibilité d'installations mécaniques ou d'autres arrangements.

A toutes les séances, le mobilier garnissant la chambre où on faisait des expériences était son mobilier ordinaire.

Les tables furent toujours de lourdes tables à manger, exigeant un grand effort pour être remuées. La plus petite avait 5 pieds 9 pouces de longueur

2

sur 4 pieds de largeur et la plus grande 9 pieds 3 pouces sur 4 pieds et demi, avec un poids correspondant.

Les chambres, les tables et le mobilier furent chaque fois soumis à un minutieux examen avant et après les expériences, pour s'assurer qu'ils ne cachaient ni machine, ni instrument ou autre disposition, au moyen desquels les bruits ou mouvements cités ci-dessous peuvent être produits.

Les expériences furent faites à la lumière du gaz, sauf dans quelques cas signalés dans les procès-verbaux.

Votre Comité a évité l'emploi de médiums professionnels ou salariés ; la seule médiumnité était celle de ses membres, tous occupant une bonne position sociale, étant d'une rigoureuse intégrité, n'ayant à attendre aucun résultat pécuniaire, ni rien à gagner à une fourberie.

Il a tenu plusieurs séances sans la présence d'aucun médium (il doit être bien entendu que le mot *médium* employé dans ce rapport désigne simplement une personne sans la présence de laquelle les phénomènes décrits ou ne se produisent pas du tout, ou sont largement diminués en force et en fréquence), afin d'essayer si on pourrait par un moyen quelconque produire des effets semblables à ceux que l'on constate en présence d'un médium. Aucun effort ne fut capable de produire rien qui ressemblât en quoi que ce fût aux manifestations qui avaient lieu en présence d'un médium.

Toutes les épreuves qu'a pu imaginer l'intelligence de votre Comité ont été tentées avec patience et persévérance. Les expériences furent faites dans les conditions les plus variées et les expérimentateurs se sont ingéniés à trouver les moyens de contrôler leurs observations et d'exclure toute possibilité d'imposture ou d'erreur.

Votre Comité a limité son rapport *aux faits* observés par ses membres réunis ; ces faits *étaient perceptibles par les sens et possédaient une réalité suscep tible de preuves indiscutables*.

Les *quatre cinquièmes* des membres de votre sous-comité étaient, au début des expériences, absolument sceptiques au sujet de la réalité des phénomènes signalés. Ils étaient convaincus que ces phénomènes étaient le résultat soit de l'*imposture* ou de l'*illusion*, soit de l'*action musculaire inconsciente*. Ce ne fut que devant l'évidence indiscutable, dans des conditions qui excluaient toute possibilité d'admettre aucune de ces solutions et après des essais et des épreuves maintes fois répétés, que les plus sceptiques furent amenés peu à peu et comme malgré eux à la conviction que les phénomènes observés dans le cours de leur longue enquête étaient des faits incontestables.

Le résultat de ces expériences poursuivies si longuement et avec tant de soin, après les avoir soumises à toutes les contre-épreuves qu'il fût possible d'imaginer, a été de formuler les conclusions suivantes :

Premièrement : Dans certaines conditions du corps ou de l'esprit d'une ou plusieurs personnes présentes, il se manifeste une force capable de mettre en mouvement des substances pesantes, sans l'emploi d'aucune force musculaire, en dehors de tout contact ou rapport matériel quelconque entre ces objets et le corps d'aucune personne présente.

Secondement : Cette force peut provoquer la production de bruits, nettement perçus de tous les assistants, venant de corps solides n'ayant aucun contact ni aucun rapport visible ou matériel avec le corps d'aucune personne présente. Ces bruits sont manifestement provoqués par les vibrations des corps solides, que l'on constate directement par le toucher.

Troisièmement : Cette force est fréquemment dirigée par une intelligence.

Plusieurs de ces phénomènes se sont produits à trente-quatre séances de votre Comité, sur les quarante qui eurent lieu.

La description d'une expérience et de la façon dont elle fut dirigée montrera mieux le soin et les précautions avec lesquelles votre Comité a poursuivi ses recherches.

Tant qu'il y avait contact ou même possibilité de contact entre les mains ou les pieds d'aucune des personnes présentes dans la pièce et l'objet sonore ou en mouvement, on n'admettait pas qu'il y eût certitude absolue que les bruits et les mouvements n'étaient pas dus à la personne ainsi en contact. On fit donc l'expérience suivante :

Un jour que onze membres de votre Comité étaient assis depuis quarante minutes autour d'une des tables à manger décrites ci-dessus et que des bruits et des mouvements variés s'étaient produits, ils tournèrent, dans un but d'épreuve, les dossiers de leurs chaises vers la table, à environ 9 pouces de distance de celle-ci. Tous s'agenouillèrent sur leurs chaises, en plaçant les bras sur la partie supérieure des dossiers. Dans cette position leurs pieds étaient nécessairement dirigés du côté |opposé à la table et il n'était pas possible de les ramener sous elle ou de toucher le parquet. Les mains de chaque assistant étaient étendues au-dessus de la table, à 4 pouces environ de sa surface. Le contact avec une partie quelconque de la table ne pouvait donc avoir lieu sans être découvert.

En moins d'une minute, la table, sans être touchée, remua *quatre* fois; la première d'environ *cinq* pouces dans un sens; puis d'environ *onze* pouces dans le sens opposé; puis de nouveau *quatre* pouces dans un sens et *six* dans un autre.

Les mains de tous les assistants furent ensuite placées sur les dossiers des chaises, à un pied environ de la table, qui de nouveau fit comme ci-dessus *cinq* mouvements, variant de quatre à six pouces. Toutes les chaises furent alors reculées à *douze* pouces de la table et chacun s'agenouilla sur sa chaise comme avant, sauf que cette fois, les mains étant repliées derrière le dos et le corps se trouvant ainsi à dix-huit pouces de la table, le dossier de la chaise était interposé entre lui et la table. Celle-ci remua de nouveau quatre fois dans différentes directions. Ainsi, dans le cours de cette expérience concluante, la table, en moins d'une demi-heure, se déplaça *treize* fois sans aucun contact ni possibilité de contact avec qui que ce fût. Les mouvements eurent lieu en tous sens et plusieurs d'entre eux conformément à la demande de divers membres du Comité.

La table fut alors minutieusement examinée, retournée sens dessus dessous et démontée; mais on ne put rien découvrir qui rendît compte du phénomène. L'expérience fut poursuivie tout le temps à la pleine lumière du gaz au-dessus de la table.

En résumé, votre Comité a constaté plus de *cin-*

quante mouvements de ce genre, sans contact, en *huit* soirées différentes, dans les domiciles de ses membres et chaque fois les plus sérieuses précautions furent observées.

Dans toutes les expériences de cette nature, la possibilité d'une action mécanique ou d'un agencement quelconque fut éliminée par ce fait que les mouvements avaient lieu en tous sens, tantôt d'un côté, tantôt de l'autre, une fois à une extrémité de la pièce, la fois suivante à l'autre. De tels mouvements auraient exigé l'intervention de plusieurs mains ou de plusieurs pieds. Vu les grandes dimensions et le poids des tables, ils n'auraient pu avoir lieu que sous l'action visible d'une force musculaire. Chaque main et chaque pied étaient parfaitement en vue et n'eussent pu faire le moindre mouvement sans être aussitôt découverts.

Il ne pouvait être question d'illusions. Les mouvements se faisaient dans tous les sens et ils étaient constatés simultanément par tous les assistants. Ils étaient de nature à être appréciés, non par l'imagination ou de simples estimations, mais par des mesures précises.

Ils se produisirent si souvent, dans tant et de si diverses conditions; ils furent entourés de tant de précautions contre l'erreur ou l'illusion et donnèrent des résultats si invariables, que les membres de votre sous-comité, qui suivirent les expériences, quoiqu'ils eussent débuté pour la plupart par un scepticisme absolu, restèrent pleinement convaincus *qu'il existe une force capable de mouvoir des corps pesants, sans contact matériel, et que cette force dépend, d'une façon encore inconnue, de la présence d'êtres humains.*

Dans ces réunions, votre sous-comité n'a pas acquis de notions certaines sur la nature et l'origine de cette force, mais seulement *sur le fait de son existence.*

Il semble à votre comité qu'il n'y a pas lieu d'admettre la croyance populaire que la présence de sceptiques s'oppose de façon quelconque à la production ou à l'action de cette force.

En terminant, votre Comité exprime à l'unanimité que l'on peut maintenant considérer comme démontré l'important fait physique suivant : *que le déplacement de corps solides peut être produit sans contact matériel, par une force inconnue jusqu'ici, agissant à une distance encore indéterminée du corps humain et hors du champ d'action des muscles ;* que ce phénomène devrait être soumis à un nouvel examen scientifique, dans le but de connaître sa véritable origine, sa nature et sa puissance.

Les notes sur les expériences faites à chaque réunion de votre sous-comité sont annexées à ce rapport.

PROCÈS-VERBAUX DES SÉANCES

DU SOUS-COMITÉ N° 1

Expérience I. — *24 février* 1869. — Six membres présents. Un cercle est formé. Habitation particulière. Pas de médium professionnel.

Toutes les mains sont posées sur une lourde table à manger, à quatre pieds, avec roulettes. Pendant une heure et quart ni bruits, ni mouvements. Deux membres se retirent. Les quatre membres restants siègent encore pendant une heure. Quelques phénomènes par intervalles.

1° Mouvements de table, parfois très doux, puis rapides, et tels que, pour les produire volontairement ils exigeraient un grand effort musculaire facile à constater. Un très léger soulèvement de la table audessus du parquet. Tous les assistants pouvaient facilement s'en rendre compte, parce qu'un coin de la table était voisin d'un bureau plus élevé qu'elle d'un pouce et demi et dont le niveau fut dépassé deux fois.

2° Bruits. Ils consistaient en coups et craquements. Ces derniers semblaient la conséquence d'efforts appliqués sur les pieds pour déplacer la table, ou de tiraillements exercés sur ses diverses parties. Les premiers ne paraissaient pouvoir être produits que par les chocs détachés d'un crayon, ou du bout des doigts ou d'un petit marteau. Des questions étant posées, il y était répondu par un, deux ou trois coups. Pendant tout ce temps, les mains de tous les assistants reposaient mollement sur la table. La chambre était bien éclairée au gaz et on pouvait tout voir distinctement. A la fin de la séance, il se produisit une véritable volée de coups, sur la demande qui fut faite de nous souhaiter une bonne nuit.

Remarque : Tous les assistants étaient membres du Comité et déclarent sur l'honneur qu'aucun de ces coups ou de ces mouvements n'était produit volontairement ou consciemment par eux. En outre, ils ont constaté, à la suite d'expériences répétées, qu'ils étaient incapables de produire des bruits ou des mouvements semblables, même en s'efforçant d'y arriver.

Expérience II. — 26 *février*. — Mêmes conditions
que ci-dessus. Sept membres présents. Pendant une
demi-heure environ, la table se déplace sur le parquet, mais ne se soulève pas comme la première fois.
Ces mouvements et d'autres analogues ont lieu trois
ou quatre fois dans le cours de la séance, qui dure
plus de deux heures. Les coups et autres bruits ne
furent pas aussi distincts que dans la première
séance.

Expérience III. — 2 *mars*. — Mêmes conditions.
Cinq membres présents. En une heure et demie de
séance, il ne se produisit absolument rien.

Expérience IV. — 9 *mars*. — Neuf membres présents. Mêmes conditions. Les phénomènes suivants
se produisirent :

1° Les assistants se tiennent debout et ne posent
que le bout des doigts sur la table. Elle fait un mouvement considérable ;

2° Ils tiennent les mains à une distance de plusieurs
pouces au-dessus de la table, sans que personne la
touche, et elle se déplace de plus d'un pied ;

3° Pour rendre l'expérience absolument concluante,
tous les assistants se tiennent notablement éloignés
de la table et dirigent leurs mains étendues au-dessus
d'elle, sans la toucher, et elle se déplace comme avant
et d'une égale quantité. Pendant ce temps, un des
membres, accroupi sur le parquet, regarde attentivement sous la table, tandis que d'autres, placés en
dehors du cercle, observent si personne ne s'approche
de la table. Dans ces conditions, elle présente de nombreux mouvements, en dehors de toute possibilité

de contact d'aucune personne que cela puisse être ;

4° Tandis que l'on se tient ainsi à distance de la table, mais avec le bout des doigts posé dessus, tous à un signal donné lèvent les mains en même temps et la table, à plusieurs reprises, s'enlève du parquet de un demi à un pouce de hauteur ;

5° Tous tiennent les mains à une faible distance au-dessus de la table, mais sans la toucher. Au commandement, tous les lèvent brusquement et la table s'enlève comme précédemment. Le membre accroupi sur le parquet et ceux qui observent en dehors du cercle ont continué à surveiller très attentivement et tous constatent que le phénomène est tel que nous le décrivons.

Il faut remarquer que le mouvement de la table, soit vertical, soit horizontal, n'a été produit par aucune force de traction sortant des mains des assistants, d'une façon appréciable aux sens. Les membres composant le cercle n'avaient aucune conscience d'une dépense de force de leur part, mais la force, quelle qu'elle pût être, semblait obéir, dans une certaine limite, à la volonté des assistants.

Expérience V. — 15 *mars.* —Séance de huit heures et demie à dix heures du soir. Mêmes conditions. Huit membres présents. On entend des bruits semblant provenir de divers points de la table. Ils consistent surtout en un ou trois coups ou craquements. Ils se produisent à la suite de questions posées par les assistants, mais sont généralement très faibles et, dans plusieurs cas, les questions ne furent suivies d'aucun bruit quelconque.

Expérience VI. — 22 *mars*. — De huit heures à
dix heures du soir. Conditions comme ci-dessus. Six
personnes présentes. On entend des bruits depuis le
début jusqu'à la fin de la séance. Ils sont généralement faibles, mais, de temps à autre, ils sont assez
forts pour être entendus par tous. La plupart semblent
bien évidemment venir du parquet. Une succession
de cinq à six coups ayant répondu à une question,
on suggère l'idée d'établir les communications par
l'alphabet, que l'un des membres épellerait. Plusieurs
des lettres épelées sont suivies de trois coups
nets et distincts. Les lettres ainsi désignées sont
inscrites sur une feuille de papier et on obtient de
cette façon la phrase suivante : « Vous stupéfiez tout
le monde par votre absence de sens commun. » On
demande que la table se déplace, mais cette demande
n'est pas accordée. A la fin de la séance, demande que
des coups soient frappés sur la table pour signifier
« bonne nuit » et une véritable volée de coups part,
non de la table, mais du parquet.

Expérience VII. — 25 *mars*. — Mêmes conditions.
Sept membres présents. La séance s'ouvre à huit
heures du soir et dure une heure et demie. Très peu
d'effets se produisent.

Expérience VIII. — 3o *mars*. — Mêmes conditions. Six membres présents et un visiteur étranger.
La séance, commencée à huit heures du soir, dure
environ deux heures. Un membre du Comité ayant
proposé l'adoption d'un et de trois coups pour *non* et
oui, on pose la demande : « Si un coup veut dire *non*,
frappez trois coups. » Ce qui est aussitôt accordé.

On demande ensuite : « Si trois coups veulent dire *oui*, veuillez frapper trois coups, » et l'on entend aussitôt les trois coups. En conséquence, il fut admis qu'à l'avenir on ne parlerait dans les rapports que de réponses positives ou négatives, sans spécifier le nombre de coups ou autres bruits par lesquels on les aurait obtenues. Un coup fut considéré comme *non*, trois coups comme *oui* et deux coups comme *douteux*. Avec cette convention, les coups donnèrent des réponses faciles à comprendre.

On employa pour les nouvelles expériences une table à trois pieds, plus petite et plus légère que la table carrée jusqu'ici adoptée. Toutes les mains furent placées sur la table et chacun mit à droite et à gauche ses pieds en contact avec ceux de ses voisins. Les coups convenus étaient frappés avec netteté et, lorsque des questions étaient posées, la table se levait une ou trois fois d'un de ses côtés, le soulèvement variant de un à 3 pouces. Elle se déplaçait aussi sur le parquet, mais avec les mains posées dessus.

La force de ces manifestations s'affaiblissant, on reforma le cercle autour de la table carrée. Celle-ci, dans le cours de la soirée, se déplaça sur le parquet, mais jamais sans le contact des mains, quoiqu'on l'eût essayé plusieurs fois. Mais les coups frappés dans la table, parfois au milieu de notre conversation, comme pour approuver ou contredire les remarques présentées et celles qui venaient en réponse à des questions posées, consistaient non seulement en frappements légers ou en grattements distincts, mais aussi quelquefois en chocs violents. Dans certains cas, lorsque l'on demandait des phénomènes physiques, comme le soulèvement de la table, les bruits

ressemblaient à des grincements, craquements, grattements, et autres tout à fait impossibles à décrire,
s'accompagnant de tremblements et mouvements
vibratoires de la table.

Cinq coups distincts ayant répondu à une demande
instante de phénomènes physiques, on a recours,
comme la première fois, à l'alphabet pour communi_
quer et on reçoit alors la phrase suivante : « Fermez
vos bouches ! » Puis il en vient une autre : « Ceci est
une grande œuvre. Elle demande votre vie, votre
âme, tout votre être. Soyez unis, Dieu favorisera vos
efforts. »

Quelquefois, pour gagner du temps, lorsqu'un
mot était commencé, on proposait une terminaison et
on demandait : « Est-ce bien le mot ? » Si la réponse
était affirmative, ce mot proposé était écrit. Mais,
dans bien des cas, la réponse fut négative et le mot
proposé n'était qu'une partie d'un autre mot. Il est
à remarquer que les bruits frappés pour corriger des
lettres supposées et former les mots réels des communications étaient très vifs, distincts et réguliers.
Pendant tout le temps que les messages étaient épelés, chaque membre tenait les mains sur la table et
gardait chaque pied en contact avec son voisin.

Expérience IX. — 6 *avril*. — Mêmes conditions.
Cinq membres présents. On entend des coups frappés
dans la table. On propose l'alphabet et, en réponse à
la demande qui en est faite, l'un des membres est désigné pour l'épeler. On se conforme à l'avis ; la table
frappe pour désigner un certain nombre de lettres,
qui sont écrites aussitôt et finissent par former une
phrase dont la lecture provoque une vive hilarité.

D'autres questions sont posées et reçoivent leur réponse par les signaux habituels. Quelquefois les coups semblaient dénoter les dispositions les plus bienveillantes et s'interposaient continuellement pendant les conversations. Ils frappaient aussi nettement et avec une parfaite exactitude la mesure des morceaux de musique.

Expérience X. — 11 *avril.* — Mêmes conditions. Six membres présents. La séance dure environ une heure et demie. Après moins de cinq minutes, on entend des coups qui partent du dessus de la table, d'abord faibles, puis plus accentués et se continuent pendant presque toute la séance. Pendant notre conversation, ils sont brefs, décidés, d'un caractère joyeux, éclatant souvent par volées et sortant des diverses parties de la table, selon la demande. Il se produit aussi des mouvements de table. Ils consistent : 1° en déplacements rapides deçà et delà dans la pièce, tandis que le bout des doigts des assistants repose seul sur la table ; 2° en une vibration spéciale de toute la table, suivie de secousses brusques, rappelant assez les cahots d'une voiture ; 3° en soulèvements de la table par trois fois, à une hauteur d'un demi-pouce, pour répondre à une question.

Expérience XI. — 15 *avril.* — Huit membres présents. Séance à huit heures. Après cinq minutes, des coups sont frappés dans la tablette de la table. Diverses questions, telles que les places à occuper par les assistants, etc., sont posées et il y est répondu par coups frappés. On demande l'alphabet et le mot « rire » est épelé. On demande si cela veut dire que nous devons rire. La réponse est affirmative et les assistants éclatent de rire. Sur quoi la table donne une série de coups vigoureux et de mouvements semblant imiter et former l'accompagnement de nos rires, et cela de façon si comique, que nous partons tous d'un réel éclat de rire devant lequel la table se secoue, tandis que des coups frappent en mesure pour nous accompagner. Les questions suivantes sont ensuite posées et il y est répondu par les nombres des coups frappés : « Combien Mme M... a-t-elle d'enfants ? — Quatre. — Et Mme W... ? — Trois. — Et Mme D... ? — (Pas de réponse.) — Mme E... ? — Cinq. — Mme B... ? — Deux. » On s'assura, en questionnant les intéressées, que les réponses étaient correctes, sauf pour Mme E..., qui n'avait que quatre enfants vivants, mais en avait perdu un. Ni le médium ni aucun des assistants ne connaissaient tous les nombres, mais chacun de ceux-ci était connu au moins par une personne. Une demande de communication écrite reçoit trois coups pour réponse et l'on place sous la table quelques feuilles de papier et un crayon. Vers la fin de la séance, on les examine, mais on n'y trouve ni lettre ni marque quelconque.

Pour essayer si les bruits continueraient dans d'autres conditions, tous s'écartent à une certaine distance de la table et forment un cercle en se tenant les mains autour d'elle. Les coups, au lieu de venir de la table comme avant, sont frappés avec violence dans toutes les parties du parquet et sur le fauteuil dans lequel se trouve le médium. Quelques-uns viennent de l'extrémité de la pièce, à quinze pieds au moins de distance de la personne la plus rapprochée. Une pluie de coups ayant été demandée, il en part de tous côtés de la table à la fois, produisant tout à fait le crépitement d'une averse de grêlons tombant sur elle. Tous les coups entendus pendant cette soirée furent très nets et très distincts. On remarqua que si, pendant nos conversations, les coups semblaient singulièrement enjoués, ils s'arrêtaient cependant d'une façon instantanée, dès qu'une question était posée, et on n'en entendait pas un seul, avant que la réponse fût terminée.

Expérience XII. — 20 *avril.* — Huit assistants. Mêmes conditions. La séance commence un peu avant huit heures et dure deux heures. Au bout de dix minutes, on entend des bruits dans la table. Les coups débutent dès qu'un chant est entonné. Un air joyeux est toujours accompagné de coups animés, frappés en mesure. Les bruits, en harmonie avec le caractère du chant, sont forts ou doux, marquant la mesure note par note, et soutenant l'expression musicale, aussi bien que pourrait le faire le plus habile accompagnateur. Les coups sont fréquemment accompagnés de vibrations et de frémissements de la table.

On demande: « Voulez-vous répondre par l'alphabet à une question écrite? » Les coups conventionnels font connaître que la demande est agréée. Un membre du Comité écrit sur un morceau de papier : « Quel est le nom de ma sœur? » Aucun des assistants ne sait ce qui est écrit. Le mot *Marie-Anne* est frappé. La réponse n'est pas absolument correcte, car c'est Marianne qui aurait dû être donné. Pour mettre hors de doute que les bruits n'ont pu être produits par aucun des assistants, toutes les chaises, le dossier tourné vers la table, en avaient été écartées à une certaine distance ; les assistants s'y étaient agenouillés et, plaçant leurs bras sur le sommet des dossiers, ne touchaient la table que de l'extrémité de leurs doigts.

EXPÉRIENCE XIII. — 29 *avril*. — Neuf assistants. Médium et autres conditions comme ci-dessus. Au bout d'un quart d'heure, la ta'le exécute sur le parquet divers mouvements accompagnés de coups. Les coups, d'abord très doux, deviennent peu à peu plus violents. Ils battent la mesure des airs joués par une boîte à musique et se font entendre dans toutes les parties de la table indiquées par les assistants. Plusieurs questions sont posées et il y est répondu soit par des coups dans la table, soit, plus souvent, par coups frappés par les pieds de la table se soulevant de tout un côté ou sur un bout ou un des coins, d'une hauteur variant d'un à 4 pouces. Les voisins des parties soulevées s'efforcent en vain d'empêcher ses mouvements ; elle résiste à tous leurs efforts. A plusieurs reprises, la chaise sur laquelle se tenait le médium est traînée sur le parquet. Elle est d'abord entraînée à plusieurs pieds en arrière ; elle fait alors plusieurs tours et circonvolutions puis, finalement, retourne avec le médium à sa position première. La chaise n'a pas de roulettes, et ses mouvements sont cependant tout à fait silencieux, le médium restant absolument immobile et tenant ses pieds soulevés au-dessus du parquet, de telle sorte que, pendant toute la durée du phénomène, aucune partie de sa personne ou de ses vêtements ne touche le parquet. La pièce étant vivement éclairée au gaz, tout le monde peut voir parfaitement tout ce qui se passe; aussi tous déclarent que l'imposture a été impossible. Pendant tout ce temps, des coups retentissent dans le parquet, sous la chaise et autour d'elle.

On propose alors d'essayer si la table fera des mouvements sans contact. Tout le monde, y compris le médium, se tient à distance de la table, tenant les mains à 3 ou 6 pouces au-dessus d'elle, sans que qui que ce soit la touche. Des surveillants se placent au-dessous d'elle pour s'assurer que rien ne la touche et voici ce que l'on constate :

1° A plusieurs reprises, la table se déplace sur le parquet, toujours dans la direction demandée. Ainsi, sur le désir qui en est exprimé, qu'elle aille d'une extrémité à l'autre de la pièce, elle prend cette direction, s'approche de la porte fermée et rencontrant un obstacle se détourne pour l'éviter;

2° A un signal donné, tous lèvent brusquement leurs mains et la table s'enlève aussitôt d'un bond à un pouce du parquet :

3° Sans aucun mouvement des mains, la table quitte le parquet, tantôt par un côté, tantôt par un coin ou par un autre, à la demande, le soulèvement variant d'un à 4 pouces.

La distance entre la table et les assistants est ensuite notablement augmentée, tous se tenant à plus de 2 pieds et sans étendre les mains vers elle. Les mêmes phénomènes se reproduisent un grand nombre de fois. Une fois la table se lève sur un côté et fait un grand mouvement en avant, puis se traîne sur le parquet à environ 2 pieds, se lève d'un bout et retombe avec bruit. Au bout d'un certain temps, la force semblant diminuer, tous se rapprochent et posent leurs mains sur la table. Ils relèvent alors brusquement les mains et les mouvements recommencent.

Pendant plusieurs de ces phénomènes, divers membres du Comité se proposent à tour de rôle pour surveiller le dessous de la table, tandis que d'autres, se tenant autour, notent avec le plus grand soin tout ce qui se produit ; mais personne ne parvient à découvrir le moindre agent visible de leur production.

Expérience XIV. -- *4 mai.* — Neuf assistants. Places et conditions comme ci-dessus. Au bout de dix minutes, on entend des bruits secs de fracture semblant partir de la table. Ils battent la mesure des airs joués par une boîte à musique, ainsi que de ceux que l'on chante dans un but d'expérience. On pose beaucoup de questions et de demandes de renseignements.

Des coups désignent celui des assistants qui doit présider.

Dans le cours de la soirée, il se produit beaucoup de petits mouvements de la table, accompagnés de coups et craquements.

A un certain moment, tous se tiennent debout, à distance de la table, étendent les mains à 2 ou 3 pouces au-dessus d'elle, mais sans la toucher en aucune sorte et la table fait deux mouvements latéraux, se déplaçant chaque fois au moins de 6 pouces.

On recommence ensuite l'expérience déjà décrite, en enlevant soudain toutes les mains à un signal donné. On fait ainsi trois tentatives qui restent sans succès.

La chaise sur laquelle le médium est assis est fréquemment écartée de la table et, comme il affirme qu'il n'a rien fait pour provoquer ces mouvements, sur la demande du Comité, il s'agenouille sur sa chaise, avec les mains étendues, dans une immobilité absolue. Quoique la chaise n'ait pas de roulettes, elle continue à se déplacer, glissant sur le parquet sur une longueur de 6 pouces. Pendant cette expérience, personne ne touchait ni lui ni sa chaise. Quoique les coups et autres bruits ne soient localisés en aucun point de la table, ils semblent cependant partir plus spécialement devant le médium. On propose d'éloigner celui-ci de la table, et qu'un membre lui tienne les pieds, tandis que deux autres tiendront les mains. Malgré cela, les bruits se produisent comme auparavant, partant exactement du même point de la table qui lui fait face, quoiqu'il lui soit absolument impossible de la toucher.

On propose de tenir une séance obscure ; le gaz est éteint et divers phénomènes remarquables se produisent, que nous ne relatons pas, car le contrôle n'en était pas possible.

Expérience XV. — 11 *mai*. — Huit assistants. Mêmes conditions. Tous les assistants gardent, pendant une heure et demie, leurs places habituelles. La pièce est éclairée au gaz comme auparavant. Dans la suite, sur la proposition du professeur Varley, le gaz est éteint et une faible lumière est produite par deux lanternes munies de bougies et garnies de verres colorés. La pièce était donc très sombre, mais il ne se produisit aucun phénomène de toute la soirée.

Expérience XVI. — 18 *mai*. — La réunion a lieu chez un autre membre du Comité. La table est une grande et lourde table à manger. Douze membres sont présents. Les autres conditions sont les mêmes. Au bout de dix minutes, on entend partir de la table des sons d'abord faibles, mais qui ne tardent pas à devenir plus forts. Quelques réponses sont faites aux questions posées. On joue sur le piano et un morceau est accompagné par des coups frappés sur tous les points de la table, tandis qu'un second est accompagné de coups frappés, de vibrations, de soulèvements de la table, tantôt par un côté, tantôt par un bout ou l'un des coins. Tous ces bruits et mouvements se font en mesure avec la musique. Le même phénomène se reproduit lorsque l'on se met à chanter. Pendant toute la séance les bruits sont répartis également sur tous les points et se localisent rarement en l'un des côtés de la table. Deux ou trois fois la table fait des mouvements latéraux, mais, dès que les mains cessent de la toucher, il ne se produit plus rien. Pendant le thé, la séance étant considérée comme terminée, il se produit plusieurs soulèvements limités des coins de la table et des coups frappés partent de toutes ses parties : ils sont forts et de temps à autre se précipitent et paraissent joyeux.

Expérience XVII. — 27 *mai*. — Douze assistants. Mêmes conditions. Les coups convenus sont frappés dans la table, en réponse aux questions posées et pour marquer la mesure des morceaux de musique. On annonce qu'une communication va être faite et le mot « Obscur » est épelé. En conséquence, on décide d'éteindre le gaz. Aussitôt les coups frappés dans les

diverses parties de la table augmentent en nombre et
en violence. La table se soulève de divers côtés, se
transporte dans différentes directions, roulant à droite
et à gauche et, finalement, atteint le fond de la salle.
Les mains de tous les assistants sont en contact et
reposent sur la table. Neuf membres affirment qu'ils
ont vu distinctement des jets de lumière partir du
milieu de la table et en face du médium. Quelques-
uns avaient l'aspect de nuages phosphorescents,
d'autres ressemblaient à des points, des étoiles, des
flammes bleuâtres, dansant dans l'air comme des feux
follets. De semblables points lumineux semblent sortir du bout des doigts de quelques assistants et,
lorsque ceux-ci secouent les mains, ces globules
lumineux s'éparpillent comme des gouttes d'eau et
conservent quelque temps leur éclat sur les objets
sur lesquels ils sont tombés.

Expérience XVIII. — 1er *juin*. — Quatre assistants.
Il n'y a aucun médium parmi eux. La séance commence à huit heures. Pendant une heure on reste assis
autour d'une table à manger, en tenant les mains
posées sur elle. Rien ne se produit ; on n'entend pas
le plus petit coup ou craquement. Les membres
essaient ensuite de produire les divers bruits entendus dans les précédentes séances et ne peuvent y
arriver.

Expérience XIX. — 9 *juin*. — Huit assistants.
Mêmes conditions. On observe les mêmes coups et
les mêmes mouvements. Les faits les plus intéressants de la soirée sont les suivants : les coups continuent à venir des différentes parties de la table, mais

surtout de celle qui est voisine du médium : ils persistent à venir plus spécialement de ce dernier point, même lorsque le médium a quitté la table pour aller dans le vestibule recevoir une dépêche. L'alphabet étant récité conformément au signal reçu, on obtient les mots : « Drôles de Pauls ! » Ces mots amusent et intriguent les assistants et, comme on fait remarquer qu'ils s'appliquent probablement aux *Chanteurs chrétiens* dont les mélodies nègres, à Saint-Georges Hall, s'entendent distinctement par les fenêtres ouvertes de la salle, cette suggestion est accueillie par trois coups formidables dans la table. « Je dois réclamer votre patience pendant un petit moment, » fut-il ensuite épelé. Une autre phrase est encore commencée, mais comme les coups ne répondent plus bien à l'appel des lettres, elle reste incomplète. A intervalles rapprochés, la table se soulève, vibre ou se déplace ; en général, elle frappe un ou trois coups avec ses pieds en réponse aux questions posées.

Les manifestations s'affaiblissant, on décide de tenter une séance obscure et le gaz est éteint. Après quelques minutes, de grands coups, des craquements et autres bruits partent des différentes parties de la table, souvent accompagnés de violents mouvements de celle-ci. Tantôt elle s'enlève de 6 pouces à l'une de ses extrémités et retombe brusquement avec un grand tapage ; d'autres fois au contraire la chute est lente et graduelle. Tantôt elle va çà et là, en soulevant l'un des bouts, les deux pieds en l'air et, dans ce cas, la partie relevée semble flotter en l'air sous les mains des assistants.

La table elle-même restant parfaitement immobile, les tasses et soucoupes à thé placées sur un plateau, à son centre, résonnent fréquemment, comme si on les retournait ou si on les heurtait les unes contre les autres. Pendant toute la durée de ces phénomènes, toutes les personnes qui se trouvaient dans la salle formaient le cercle, les mains posées sur la table gardant le contact avec les voisins de chaque côté.

EXPÉRIENCE XX. — 17 *juin.* — Sept membres. Mêmes conditions. On observe les phénomènes suivants :

1° Coups d'intensité différente sur la table, allant depuis de simples petites tapes jusqu'aux chocs violents, paraissant venir de toutes les parties, mais plus spécialement de l'extrémité la plus voisine du médium.

2° Des coups de divers degrés de violence sont également produits dans le parquet, les murs et les chaises et souvent dans les endroits désignés par les assistants. Comme contrôle, on demande quatre grands coups et ils sont aussitôt frappés, venant manifestement de la partie de la table opposée au médium et hors de son atteinte ;

3° *Épreuve avec le papier.*— Le médium tient à bras tendu, au-dessus de la table, une feuille de papier par un de ses coins et, à sa demande, on entend frapper sur elle des coups petits mais distincts. Les autres coins de la feuille sont alors saisis par d'autres assistants ; les bruits sont entendus par tous les membres présents et ceux qui tiennent la feuille sentent les chocs produits par les coups invisibles. Une ou plusieurs questions reçoivent leurs réponses par cette voie, en coups frappés entendus distinctement et qui imitent la chute de gouttes d'eau sur le papier. Ce nouveau et curieux phénomène a lieu tout à fait sous les yeux des assistants, sans qu'on puisse lui découvrir aucune cause physique.

4° Des coups frappés battent la mesure d'un chant et imitent le rire d'un des assistants.

5° On place sous la table un crayon et du papier, en demandant que de l'écriture y soit tracée. Mais peu après on reçoit par la voie ordinaire la phrase suivante : « Nous ne pouvons écrire. »

6° Un membre ayant écrit plusieurs noms sur une feuille de papier, demande qu'ils soient reproduits par les coups. En se servant de l'alphabet, le mot *Émilie* est formé et les coups s'arrêtent. On demande : « Est-ce tout ? — Non, » est-il répondu par un coup. « Faut-il continuer ? — Non. » Le membre en question déclare qu'il avait écrit deux noms, dont le premier était bien « Émilie ». On refuse de nouveau de donner le second. Il propose alors une autre épreuve et, à l'écart, il écrit sur un morceau de papier, qu'il roule et tient dans sa main, sans que le médium ou aucun assistant puisse le voir. La réponse est : « Belle-sœur. » Il montre alors la question à la société. La voici : « Quel est le prénom du fils aîné du prince de Galles ? » On propose alors de laisser là les questions qui semblent avoir abouti à un échec, lorsque le questionneur demande : « Existe-t-il un rapport quelconque entre votre réponse et mes questions ? » A quoi il est répondu : « Oui. » — « Voudriez-vous m'expliquer ce rapport ? — Oui. » L'assistant reprend alors l'alphabet et reçoit la phrase suivante : « Vous dites : Qu'est-ce qu'Émilie ? » (Il est important de remarquer que, pendant que ces mots étaient prononcés, le médium causait avec une autre dame et l'assistant déclare qu'il ne savait à quoi répondait la phrase ainsi obtenue.) Le questionneur refuse d'abord d'accéder à la demande faite plus haut et dit que les esprits doivent dire le nom qu'il a écrit. Mais, sur les instances des autres membres du Comité, il constate que la dame nommée Émilie W..., dont le nom a été écrit le premier, est sa belle-sœur.

Il faut noter que les coups par lesquels ces communications étaient transmises semblaient particulièrement sortir de tous les points du parquet de la salle et que, lorsque l'on demandait de confirmer une lettre mal comprise, la correction était généralement donnée par de très grands coups sur la table.

Expérience XXI. — 21 *juin*. — Sept assistants. Places et autres conditions comme ci-dessus. Le médium fait savoir qu'il ne peut rester que fort peu de temps. Aussitôt d'énormes coups partent du point opposé à celui où il se trouve. Pendant toute la durée de sa présence, des coups d'intensité variable sont frappés de façon incessante et continuent encore quelque temps après qu'elle a quitté la salle, semblant venir de tous les points de la table, du parquet et des murs. On tente de nouveau l'expérience avec la feuille de papier et on réussit comme la première fois. Un petit harmonica est tenu par le médium et on demande qu'il en soit joué. On entend le bruit de plusieurs petits coups frappés sur le cadre en bois, mais aucun air n'est joué. On place une petite table ronde au centre d'un cylindre construit exprès, de façon à rendre impossible le contact des pieds et des jambes avec l'une quelconque de ses parties. La table ainsi garantie donne des coups répétés en réponse aux questions, tandis qu'une seule main repose à sa surface.

Des coups, en même temps que de petits mouvements latéraux et verticaux d'une grande table à manger, battent de façon correcte la mesure d'un air joué par une boîte à musique. Trois fois la table à manger se déplace de plusieurs pouces sur le parquet, en dehors du contact de tous les assistants.

Mouvements de l'harmonica sans contact. — Le médium et deux assistants tiennent les mains au-dessus de l'harmonica, sans le toucher en aucune façon. Celui-ci par petits bonds successifs fait le tour presque complet de la table sur laquelle il est placé. Tandis que les doigts des assistants la touchent légèrement, la table à manger est vivement entraînée à une distance de 6 pieds.

Le médium se retire à neuf heures. Pendant un temps, aucun phénomène ne se produit ; mais quinze minutes environ après ce départ, on entend des coups très distincts, sur le parquet, la porte et la table. C'était plutôt des chocs que des petits tapotements. On demande cinq coups et ils sont frappés. On pose des questions et on épelle les lettres de l'alphabet, mais il est impossible d'obtenir aucune réponse intelligente par le procédé ordinaire.

EXPÉRIENCE XXII. — 28 *juin*. — Six assistants. La séance dure de huit à neuf heures trente du soir. Mêmes conditions.

Phénomènes observés. — Aussitôt que le cercle est formé, des coups partent de la table, près du membre le plus éloigné du médium, à une distance de 12 pieds de celui-ci ; en même temps que des mouvements verticaux appropriés de la table, ils battent la mesure des airs joués par la boîte à musique. On demande : « Voulez-vous nous dire votre nom ? » et on reçoit le mot : « Élisabeth », mais cela ne rappelait rien à aucun des assistants. On pose alors la question suivante : « Quel est le meilleur moyen pour produire des phénomènes ? » On répond : « Faites la chaîne. » Pour se conformer à ce conseil, tous les membres se tiennent les mains qu'ils posent sur la table. Aussitôt celle-ci fait d'énergiques mouvements, surtout de latéralité, et d'un seul coup fait un écart de 5 à 6 pieds. Tous les assistants tournent les dossiers de leurs chaises du côté de la table qu'ils entourent, mais à une distance de 10 à 12 pouces, chacun tenant de chaque côté les mains de ses voisins. Toutes les mains se tendent ensuite vers la table, sans qu'aucune en approche de plus de 12 pouces, de telle sorte qu'il n'y a aucune possibilité qu'elle soit touchée par qui que ce soit. La lourde table à manger roule quatre fois d'avant en arrière sur le parquet, lentement et avec une sorte de peine et d'effort, chaque mouvement pouvant varier de 3 à 6 pouces. Une seconde fois, cette expérience est répétée et obtient le même résultat.

On fait l'obscurité pendant dix minutes, en prenant les précautions ordinaires ; mais les résultats sont tout à fait insignifiants.

Expérience XXIII. — 5 *juillet*. — Cinq membres présents. Mêmes conditions. On entend les coups ordinaires venant de la table, mais on n'observe aucun phénomène digne de mention. Après avoir duré une demi-heure, les coups cessent brusquement et ne reprennent pas.

EXPÉRIENCE XXIV. — 12 *juillet*. — Sept membres présents. Une jeune personne, miss X..., est présentée comme médium à trances. Au bout de peu de temps, elle ferme les yeux ; elle parle et répond aux questions, comme le ferait quelqu'un réunissant plusieurs individualités. Il se produisit ainsi quatre de ces personnifications, mais l'opinion du Comité resta que rien ne ressortait de là, qui valût la peine d'être signalé.

EXPÉRIENCE XXV. — 19 *juillet*. — Sept assistants. Mêmes conditions.

Phénomènes observés. — Quelques bruits de coups et de craquements qui ne furent accompagnés d'aucun phénomène intellectuel.

On prend la résolution d'ajourner les réunions après les vacances.

EXPÉRIENCE XXVI. — 27 *septembre*. — Cinq assistants. Mêmes conditions. Le médium est M. Morse. Ni coups ni mouvements. M. Morse tombe en trance, donne un message, répond par l'écriture à quelques questions, mais ce ne sont pas des questions contrôlables et il ne se produit rien de satisfaisant.

EXPÉRIENCE XXVII. — 4 *octobre*. — Quatre assistants. Mêmes conditions. Quelques minutes après le début de la séance, on entend des bruits qui viennent de la table et frappent la mesure d'un air que joue une boîte à musique. On récite l'alphabet et les mots sui-

vants se forment : « La table est trop grande. » En
conséquence, on enlève une rallonge. On déclare
ensuite que la lumière doit être supprimée. La chambre est dans l'obscurité et les assistants font la chaîne.
Au bout de quelques minutes, on entend le bruit d'un
objet tombant sur la table. On fait de la lumière et on
constate qu'une cuiller à thé a été transportée à une
distance de 14 pouces de la tasse, qui était restée au
milieu de la table avec un reste d'infusion. Pendant
la séance, les coups qui retentissent dans la table
et dans le parquet sont parfaitement nets. La table
fait aussitôt quelques mouvements latéraux, mais
jamais sans le contact ordinaire des mains.

Expérience XXVIII. — 11 *octobre*. — Sept assistants. Mêmes conditions. On entend les coups ordinaires. La table se déplace sept ou huit fois. Des
grattements faciles à entendre s'étant produits sur
un livre contenu dans la poche d'un des assistants,
on demande de le déposer sur la table. On le fait et
on entend de nouveau divers bruits produits sur la
couverture. Le livre est alors suspendu sur un couteau en ivoire tenu aux deux bouts par deux assistants,
les coups se répètent très distincts sur sa couverture.
Il n'y a rien autre d'intéressant à noter.

On reçoit le message suivant : « Dimanche prochain, je ferai tinter la sonnette dans l'enveloppe de
toile. »

Expérience XXIX. — 18 *octobre*. — Huit membres.
Mêmes conditions. Ni bruits ni mouvements de table
dans la première heure de la séance. Après le thé, de
grands coups et des grattements partent de tous les

points de la table et du parquet et battent la mesure
des airs de musique joués. Une communication intelligente est faite par les procédés ordinaires. On épelle
les phrases suivantes : « 1° Nous venons quand nous
pouvons ; 2° Mme X..., le médium, est trop impressionnable pour nous en ce moment. »

Un cylindre de toile de 3 pieds de haut et 2 de
diamètre est placé sous une petite table, dont il
entoure les pieds. Dans le cylindre, une sonnette est
placée sur le parquet. La sonnette ne tinte pas, mais
des coups sont donnés sur la table, qui bondit à plusieurs reprises. Ce cylindre s'oppose absolument à
tout contact entre les pieds des assistants et ceux de
la table. Pendant toute la séance, il se produit des
bruits et des mouvements.

Expérience XXX. — 25 *octobre*. — Cinq assistants.
Mêmes conditions.

Phénomènes observés. — Des bruits de chocs, de
craquements et de grattements viennent du fond de la
pièce, du parquet, de la table ; un assistant affirme
qu'à plusieurs reprises il s'est senti touché aux genoux. Ensuite les chants sont, comme de coutume,
accompagnés par les coups et plusieurs communications intelligentes sont transmises par la voie ordinaire. La sonnette est placée sous la table dans le
cylindre de toile, comme on l'a déjà décrit dans une
précédente expérience, mais elle ne donne aucun son.
On demande que des coups dans la table notent l'air
de « Applaudissez, enfants, applaudissez ». Aussitôt
des coups énergiques donnent la mesure de l'air, et
observent le mouvement d'une façon remarquable.

EXPÉRIENCE XXXI. — 1er *novembre.* — Cinq assistants. Mêmes conditions. Aucun phénomène ne se produit dans la séance, qui dure une heure et demie.

EXPÉRIENCE XXXII. — 8 *novembre.* — Six assistants. Mêmes conditions.

Phénomènes. — Coups; mouvements légers d'un côté de la table. Un récit fait par un assistant est confirmé par des coups approbateurs.

EXPÉRIENCE XXXIII. — 15 *novembre.* — Séance tenue chez un autre membre du Comité. Sept assistants. Mêmes conditions.

Phénomènes. — Bruits de coups et de grattements et légers mouvements de table. En général, les bruits viennent du parquet et de la table; mais, une fois, un grand choc fut donné dans la porte, pour répondre à une observation d'un assistant. Les paroles suivantes furent dictées par la voie ordinaire: « Défiez-vous de la noix vomique. » On demande à qui s'adresse l'observation, et la dame, dont le nom fut donné en réponse, déclare qu'elle prend en ce moment des préparations homéopathiques contenant probablement cette drogue. On demande alors quel est le traitement convenable et il est répondu : « La chaleur. » — « Faut-il y ajouter quelque chose? » — « Non, rien. » — Des coups donnés sur la table marquent parfaitement la mesure des chants.

1re *Expérience.* — Tous les assistants font la chaîne en se tenant la main, autour de la table, mais à une certaine distance. Des coups continuent à s'y produire ; ils accompagnent le chant, mais sont moins distincts.

2° *Expérience*. — Le médium place chacune de ses mains dans celles de son voisin le plus proche, tandis que ses pieds posent sur les mains d'un troisième. Cependant les bruits continuent à se produire comme auparavant dans la table et le parquet.

Expérience XXXIV. — 22 *novembre*. — Chez le même membre que la semaine précédente. Six assistants. Mêmes conditions.

Phénomènes. — Des bruits retentissent dans la table et le parquet. On entonne un chant dont les coups battent la mesure. La présence d'une assistante semble nuisible au phénomène, car les sons, qui avant son entrée étaient très nets, deviennent tout à fait faibles. Elle quitte la chaîne et aussitôt ils redeviennent nets et forts. On ne peut guère trouver à cela qu'une seule raison, c'est que la santé de cette dame était mauvaise.

Expérience XXXV. — 7 *décembre*. — Séance dans la même maison. Cinq assistants. Mêmes conditions. La table à manger, grande et lourde, a 12 pieds de long sur 5 de large et pas de roulettes.

Phénomènes. — Bruits de divers caractères dans la table et le parquet et mouvements de table.

Communication par coups. — « Tenez séance le mardi. » Quelques assistants demandent pourquoi. « C'est le jour primitif : vous aurez de meilleures manifestations : faites venir tous les anciens membres, si c'est possible. »

Il est à remarquer qu'au début de la soirée on avait causé de l'opportunité d'un changement de jour pour les réunions, mais tous les assistants affir--

maient que s'ils avaient su que le mardi fût le jour
adopté au commencement, ils l'avaient complètement
oublié, jusqu'à ce que cela leur fût rappelé par la
communication. Des coups accompagnent les chants.

Mouvements de table. — Ils sont très faibles au début et se font dans le sens latéral. Ils augmentent
ensuite de force et s'accompagnent de légers soulèvements de l'une des extrémités, le bout des doigts
reposant seul sur la table. On élève toutes les mains
à quelques pouces de la table, personne ne la touche
et tout le monde est debout : elle fait alors trois mouvements horizontaux dans diverses directions.
Chaque mouvement a une étendue de 3 à 4 pouces
et se produit à une minute d'intervalle.

Un visiteur qui s'était déclaré étranger à tous ces
phénomènes resta sous la table pendant très longtemps, pendant la production des bruits et dit que,
quand les coups se produisaient, il sentait distinctement les vibrations du bois avec lequel il se mettait
en contact, soit par la main, soit par la tête.

Après le thé on éteint le gaz, mais le feu qui brûle
dans la cheminée ne laisse pas se produire d'obscurité
complète. Pendant un quart d'heure, rien ne se
passe. Puis la table change de position par des mouvements aussi fréquents que violents ; par secousses
d'un à 3 pieds, elle se transporte dans toutes les
directions. Pendant la plus grande partie de ces
phénomènes, les assistants sont debout et ne posent
sur la table que l'extrémité de leurs doigts.

Expérience XXXVI. — 14 *décembre*. — Dans le
même domicile et avec la même table que la semaine
précédente. Six assistants. Mêmes conditions.

Phénomènes. — Coups de ton et d'intensité variés partant de tous les points de la table. Dans une occasion, en réponse à une question, trois violents coups retentissent sur la table, comme s'ils avaient été donnés avec le poing fermé. De temps à autre des coups partaient de toutes les parties de la salle. Des coups battent la mesure des chants ou des morceaux exécutés sur le piano.

Bruits dans la table sans contact. — Tous les assistants se tiennent loin de la table, sans le moindre contact avec elle et les bruits continuent à s'y faire entendre, quoique plus faibles. Plusieurs des questions posées reçoivent par les signaux convenus des réponses affirmatives ou négatives et on a en outre la communication suivante, par la main d'une dame présente : « Attendez un peu, vous allez voir quelque chose. » Aussitôt après, la table se meut horizontalement dans diverses directions, tandis que toutes les mains reposent sur elle. Elle fait aussi deux ou trois très légers mouvements d'un demi à un pouce, sans contact, chacun étant agenouillé sur sa chaise dont le dossier regarde la table et toutes les mains se tenant à plusieurs pouces au-dessus, tandis que la pièce était éclairée par trois becs de gaz, de façon à rendre visibles les plus faibles mouvements. La table présente alors des vibrations particulières se produisant en mesure avec un chant.

Expérience. — On place sur le parquet, sous la table, à la vue de tous les assistants très attentifs à tout ce qui se produit, un vase en verre et auprès de lui deux bagues, un crayon et une feuille de papier, qui, à un examen très minutieux, s'était montrée exempte de toute marque. Au bout de quelque temps, on relève la feuille de papier et l'on y trouve nettement tracé au crayon un signe reproduisant la lettre *i*. Le verre et les bagues sont retrouvés tels qu'ils ont été placés.

EXPÉRIENCE XXXVII. — 22 *décembre*. — Trois assistants. Mêmes conditions.

Phénomènes. — Bruits et légers mouvements de la table. Les grattements commencent quelques minutes après le début de la séance. Plusieurs questions sont posées : elles reçoivent des réponses par les signaux convenus, mais il n'est fait aucune communication par l'alphabet. A la question : « Connaissez-vous Mme Sims ? » la table vibre et tremble d'une façon remarquable et donne une grêle de coups. Lorsqu'on lui demande : « Pouvez-vous faire tinter la sonnette ? » elle saute et bondit avec force. Les bruits varient beaucoup de, ton et de caractère. Quelques-uns sont particulièrement forts et viennent des diverses parties de la table. Ils battent la mesure des airs joués par une boîte à musique et se mêlent à notre conversation, tandis que l'on prend le thé.

Expérience. — Une sonnette est suspendue dans un carton à chapeaux fermé et placé sur la table, mais aucun son ne se produit. On place aussi sous la table une feuille de papier et un crayon : mais rien ne se produit.

EXPÉRIENCE XXXVIII. — 28 *décembre*. — Huit assistants.

Phénomènes. — Bruits de grattements dans la table et le parquet, mouvements de table avec et sans contact. On récite l'alphabet et les lettres suivantes sont indiquées : « Le cercle est mauvais : il manque d'harmonie. » A la lettre *f*, la table se soulève trois fois ; aux lettres *a*, *r*, elle fait de violents mouvements horizontaux et saute sur chaque extrémité.

Des coups avec de légers soulèvements de la table marquent la mesure d'un chant. On récite deux ou trois poèmes et de grands coups dans la table et le parquet marquent la mesure : la table marque également le mètre par des mouvements horizontaux et des inclinaisons.

Le chant *Hood's Anatomy* étant répété par un assistant, les coups, grattements et inclinaisons, ainsi que divers mouvements horizontaux, des tremblements et des vibrations de la table, l'accompagnent, se conformant parfaitement à la mesure et y ajoutant certains mouvements spéciaux qui s'accordent avec le caractère de la poésie. Une fois, la table s'écarte de plusieurs pieds, lorsque le bout des doigts repose seul sur elle.

Mouvements sans contact. — Question : « La table voudrait-elle maintenant se déplacer sans contact ? — Oui, » répondent trois coups dans la table.

Toutes les chaises sont alors retournées avec leurs dossiers vers la table et à 9 pouces d'elle. Tous les assistants s'agenouillent sur les chaises, laissant reposer leurs poignets sur les dossiers, de sorte que les mains sont à quelques pouces au-dessus de la table.

Dans ces conditions, la lourde table à manger déjà décrite fait quatre mouvements, chacun de 4 à 6 pouces et le second de près de 12 pouces.

Toutes les mains sont alors placées sur les dossiers des chaises, à près d'un pied de la table et quatre mouvements sont exécutés. chacun se faisant doucement et sans arrêt en près d'une minute.

Tous les assistants placent ensuite leurs mains derrière leur dos, restant agenouillés, le corps droit, ce qui les écarte à environ un pied de la table. On ouvre davantage le gaz, de façon à assurer un large éclairage, et dans ces conditions de contrôle il se produit des mouvements distincts, de plusieurs pouces chaque fois, visibles pour tous les assistants.

Les mouvements se font dans diverses directions, vers toutes les parties de la salle ; quelques-uns sont brusques, d'autres calmes. En même temps et dans les mêmes conditions, des coups bien nets sont frappés aussi bien dans la table que dans le parquet, en réponse à des questions posées.

Les mouvements ci-dessus sont tellement hors de contestation, que tous les assistants, à l'unanimité, manifestent leur conviction qu'ils ne peuvent être dus à aucune force physique émanant d'aucun des assistants. Ils déclarent ensuite par écrit qu'un rigoureux examen de la table a prouvé que c'est une table à manger ordinaire, dépourvue de tout rapport avec une machine ou un appareil quelconque. La table a été renversée sur le parquet, les pieds en l'air et démontée aussi complètement que possible.

Expérience XXXIX. — *4 janvier.* — Sept assistants. Mêmes conditions. Il ne se produit dans toute la séance que quelques coups dans la table. On essaie diverses expériences dont aucune ne réussit.

Expérience XL. — 11 *janvier*. — Mêmes conditions. Six assistants. Coups et faibles mouvements de la table. Le médium se retire, vingt minutes avant la fin de la séance, mais les coups dans la table continuent comme auparavant et donnent des réponses affirmatives ou négatives aux questions.

On fait quelques expériences, entre autres celle de mouvement sans contact ; mais rien ne réussit.

SOUS-COMITÉ N° 2

Messieurs,

Constituant un des sous-comités formés par vous avec la mission de se rendre compte expérimentalement par eux-mêmes, si possible, des phénomènes présentés comme manifestations spirituelles, nous avons l'honneur de vous soumettre le rapport suivant :

1° Nous avons tenu de nombreuses réunions chez MM. A... et B..., membres du sous-comité et de la Société dialectique.

2° Ces messieurs étaient absolument étrangers aux phénomènes de ce genre et professaient un scepticisme complet au sujet de leur production. Aucune réunion ayant rapport à cette question n'avait jamais été tenue ni chez l'un ni chez l'autre.

3° Outre les membres du sous-comité, Mmes A... et B... prirent part aux séances, ainsi que M. C..., beau-frère de l'un des membres.

4° Nos réunions se tinrent sans l'aide ni la présence d'aucun médium professionnel et dans des conditions qui excluaient toute possibilité de tricherie ou d'erreur.

5° Pour tenir nos séances, nous nous réunissions toujours le soir, autour d'une table à manger, sur laquelle nous posions les mains bien en vue et nous engagions une conversation.

6° Les pièces dans lesquelles nous nous réunissions étaient éclairées au gaz et nous commencions toujours par augmenter la lumière. On l'a parfois un peu réduite, mais elle était toujours suffisante pour nous permettre de lire et d'écrire sans difficulté.

7° Les phénomènes appelés bruits, coups frappés dans la table, ainsi que les mouvements de celle-ci se produisirent dès la première séance et dans beaucoup d'autres ensuite.

8° Les mouvements de table consistèrent en soulèvements, oscillations et frappements ; souvent elle se déplaçait dans le sens demandé par nous.

9° Pendant ces mouvements, nos mains furent quelquefois retirées toutes ensemble de la table, sans arrêter le phénomène. Toujours nous avons pris le plus grand soin de ne déterminer aucun mouvement par pression ou autre action musculaire.

10° Les mouvements de table cessèrent ou à peu près, après les quelques premières séances, sans doute pour faire place aux coups frappés.

11° Ces coups ne partaient pas toujours de la table, mais quelquefois du parquet, des murs et du plafond ; souvent, mais pas toujours, ils venaient des parties de la pièce désignées par les assistants.

12° Ces coups rendaient un son tout particulier et

bien reconnaissable, semblant venir plutôt de l'intérieur que de la surface des objets qui les produisaient. D'autres fois même ils imitaient des détonations dans l'air.

13° Dans certains cas, lorsque dans un but expérimental nous frappions sur la table un certain nombre de coups en mesure rythmée et que nous demandions que ce rythme fût imité, notre demande était accueillie et nous recevions, comme réponse, des coups imitant parfaitement le rythme indiqué.

14° Il semble ressortir des faits dont nous avons été témoins dans nos expériences, qu'ils confirment les attestations des témoins entendus par vous sur ce sujet, jusqu'à admettre que les phénomènes de cet ordre ont, ou semblent avoir, une origine intelligente.

15° Cette intelligence s'est surtout manifestée : 1° par des réponses plus ou moins justes et parfois tout à fait inattendues, par leur caractère, aux questions posées à haute voix ; 2° par des communications originales, telles que celles que nous citerons plus loin.

16° Ces réponses et communications furent faites par coups frappés, lorsque l'on touchait l'une après l'autre les diverses lettres de l'alphabet ou lorsqu'on le récitait. Il avait été convenu auparavant que trois coups signifieraient *oui;* deux, *douteux*, et un seul, *non.* Cette convention fut plusieurs fois modifiée dans un but d'expérience, mais sans nuire à la netteté des réponses.

17° Il est probable, que par les procédés indiqués ci-dessus, nous avons établi des communications momentanées avec un certain nombre d'esprits ou d'intelligences se présentant elles-mêmes comme telles.

Beaucoup de ces esprits affirmaient qu'ils étaient unis, par la parenté à divers degrés, à un certain nombre de membres de notre Comité, envers lesquels ils manifestaient des sentiments affectueux.

18° Ces esprits supposés montraient des caractères individuels bien distincts, chacun ayant une façon spéciale, frappant délicatement ou avec emphase ou décision, selon le cas et exprimant en quelque sorte son caractère, sa façon d'être, son tempérament.

19° Lorsque nous avons essayé d'abréger le procédé de communication indiqué au paragraphe 16, en énonçant par anticipation les mots ou les phrases que nous pensions être commencées, nous avons vu souvent nos suppositions hautement contredites en faveur d'expressions mieux appropriées et quelquefois même d'une signification toute différente. Comme exemples de ce fait, nous vous citerons les séances rapportées au paragraphe 39.

20° Une intelligence s'est manifestée en nous indiquant, selon les circonstances, les diverses conditions que nous devions observer, telles que, par exemple, changer l'ordre dans lequel nous étions placés autour de la table ; demander à l'un de nous de s'asseoir en dehors du cercle ; réclamer l'augmentation ou la diminution de la lumière ; désigner certains assistants pour poser les questions ; joindre ou séparer nos mains ; être plus calmes dans nos conversations : éviter les discussions, etc.

21° Lorsque nous nous conformions à ces instructions, les manifestations augmentaient en intensité.

22° Nous nous sommes convaincus du caractère objectif du phénomène, lorsque nous avons vu que des personnes, sceptiques jusque-là, confirmaient invariablement nos propres impressions, même quand elles étaient introduites à l'improviste au cours d'une séance.

A ce sujet, nous ferons remarquer que, lorsque l'une de nos séances était très en train et que le phénomène des coups frappés ou des mouvements de table était bien engagé, nous avons fait prier un voisin de venir en être témoin. Il vint immédiatement : les manifestations continuèrent, sans aucune suspension ni interruption, et lui firent la même impression qu'à nous-mêmes, quoiqu'il fût, à tous les points de vue, absolument libre de toute influence antérieure, mesmérique ou autre.

23° Comme nouvelle preuve de l'objectivité des phénomènes, nous citerons ce fait, que des manifestations se sont produites devant nous spontanément, dans certaines occasions où nous n'étions pas réunis en vue d'une séance, et que nous ne nous tenions pas autour d'une table. Nous insistons sur ces points :

Un soir, comme plusieurs membres du Comité étaient réunis chez M. A..., sans songer à étudier en ce moment les phénomènes, la conversation tomba sur une séance tenue dernièrement par quelques membres du Comité général, à laquelle assistait Mme Marshall, et des coups se firent entendre dans le piano. Comme nous discutions sur la source de ces bruits, les cordes du piano de M. A... vibrèrent tout à coup, toutes ensemble, quoique personne ne fût près de l'instrument. Comme ces sons se répétèrent deux ou trois fois, suivis de coups, et étaient trop éclatants pour être attribués à une vibration de la maison ou de la chambre, on inspecta immédiatement avec le plus grand soin l'instrument, aussi bien à l'intérieur qu'à l'extérieur, sans découvrir aucune cause capable de les produire. Même après cet examen, des coups retentirent de temps à autre, pendant toute la soirée, dans le piano. Ce fut la seule fois que des phénomènes autres que des coups frappés ou des mouvements de table se produisirent devant votre sous-comité et nous croyons qu'il est bon d'ajouter que chez M. A... il ne s'était jamais rien produit de semblable auparavant et qu'il ne s'en produisit pas depuis ; 2° une autre fois, comme nous venions de lever la séance et que nous prenions quelques rafraîchissements, des coups recommencèrent à se faire entendre avec la plus grande vigueur dans les diverses parties de la chambre. Nous demandâmes aux intelligences présumées de nous dire leurs noms, et elles nous répondirent qu'elles étaient les esprits qui s'étaient communiqués pendant la soirée ; qu'ils se trouvaient en dispositions heureuses et gaies et ne songeaient pas à nous quitter. L'un de nous, en plaisantant, but à leur santé et leur demanda de lui répondre, ce qu'ils firent par des volées de coups, comme pour nous prouver leur joie et leur bonne camaraderie. Finalement, chacun nous souhaita une bonne nuit par une succession de coups frappés, pour ainsi dire, en perspective, c'est-à-dire commençant par de gros et rapides et les diminuant graduellement de force et de fréquence, jusqu'à ce qu'il ne fût plus possible de les saisir. Nous devons faire la remarque que ces coups semblaient plutôt des détonations dans l'air, que le résultat de chocs sur un corps quelconque.

24° Nous pouvons présenter une nouvelle preuve de la spontanéité des phénomènes. Fréquemment, des coups énergiques étaient frappés pour approuver ou contredire les opinions émises par l'un de nous. Ainsi, à une séance pendant laquelle les coups avaient été exceptionnellement sonores et abondants, un de nous demanda à l'esprit présumé qui se communiquait de lui dire la date de sa mort ; mais il ne reçut aucune réponse, quoique cette question fût répétée avec une certaine persistance. Cette apparence d'une fin si brusque de la séance la plus réussie que nous eussions eue jusque-là nous surprit fort et nous en causions, lorsque l'un de nous fit remarquer que les intelligences présumées déclarent être spirituelles et rejettent probablement le terme de *Mort*, appliqué à elles-mêmes ou à leur mode d'existence, car ce mot semble convenir exclusivement à la destruction du corps, tandis que pour l'esprit il n'y a que la continuation de la vie sous une autre forme.

A peine cet assistant avait-il fini de parler, que de grands coups résonnèrent dans la table, frappés ainsi, comme cela nous fut expliqué, pour marquer l'approbation des réflexions qui venaient d'être faites.

A ce propos, une conversation d'un grand intérêt s'engagea entre les intelligences présumées et nous. Il nous fut dit que la mort, pour ce qui regarde le corps, est relativement bien peu importante tandis qu'elle est pour l'esprit, la naissance à un ordre tout nouveau de notions sur l'existence. Cette vie de l'esprit est la vie essentielle de l'homme. L'amitié et les bonnes relations sont aussi générales et aussi agréables dans le monde des esprits que sur terre ; quoique les esprits prennent un vif intérêt aux affaires de ce monde, ils ne désirent cependant pas reprendre leur genre de vie précédent ; les communications avec leurs amis terrestres leur font plaisir ; ils les désirent et s'en servent pour eur prouver la continuation de la vie, malgré la décomposition du corps ; ils déclarent qu'ils n'ont pas le don de prophétie.

Nous fûmes ensuite informés que les deux dames de notre société étaient médiums ; que les autres membres avaient des facultés médianimiques et pouvaient à un moment donné devenir médiums. Que nos séances gagneraient à devenir périodiques et fréquentes. Qu'ils ne pouvaient apprécier l'influence de la santé sur la réussite des séances, ni donner aucune règle invariable sur les précautions à prendre; que les discussions entre nous pendant les séances étaient des causes de perturbation ; mais qu'ils aimaient parfois à plaisanter et à faire des farces.

Ils connaissaient la Société dialectique et suivaient avec intérêt ses recherches sur le spiritualisme. Ils ne pouvaient cependant se rendre compte encore des bons résultats qu'elles pourraient amener.

25° L'indépendance ou objectivité de l'intelligence qui préside à ces phénomènes ressort avec évidence de ce fait, que nous avons souvent reçu des réponses et des communications d'un caractère inattendu. Ainsi, par exemple, nous demandâmes une fois, comme épreuve, où était alors une dame de nos connaissances que nous savions être à Bolton. Dans la réponse, le mot *in* nous fut donné, suivi bientôt de la lettre *b;* ceci était tout à fait satisfaisant ; mais, comme la seconde lettre était un *e*, nous considérions la réponse comme erronée. Néanmoins on continua avec l'alphabet et l'on reçut la lettre *d*, qui donnait un sens complet (au lit). Comme il était plus de onze heures du soir, l'à-propos de la réponse provoqua nos rires, auxquels répondirent de nombreux coups.

Nous donnâmes alors les noms d'un certain nombre de villes, en demandant dans laquelle cette dame séjournait alors. Des réponses négatives accueillirent les noms de chaque ville, jusqu'à ce que vînt celui de Bolton, qui fut aussitôt reçu par les trois coups signifiant *Oui*.

Dans la même séance, tandis que nous étions assis autour d'une lourde table à manger, faisant la chaîne, pour nous conformer à la demande d'un des esprits présumés, l'un de nous demanda à un autre esprit, qui se communiquait alors, s'il avait assez de force pour déplacer la table. L'alphabet fut alors réclamé et on nous dit : « Rompez la chaîne. » Nous nous étions à peine conformés à cet ordre, que la table commença soudain à tourner et força plusieurs assistants à quitter leurs chaises.

Cet esprit déclara qu'il était celui d'une personne connue de nous et qui avait perdu récemment la vie dans un accident de chemin de fer, en Amérique. De son vivant, il était grand amateur de sports et de toutes les fêtes gymnastiques. Il commença par annoncer sa présence à nos séances en nous saluant par des expressions assez peu parlementaires, que lui et ses amis avaient jadis l'habitude de s'adresser et, lorsqu'on lui demanda auquel de ses deux amis, présents parmi les assistants, le salut s'adressait, il répondit : « Aux deux. » Il refusa d'abord de nous adresser aucune communication particulière, mais, devant nos instances, il finit par consentir et nous donna ces mots : « Dites à mon frère G... que je vous ai visités. » Il est à remarquer que, quelques jours auparavant, le frère en question s'était fort moqué du phénomène.

26° Nous, membres de votre sous-comité, nous ne pouvons indiquer de façon certaine aucune condition spéciale, qui assure la production des phénomènes. Celles qui, dans une occasion, ont paru nécessaires se montrent superflues dans les cas suivants, et, dans bon nombre de séances consécutives, l'observation par nous de toutes les précautions que nous considérions les plus efficaces, d'après les expériences précédentes, échouaient complètement. Cependant nous vous soumettons à ce sujet les particularités suivantes que nous avons observées.

27° Les phénomènes se manifestèrent surtout dans les conditions et circonstances spécifiées aux paragraphes 5, 6 et 20 de ce Rapport. C'est dans ces conditions que nous avons obtenu des manifestations, dans les divers appartements des maisons où nous nous réunissions et avec les tables les plus diverses, dont trois étaient des tables à manger de grandes dimensions. Dans ces réunions, le nombre des assistants variait de cinq à onze. Il nous a semblé que les manifestations étaient favorisées :

a) Par la régularité dans la conduite des séances ;

b) Par un maintien et une conversation calmes, mais non par l'inertie ;

c) Par le calme de la maison dans laquelle nous étions réunis. Souvent nous n'obtenions rien dans la première partie de la soirée ; mais les faits se produisaient plus tard, lorsque, les domestiques étant couchés, tous les bruits cessaient ;

d) Par un éclairage modéré.

D'autre part, il nous est arrivé d'obtenir depuis

santes manifestations, quoique éloignés de la table, placés sans ordre et sans formalités particulières ; malgré des conversations très animées, au milieu des plaisanteries et des éclats de rire, au milieu du mouvement le plus actif des domestiques et avec un éclairage intense.

28° Quelquefois, sans aucune modification appréciable dans les dispositions, les manifestations s'affaiblissaient et s'arrêtaient même rapidement, pour nous indiquer sans doute que la séance devait être levée. Tandis que dans d'autres occasions, sans que l'on eût observé aucune précaution spéciale, les manifestations continuaient fortes et vigoureuses et nous étions obligés de mettre fin nous-mêmes aux séances, qui duraient en général entre une et deux heures et demie.

29° Voici, à propos des conditions, ce que nous avons encore pu observer :

a) Nous n'avons jamais obtenu de phénomènes dans l'obscurité ;

b) Dans les quelques tentatives de séances en plein jour, nous avons généralement échoué ;

c) Nous avons constamment échoué en dehors de la présence des deux dames qui assistaient ordinairement à nos réunions ;

d) L'observation par nous des conditions dictées par les esprits présumés augmentait aussitôt l'intensité des phénomènes (Voir les paragraphes 20 et 21).

30° Nous n'avons trouvé aucun rapport entre ces conditions et celles que réclame la production des phénomènes décrits sous le nom d'électro-biologiques ou mesmériques. Ils étaient même souvent tout à fait contraires. Ainsi nous avons pu constater :

a) Une attention et un désir trop vifs, dans la période préparatoire, étaient plus souvent suivis d'insuccès que de réussite. Nous avons généralement trouvé que les séances les plus fécondes en résultats commençaient aussitôt, ou presque aussitôt après que nous avions pris place autour de la table ;

b) Souvent, comme nous l'avons signalé au paragraphe 23, les phénomènes survenaient spontanément et lorsque l'on n'y songeait pas ;

c) Dans nos séances, il ne s'est rien produit qui pût faire soupçonner nos facultés d'observation et de critique ; d'autant plus que les souvenirs de chacun des assistants, sur ce qui venait de se produire, étaient invariablement contrôlés par ceux de tous les autres et corroborés par des notes prises séance tenante et par des témoignages indépendants.

31° Quelle que soit la nature de la force ou de la faculté employée dans ces manifestations ; quelles que pussent être les conditions dans lesquelles ces manifestations se produisaient, nous avons souvent constaté une tendance à conserver ou économiser cette force ou faculté ; par exemple :

a) Nous avons rarement obtenu une seconde réponse à une question à laquelle il avait déjà été répondu, même lorsque nous renversions exprès la question ;

b) Les formules des communications étaient très concises ; les paroles ou périodes redondantes n'étaient jamais ou presque jamais employées ;

c) Rarement nous avons entendu des coups superflus ou sans signification ; ceux qui étaient frappés étaient toujours motivés par des communications originales ou par des réponses aux questions posées ;

d) Dans le but probable de ménager la force ou la faculté dont nous parlons, les esprits présumés aimaient mieux nous faire de courtes réponses que de nous donner des communications étendues. Par exemple, nous sollicitâmes une fois, avec une certaine insistance, une communication originale et nous reçumes les mots suivants : « Nous répondrons à vos questions. » C'est par cette réplique qu'il fut répondu à notre prière.

32° De l'observation de ces phénomènes il est découlé pour nous cette impression que, pour arriver au succès, il était désirable de ne pas provoquer ou exciter la production des coups. Cependant, dans un certain nombre de cas, on ne tint aucun compte de ces précautions qui semblèrent indifférentes.

33° Depuis le vendredi saint, en mars 1869, jusqu'à la fin du mois de mai suivant, les manifestations se présentèrent dans les conditions signalées comme ordinaires dans ce rapport et avec fort peu de séances nulles.

34° Pendant les mois de juin et juillet suivants, nous avons continué nos séances ; mais, quoique nous eussions scrupuleusement observé les mêmes conditions que précédemment et que les deux dames de notre société fussent présentes, les phénomènes ne se produisirent que dans deux cas et ils furent insignifiants et très faibles.

35° Succès et insuccès se produisirent dans les mêmes conditions de santé, de température et d'état atmosphérique.

36° Du mois d'août 1869 à la fin de février 1870, les membres du Comité ne tinrent aucune séance et n'observèrent aucun phénomène. Le 7 mars 1870, les

coups recommencèrent spontanément, pendant que
deux d'entre nous jouaient au whist avec leurs
femmes, en présence d'une troisième dame, qui ne
connaissait rien de ces phénomènes. La partie terminée, on organisa une séance dans laquelle plusieurs réponses furent faites par l'esprit présumé aux
questions posées, mais on ne reçut aucune communication originale.

37° Pour en revenir aux conditions qui ont une influence sur les phénomènes, nous devrions peut-être
signaler qu'un de ces événements que les familles appellent intéressants, et qui touchait spécialement une
des deux dames de notre société, eut lieu en février
1870 ; d'autant plus qu'il n'est pas impossible qu'il
ait eu quelque rapport avec la suspension des phénomènes observés depuis le mois de juin.

38° A l'appui des attestations faites jusqu'ici, votre
Comité pense qu'il convient de donner un récit som-
maire de ce qui survint à un certain nombre de
séances, en supprimant ou modifiant les noms, par
raison de convenances et en employant les mots Esprit et Intelligence, par abréviation, pour indiquer
le pouvoir ou la force au moyen duquel se produisent
ces divers phénomènes.

Notre première séance eut lieu dans la soirée du
vendredi saint 1869, avec six assistants, dont trois
étaient membres de votre Comité. Au bout de 'quelques instants, la table autour de laquelle nous étions
assis et que nous avions au préalable soigneusement
examinée, commença à se mouvoir d'abord lentement,
ensuite plus vite. Pendant un temps d'arrêt, l'un de
nous s'écria : « Comme les coups frappés doivent être
chose curieuse ! » Aussitôt nous entendîmes en ré-

ponse deux ou trois coups légers, mais nettement perceptibles, comme frappés sur une cloche, partant du
centre de la table. On pose la question : « Un esprit
est-il présent ? » Trois coups. « Ces trois coups signi-
fient-ils oui ? » Plusieurs coups, comme pour ac-
quiescer. « Si l'esprit peut entrer en communication
avec nous, trois coups voudront dire *oui*; deux coups,
douteux; un coup, *non*. — Oui. — L'esprit veut-il nous
dire son nom au moyen de l'alphabet ? — Oui. » Ces
préliminaires ainsi établis, l'un de nous est chargé
d'appeler les lettres à haute voix. Il les appelle ainsi
jusqu'à W, qui est accueilli par les coups convenus.
La lettre suivante est un A, puis un L et ainsi de
suite, jusqu'à ce que le mot Walter soit épelé. « L'esprit a-t-il un autre nom et veut-il nous le dire ? —
Oui. »

La même méthode qui nous a donné le mot Walter
forme alors le nom d'un des assistants. « L'esprit est-
il à un degré quelconque parent de M. A.? » — « Oui. »
— « Veut-il nous dire à quel degré ? » — « Oui. » —
Et lettre par lettre l'alphabet nous donne : « Enfant
aïeul. » — « Enfant grand-père ? » suggère l'un de
nous. Le sens comique de la suggestion provoque un
accès de gaîté auquel l'esprit se joint manifestement
par une série de coups d'intensité variable. La phrase
est ensuite terminée de la façon suivante : « Enfant
grand-oncle. » Cet esprit répond ensuite à une
série de questions et nous lui demandons de nous
faire une communication originale. Les coups continuent et nous espérons que les lettres données vont
former le message attendu, mais au lieu de cela
les mots épelés disent: « Un nouvel esprit. » En effet
ce qui suit nous indique bien la présence d'un

autre esprit entrant en communication avec nous.

Cet esprit répond à un certain nombre de questions sur son nom, l'époque à laquelle il vivait sur terre, etc., comme le firent plusieurs autres esprits en diverses occasions ; mais comme ces réponses présentent sensiblement le même caractère, et n'offrent aucune particularité digne d'être notée, nous avons cru qu'il valait mieux borner notre rapport à une brève constatation de ce qui survint dans les séances où se produisirent les manifestations les plus remarquables, en signalant toutefois pour votre édification, qu'aux séances susdites il y avait toujours comme assistants au moins deux membres du Comité, avec leurs femmes et que la réunion ne comprenait jamais moins de cinq, ni plus de sept assistants.

39° A l'une de nos séances tenue à l'improviste, à la fin d'une soirée musicale, le 7 mai 1869, il vint un esprit qui, sur notre demande, déclara se nommer Henri. Comme une dame de notre Société avait perdu un parent de ce nom, l'idée lui vint que c'était son esprit qui nous rendait visite, et cela lui fit une telle impression que nous fûmes obligés de lever la séance. Deux jours après, nous étions réunis en séance au nombre de cinq, dans la salle à manger d'un membre de la Société dialectique.

Pendant un temps considérable, aucun phénomène ne se produisit et nous étions sur le point de mettre fin à la séance, lorsque deux ou trois coups particulièrement brefs, partant du centre de la table, nous engagèrent à continuer. Dans ce cas notre hôtesse tenait sa place habituelle au haut bout de la table, ayant son mari à sa droite, une dame et un monsieur à sa gauche et un autre monsieur en face d'elle. Ce dernier occupait donc au bas de la table la place ordinaire du mari. Des coups se faisant entendre, on demanda si les dispositions étaient bonnes. « Non. » — « L'esprit désire-t-il que quelqu'un change de place ? » — « Oui. » — « Consentirait-il à nous indiquer cet assistant ? » — « Oui. » — L'assistant occupant le bout de la table et qui avait été chargé de diriger la séance nomma en les montrant chacun des assistants, en commençant par son voisin de droite. Chacun des noms fut accueilli par un seul coup, jusqu'à ce que l'on arrivât à notre hôte, au nom duquel trois coups retentirent. Alors, se conformant aux indications de l'esprit, l'hôte et le monsieur assis au bas bout de la table) échangèrent leurs places, de telle sorte que le premier reprit sa place ordinaire de maître de maison. Aussitôt les effets de ce changement devinrent manifestes. Les coups, qui jusque-là étaient remarquablement clairs et francs, devinrent très lourds et vibrants, comme si la table, qui était une table à manger ordinaire, eût été frappée avec un petit marteau. « L'esprit voudrait-il nous dire son nom ? » — « Oui — Henry. » Lorsque ce nom fut ainsi donné, nous supposâmes tous que l'esprit qui nous avait visités dans l'occasion citée plus haut revenait de nouveau vers nous et, comme la dame qui nous avait obligés à lever la séance était encore parmi nous, nous craignions de voir encore cesser brusquement celle-ci. Il n'en fut rien, cependant. Tout le monde resta calme et on demanda à l'esprit de donner le nom de famille sous lequel il avait été connu sur terre. Il épela : « K... » Nous nous attendions à voir l'esprit se déclarer le parent de la dame en question, mais il ne le fit pas, le nom cité étant celui d'un frère consanguin de notre hôtesse, mort à l'étranger, quatorze ans auparavant. Cet esprit répondit par les procédés convenus aux questions posées par le directeur de la séance, qui n'avait pas connu et n'avait jamais entendu parler d'Henri K... Il donna correctement le nom de la localité et la date de son départ de ce monde ; il répondit rapidement et sans hésiter aux diverses questions qui avaient pour but d'établir son identité. Ensuite, comme s'il se considérait comme ayant fourni tout ce que l'on pouvait désirer dans ce sens, il refusa de répondre à aucune autre question et déclara qu'il avait une communication à faire. Cette communication, notée avec le plus grand soin et écrite lettre par lettre, était la suivante : « J'aime ma chère M... (prénom de notre hôtesse), beaucoup, quoique je ne... » A ce moment notre hôtesse se rappelant, comme elle nous le déclara, que son frère avait été un correspondant assez intermittent, suggéra les mots : « lui aie jamais écrit. » — « Non. » Peut-être l'esprit voudra-t-il continuer, dit le directeur. Comme le dernier mot est *ne*, nous serions heureux de recevoir les lettres suivantes. La phrase interrompue fut alors reprise de la façon suivante ; « gligeais de le lui prouver, lorsque j'étais... » — « Vivant », suggère un assistant. — « Non. » — « En vie ? » — « Non. » Un coup bref et distinct marqua d'une façon expressive l'ennui que causaient à l'esprit ces interruptions de son message. Le directeur répéta la phrase jusqu'au point où on était arrivé et elle fut terminée par : « sur la terre. Elle aurait dû avoir *a l* » (nous donnons les lettres anglaises parce que la traduction ne pourrait pas rendre la physionomie du phénomène); — « *a letter* (une lettre) », suggère l'hôtesse, dont l'esprit est toujours hanté par le souvenir du peu de tendance à correspondre montrée par son frère. — « Non. » — La dernière lettre donnée par coups étant *L*, le directeur dit : « Nous avons toujours *L* et la phrase est jusqu'ici constituée ainsi qu'il suit : « J'aime beaucoup ma chère M..., quoique je négligeais de le lui prouver, lorsque j'étais sur la terre. Elle aurait dû avoir *a l*. » Cette interruption provoqua de la part de l'esprit une série de coups brefs et saccadés comme s'il eût voulu rappeler à l'ordre le président. « Alors l'esprit a donc voulu donner deux *l* de sorte que la phrase est : elle aurait dû avoir tout (*all*). » — « Mon bien, » fut-il aussitôt dicté. « Il y avait de l'argent; X..., mon exécuteur testamentaire, l'a gardé. » On comprendra facilement combien un message d'une nature aussi personnelle, survenant dans ces conditions, dut causer de surprise à tous les assistants. L'hôtesse surtout en fut fort agitée, mais ne perdit pas sa présence d'esprit. Tandis que le nom fort peu ordinaire de l'exécuteur testamentaire était ainsi, clairement et sans hésitation, donné lettre par lettre, elle s'efforçait manifestement à le retrouver dans sa mémoire, et dans cet effort elle tomba sur un ou deux noms assez semblables, mais pas identiques à celui donné par l'esprit. Ce dernier nom fut reconnu le véritable, en consultant certaines lettres restées en la possession de l'hôtesse. Il s'engagea alors avec l'esprit une conversation, dans laquelle l'hôte posait les questions : « Pourquoi nous avez-vous fait cette communication ? » — « Comme preuve de la vie de l'esprit et comme témoignage de mon affection pour M... » — « Désirez-vous que l'on fasse quelques démarches pour recouvrer cet argent ? » -- « Non : l'argent ne donne pas le bonheur. » — « Êtes-vous fâché contre X... à cause de sa conduite ? » — « La rancune doit être abandonnée dans le monde des esprits. » L'esprit nous fit alors connaître qu'il était sur son départ et nous souhaita une bonne nuit par le procédé habituel, en une série de coups d'abord forts, puis s'éteignant peu à peu, comme s'éloignant.

40° Votre Comité s'est assuré que Henri K..., plusieurs années avant sa mort, habitait la localité dont il nous avait donné le nom et que peu après ce décès M. X..., son exécuteur testamentaire, avait écrit aux dépositaires de certains titres de rente en Angleterre, qui faisaient partie du patrimoine du décédé, leur demandant de lui en envoyer une partie, afin de lui permettre de faire face à des échéances et les autorisant à verser le solde entre les mains de notre hôtesse (Alors Mlle X...), qui était l'héritière du reste. Celle-ci reçut bien cette somme, mais aucune autre depuis. Les affirmations de M. X... au sujet des dettes exigibles n'avaient pas été discutées et il ne rendit jamais compte de sa gestion comme exécuteur testamentaire.

Devant de telles circonstances, votre Comité demanda si quelques doutes avaient jamais surgi dans l'esprit de cette dame et de son mari sur la loyauté de M. X... et il apprit que, loin d'avoir aucun soupçon à cet égard, cette dame était si convaincue de l'irréprochable conduite de ce personnage, qu'elle n'avait jamais vu et dont elle n'entendit plus parler, qu'elle lui fit parvenir, lorsque les affaires furent terminées, une somme d'environ 5o livres, en le priant d'acheter avec cette somme quelques cadeaux convenables pour sa femme et ses enfants. Nous avons appris du mari que, quand il commença à être en relations avec sa femme et qu'il vint à parler par hasard de M. X..., elle s'exprima à son sujet avec une grande considération et que rien, avant la séance dont nous parlons, ne s'était produit qui pût modifier son opinion. Quant à lui-même, il ne s'était nullement occupé de l'affaire et avait même tout à fait oublié qu'il existât un M. X... Jamais il ne s'était d'aucune façon préoccupé de connaître quelles avaient pu être les intentions du frère de sa femme, le défunt ayant vécu et étant mort à l'autre bout du monde et toutes les questions d'intérêt qui le concernaient ayant été réglées longtemps avant son mariage. Ce ne fut qu'après le message ci-dessus qu'il fut amené à parcourir les lettres restées en la possession de sa femme, qu'il n'avait pas regardées depuis bien des années, ce qui le convainquit de l'exactitude des faits signalés dans la communication.

41° A une autre séance, tenue dans la soirée du 2 juillet dernier, il y avait six assistants, dont quatre étaient membres de votre Comité. Au bout d'un très long temps, il ne s'était produit ni communication ni phénomène quelconque et ce ne fut que très tard, après le départ de l'un des assistants, que l'on entendit quelques coups, d'un caractère tout différent de ceux entendus jusque-là.

A plusieurs reprises on demanda si l'esprit voulait nous dire son nom et l'on ne reçut comme réponse que deux coups mal accentués dans la table. Ce ne fut qu'après une longue insistance qu'une réponse favorable fut formulée, suivie de grands coups violents, désignant les lettres Jem Clarke. « Jem Clarke

voudrait-il nous dire le but de sa visite ? » — « Non. »
— « Voudrait-il nous faire une communication ? » —
« Non. » — « Voudrait-il répondre à nos questions ? »
— « Douteux. » Nous nous concertions sur la question
à poser, lorsque la dame chez laquelle nous nous trouvions s'écria : « Clarke ! Clarke ! Mais c'est le nom de
la femme de chambre qui est sur le point de me quitter ! Peut-être l'esprit est-il quelqu'un de ses parents. »
Trois grands coups partent de la table. « Êtes-vous
venu pour la voir ? » — « Oui. » — « Elle ne semble
pas heureuse. Savez-vous pourquoi elle s'en va ? »
Aucune réponse. « Êtes-vous son Esprit-guide ? » —
« Oui. » — « Peut-être un de ses ascendants ? » Trois
nouveaux coups sont donnés avec une certaine difficulté et M. Jem Clarke nous quitte d'une façon non
douteuse.

42° Avant de clore notre Rapport, nous croyons de
notre devoir de vous faire connaître que, lorsque nous
avons commencé nos études, le Comité ne comptait
que trois membres, dont aucun ne connaissait les phénomènes autrement que par ouï-dire. Un quatrième
membre, qui vint se joindre à nous, connaissait la
question, mais il ne prit part à nos réunions qu'après
les séances couronnées de succès du mois de mai.

SOUS-COMITÉ N° 3

Il fut proposé et convenu que votre sous-comité se
réunirait avec régularité et ponctualité à certains intervalles et essaierait, par les procédés ordinairement

recommandés, de développer ce que l'on appelle les facultés médiumniques parmi ses membres ou leurs amis intimes, qui seraient invités à se joindre à eux.

Il fut décidé que tout phénomène insolite survenant dans ces conditions serait examiné à fond et contrôlé et que les résultats seraient consignés avec beaucoup de soin.

On nous avait prévenus que la condition essentielle du succès de notre plan était que tous les membres prissent soin de se réunir régulièrement un certain nombre de fois. Mais on trouva bientôt que cela était impossible, surtout parce que le local choisi pour nos séances était beaucoup trop loin des domiciles de la majorité des membres. C'est ce qui fit que dix séances seulement purent avoir lieu et que les résultats obtenus furent moins importants que ceux dont les autres sous-comités, plus favorablement situés, furent témoins.

Cependant les membres de ce sous-comité ont tous eu à diverses reprises l'avantage d'assister aux séances d'un ou plusieurs des autres sous-comités et se sont ainsi trouvés en situation de se former une opinion plus complète et mieux motivée, que s'ils n'avaient pu s'appuyer que sur les seuls résultats obtenus par votre sous-comité.

Dans tous les cas, sauf un signalé dans les procès-verbaux de nos séances, tous les visiteurs qui prenaient part à nos réunions étaient bien connus d'un ou plusieurs de nos membres. Il y eut deux messieurs et trois dames. Des deux messieurs l'un est ministre de l'Église d'Angleterre et l'autre est un ingénieur civil. Chacun d'eux assista à deux séances. Les dames étaient proches parentes de deux membres de votre sous-comité.

Nous avons donc de bonnes raisons d'affirmer que tout ce qui va être annoncé comme fait accompli s'est passé sous les yeux de dames et de messieurs dont les intentions étaient loyales et dont la conduite pendant tout le cours des expériences fut dictée par la plus parfaite bonne foi.

A cause probablement du petit nombre de nos séances, le développement de notre faculté médianimique n'a pas été poussé assez loin pour nous permettre d'attester la certitude absolument incontestable de l'intervention de forces étrangères, comme ont pu l'affirmer les membres d'autres sous-comités, comme dans le cas du déplacement sans contact d'aucune sorte de quelques lourdes tables. Mais nous avons fait les expériences les plus précises, pour distinguer entre la force déployée par le contact dont nous ne pouvions nous dispenser et celle qui aurait été nécessaire pour produire les mêmes mouvements dans les conditions ordinaires. Nous avons trouvé que, quoique la pression exercée par des mains humaines posées sur la table, comme elles le sont pendant les séances, variait avec chaque mouvement ou changement de position et avec le nombre des mains dont le poids reposait sur la table, il était néanmoins assez facile de bien reconnaître le moment où une action musculaire consciente commençait à intervenir dans les diverses évolutions.

Pour prendre un exemple extrême et tout à fait exceptionnel et pousser à ses dernières limites la possibilité d'intervention de la pression inconsciente, nous supposerons que, par suite de fatigue ou d'indolence, une personne, prenant une attitude affaissée, s'assied au fond d'une chaise et, s'appuyant lourdement contre le dossier, allonge presque horizontalement ses bras et ses mains, de manière à avancer sur la table jusqu'au milieu des avant-bras, tandis que les muscles du dos et des épaules sont presque complètement relâchés. L'effet de poids mort ainsi produit sur la table sera d'environ 8 livres. Il est probable que c'est dans cette attitude que se trouve appliquée la plus grande force involontaire possible. Si ces conditions sont modifiées, en se tenant seulement assis un peu plus droit, de façon que les avant-bras fassent un angle droit avec les bras, la pression n'est plus que de 4 à 5 livres. Si, enfin, on imprime une certaine contraction aux muscles du dos et des épaules et que l'on retire les bras, de telle sorte que les mains posent à peine sur la table, la pression n'atteint plus que 2 livres environ.

Cette dernière attitude est celle que l'on adopte généralement, de sorte que l'on peut considérer le chiffre de deux livres comme représentant la valeur de la force exercée par un assistant attentif, quoique au milieu de certaines manifestations très actives la pression opérée par chaque personne tombe bien au-dessous de ce chiffre et n'atteigne parfois pas une once ou se réduise même à un véritable effleurement.

Ces données s'appliquent à un homme de taille et de poids moyens. On peut à peu près les adopter pour les femmes, en les réduisant d'un tiers. Pratiquement elles rendent un compte suffisant des actions inconscientes exercées par les personnes qui prennent part aux séances de ce genre.

Par des observations soigneusement faites avec la plus petite de nos tables, nous avons trouvé que la force nécessaire pour la renverser à un angle le plus favorable, c'est-à-dire à 90 degrés par rapport aux pieds, est d'environ 21 livres et demie. Mais lorsque l'on agit dans cette direction, il faut que quelque chose sur le parquet s'oppose au déplacement des pieds, qui, sans cela, glisseraient et ne pourraient atteindre cet angle.

Même lorsqu'on veut atteindre seulement l'angle de 45 degrés, il y a une tendance à glisser plutôt qu'à se soulever et se renverser. Pour arriver à ce dernier effet, il ne faut pas dépasser l'angle de 30 degrés, et pour cela il faut exercer un effort égal à 43 livres et demie. Comme on le voit, la force nécessaire pour enlever la table par un de ses bouts est beaucoup plus grande.

Un homme de force ordinaire, se tenant sur un des côtés de la table et appliquant ses mains avec une co-hésion suffisante à la surface polie de la tablette, trouve qu'il peut avec assez d'aisance la faire glisser sur le parquet. Il n'est pas aussi facile de la faire venir vers lui et il éprouve une grande difficulté à la faire aller de droite à gauche, dans le sens de sa lon-gueur. En tenant les mains de la même façon sur la surface de la tablette, à l'un des bouts, il ne peut sur un parquet glissant faire lever le bout opposé. On a trouvé que deux hommes pouvaient y arriver, mais alors la main d'un troisième, posée légèrement sur le bout opposé, suffit pour rendre ce mouvement impos-sible, même sous l'effort de deux hommes. Même pour les mouvements les plus faciles à imiter, si trois personnes occupent respectivement les trois autres côtés de la table, comme dans une séance réelle, le poids additionnel, quoique vraiment très petit, devient si grand en vertu de la loi des leviers, qu'il est impossible à un expérimentateur de produire quelqu'un de ces mouvements sans un grand et visible effort, tandis qu'il reste tout à fait impuissant à produire les autres.

Cependant, durant les séances, cette table se meut ordinairement dans tous les sens, d'un bord à l'autre, d'un bout à l'autre, en rond, à travers une grande pièce, avec la plus grande aisance et sans secousse et au milieu du mouvement le plus fougueux, s'arrêtant net et repartant aussi soudainement. Ces mouvements sont souvent exécutés avec une aisance et une facilité qui indiquent une puissante réserve de force non dépensée. D'autres fois, au contraire, ils sont si faibles qu'on peut à peine les percevoir.

Pendant quelques-uns des mouvements de cette table sans roulettes, il se produisit un tel bruit de roulement, qu'on eût dit que les pieds se soulevaient et retombaient avec une excessive rapidité. On émit l'idée que ce phénomène était probablement causé par une pression inconsciente du médium. Mais des expériences subséquentes montrèrent que, quand les mains exerçaient une pression de haut en bas en poussant, la table glissait silencieusement, et que le bruit de roulement se reproduisait exactement, lorsque l'on diminuait considérablement le poids appliqué sur le parquet et qu'on la traînait ainsi. Cela démontrait que les forces, qui dans la séance produisent les mouvements bruyants en question, doivent agir de *bas en haut* et en avant, tandis qu'il est évident que les seules forces que le médium pouvait appliquer agissaient de *haut en bas* et en avant.

Il est probable que les plus puissantes démonstrations de force au moyen de cette table se produisirent
lorsque les deux dames étaient présentes, l'une sur
l'un des côtés et l'autre à un bout, tandis que le second
petit côté restait libre, sauf les cas où M. Meyers
l'occupait pour observer les phénomènes. Dans ces
conditions, plusieurs coups frappés par les pieds
furent des plus forts et même violents, comme si l'un
des côtés ayant été soulevé à une certaine hauteur,
un ressort puissant se détendait tout à coup et pro-
voquait une descente si brusque, violente et soudaine,
qu'elle en ébranlait le solide parquet de la chambre,
et se faisait entendre dans toute la maison et même
au dehors.

M. Meyers dit dans son Rapport : « J'ai remarqué
que la table s'inclinait invariablement vers le côté
n° 2 (voir plus bas les procès-verbaux des séances)
et quelquefois avec une telle force, que, dans la position que j'occupais, j'étais incapable de l'empêcher de
se lever et que je ne pouvais que diminuer la vigueur du mouvement. »

Ce côté n° 2 était occupé par l'une des dames et
M. Meyers était assis en face.

Comme exemple de la force exercée sur la plus
grande table à jeu, nous pouvons citer le procès-
verbal du 8 avril. Il serait difficile d'estimer avec
quelque précision l'effort nécessaire pour produire les
rapides mouvements circulaires qui y sont décrits.
Pour renverser cette table dont le poids dépasse
90 livres, au point de faire toucher le parquet par le
bord de la tablette, de telle sorte qu'elle repose sur ce
bord externe et sur l'un des pieds de sa base triangu-
laire, il faut une force de soulèvement considérable.

Mais pour aller plus loin et la faire reposer exclusivement sur le bord du plateau, comme cela se présenta deux fois dans la même soirée, et lui faire atteindre l'angle obtus le plus considérable, sans la laisser tomber sur le parquet ciré, il faut développer une force de plus de 85 livres, tandis que, pour atteindre l'angle droit en s'opposant au glissement, il ne faut que 42 livres.

Dans les essais d'imitation, on trouva que, outre la puissance nécessaire pour soulever la table, il fallait encore employer une force considérable et apporter une attention constante pour l'empêcher de rouler sur son bord, d'osciller et de tourner pendant l'ascension. Mais, dans la séance même, on ne put remarquer à aucun moment une tendance à rouler ou à perdre l'équilibre.

Pour faire glisser cette table, montée sur roulettes, il faut employer une force de 15 à 20 livres, selon la disposition des roulettes ou les légères inégalités du parquet.

Aucun des expérimentateurs n'eut conscience de contribuer à aucun degré à la production de la force reconnue nécessaire à la production des effets constatés. Toutes les mains étaient légèrement posées sur le plateau de la table pendant tous les mouvements.

En outre de la preuve ainsi faite de l'intervention de cette force non encore reconnue généralement, nous croyons avoir eu la démonstration que, dans ces expériences, elle était dirigée par une intelligence, soit lorsque le mouvement se produisait dans une direction demandée, soit lorsqu'il était frappé un nombre de coups désigné, ou enfin lorsque ces coups formaient des phrases s'adressant à l'un des assistants.

Il faut remarquer que c'était seulement quand certaines personnes étaient présentes, qu'il nous était donné des preuves de l'existence de cette force et de cette intelligence. Deux amis étaient spécialement signalés comme indispensables. C'était un ministre et la femme d'un autre ministre, tous deux de l'Église anglicane.

La pièce dans laquelle nous tenions nos séances a un parquet très glissant et mesure 28 pieds de long sur 22 de large.

Nous avons considéré comme nécessaire d'entrer dans tous ces petits détails, afin de mettre autant que possible le Comité au courant des conditions et des circonstances dans lesquelles les phénomènes décrits dans les procès-verbaux qui vont suivre se sont produits.

Pour terminer ce Rapport, nous croyons devoir exprimer au Comité notre conviction unanime, que les phénomènes dont nous avons été témoins au cours de ces expériences, quoique relativement peu importants, soulèvent néanmoins plusieurs questions des plus graves, au point de vue scientifique et philosophique, et méritent l'examen le plus approfondi de chercheurs compétents et indépendants.

PROCÈS-VERBAUX DES SÉANCES
DU SOUS-COMITÉ N° 3

Expérience I. — 2ô *février*. — Cette section du Comité s'est organisée pour tenir une série de séances chez un de ses membres et elle se réunit aujourd'hui soir, pour la première fois. Six assistants.

Après un échange préliminaire d'idées et la lecture d'extraits de divers ouvrages traitant de la question, les assistants forment un cercle autour d'une grande table à jeu, pendant plus d'une heure, sans aucun résultat appréciable.

EXPÉRIENCE II. — 5 *mars.* — Six assistants. Ils forment un cercle, sans produire aucun mouvement de table visible. A neuf heures trente, le Rév. M. D... arrive et était assis depuis environ quatre à cinq minutes, lorsque plusieurs légers coups sont frappés dans la table, qui se meut légèrement. Ils continuent avec quelques intermittences pendant plus de quarante-cinq minutes. Pendant ce temps plusieurs réponses tantôt négatives, tantôt affirmatives, sont faites à diverses questions. Les réponses sont souvent confuses; comme si elles avaient quelquedifficulté ou résistance à vaincre pour se produire.

P.-S. — La table qui a servi en cette occasion était une table de salon oblongue, en chêne, sur quatre pieds, sans roulettes. Elle pesait de 5o à 6o livres et les dimensions de son plateau étaient de 3 pieds 10 pouces sur 2 pieds.

EXPÉRIENCE III. — 12 *mars.* — Cinq assistants. Tous les assistants prennent place autour de la table vers sept heures quarante-cinq et y restent jusqu'à neuf heures quinze; mais aucun bruit, aucun mouvement ne peut y être constaté, pas plus qu'en aucun autre point, pendant toute cette séance. Il n'y avait, du reste, pas de médium.

Expérience IV. — 1er *avril*. — Quatre assistants. Aucun médium. Près de trois quarts d'heure se passent sans aucune autre chose que de très légères manifestations. Mais deux membres ayant abandonné leurs places à la table, celle-ci commence à se mouvoir doucement, tournant sur elle-même. Elle se lève une ou deux fois sur deux pieds, dans la direction de la partie restée vide, puis elle se porte lentement dans la direction du tapis, qui s'oppose d'abord pendant quelques instants à sa marche. Enfin elle surmonte cette difficulté et s'avance d'un mouvement rapide à travers la salle, tantôt dans un sens, tantôt dans le sens opposé, après un court repos. Le mouvement est généralement doux et uniforme, quoique deux ou trois fois le bruit fait su. le parquet semble indiquer une pression. Chacun des assistants quitte la table à tour de rôle et elle se meut lentement, avec trois personnes, deux dames et un monsieur, qui de façon manifeste ne la touchent que du bout des doigts. Après un certain temps d'arrêt, elle se déplace dans des positions variées, tandis que quatre assistants la touchent. Tous ces mouvements peuvent se résumer de la façon suivante :

Trois soulèvements avec chocs de deux pieds sur le parquet. Deux fois encore — puis une seule avec le contact du bout des doigts de quatre personnes. Un soulèvement, puis un autre mouvement rapide de la table à travers la moitié de la salle, et retour au point primitif, par un trajet circulaire. — Mouvement de renversement, puis deux violents coups avec les pieds. Les mains, comme précédemment, ne posent que légèrement sur la table. Mouvement circulaire tantôt à droite, puis à gauche, suivi de plusieurs tours complets. Mouvement semi-circulaire, suivi d'un violent coup avec les pieds. Mouvement de recul à travers la salle, obligeant M. Gannon, le rapporteur, à quitter sa chaise. Trois personnes seulement restent à la table. Léger mouvement avec deux personnes. Une seule restant en contact, le mouvement se fait dans le sens opposé à cet assistant.

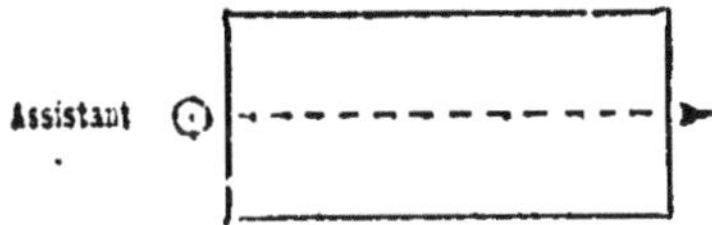

A la demande de quelques membres, la lumière est baissée et une série de coups dans la table et de frappements avec les pieds se produit. M. B... quitte la table et aussitôt celle-ci frappe cinq ou six fois avec ses pieds. Lorsque M. H..., qui n'est pas à la table, appelle les lettres de l'alphabet, les mots suivants sont dictés : « Vous n'êtes pas assez d'assistants. »

Plusieurs autres phénomènes se produisent, mais la pièce n'est pas assez éclairée et il est difficile d'observer avec assez de précision. Les mouvements sont manifestement les mêmes que ceux déjà cités.

Après la séance, on examine la table et l'on constate qu'un monsieur de force moyenne pourrait la faire glisser sur le parquet et la soulever d'un seul côté, sans aucune difficulté. Si plusieurs personnes posent les mains sur elle, il peut encore la déplacer quoique avec difficulté, et ce n'est qu'avec un grand effort qu'il parvient à la soulever dans une direction. L'examen prouve que certains bruits de craquement et de frottement constatés pendant le glissement et que l'on supposait dus à la pression exercée par les

assistants, étaient attribuables en réalité à une grande
diminution de poids, la table perdant beaucoup de sa
pesanteur tandis qu'elle opérait ses mouvements. Cependant toutes les mains se posaient sur le plateau
de la table et ne pouvaient agir que de haut en bas.

La table est en chêne sculpté, de construction solide.
Elle a 3 pieds 9 pouces sur 2 pieds et son plateau dépasse de 1 pouce 1/4 le cadre sur lequel les pieds
sont fixés. Ceux-ci n'ont pas de roulettes et sont fortement reliés vers leur partie inférieure par des traverses en croix.

A propos de la période obscure de la séance, un
membre du sous-comité dit : « Pendant que l'éclairage était le plus faible, j'étais assis près de la table,
trois personnes avaient les mains posées dessus et
leurs positions respectives étaient les suivantes :

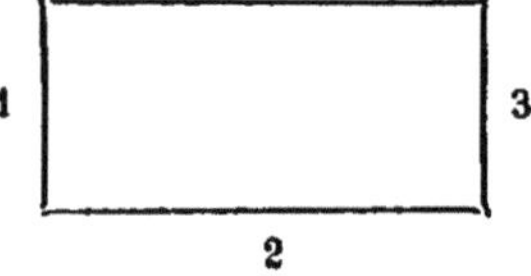

« Le quatrième côté était resté vacant. J'ai remarqué
que la table se penchait invariablement vers le n° 2
et parfois avec une telle force, qu'il m'était impossible, de la position que j'occupais, de l'empêcher de
se soulever ; je n'arrivais qu'à diminuer la vigueur du
mouvement. Dans un cas, elle se souleva avec une
telle force, qu'elle se renversa et serait probablement
tombée sur le parquet, si les assistants ne l'avaient
retenue. »

Quelques-uns de ces soulèvements furent exécutés
avec force et beaucoup de vivacité, comme si, lors-

qu'elle était arrivée au plus haut point qu'elle pût
atteindre, un puissant ressort se fût tout à coup dé-
tendu, faisant claquer les deux pieds sur le parquet,
de telle sorte que le bruit en était entendu non seulement dans la maison, mais aussi au dehors.

EXPÉRIENCE V. — 8 *avril.* —Cinq assistants. Tout le
monde prend place, vers huit heures trente, autour
d'une grande table à jeu, qui, au bout de quelques
minutes, commence à s'agiter et à se soulever d'une
façon très vive, et continue ces mouvements pendant
douze à quinze minutes. Puis commencent des mouvements de rotation, qui s'accélèrent en un instant et
deviennent si rapides, que les assistants sont obligés
de lâcher prise l'un après l'autre, à cause de la fatigue
et de l'impossibilité de courir assez vite et assez
longtemps pour conserver leurs positions. La table,
tournant toujours sur elle-même, décrit de grands
cercles autour de la pièce, qui a 22 pieds de largeur
sur 28 de longueur. Le parquet est ciré : çà et là
se trouvent des tapis de Perse, que l'on a dû rejeter
loin du centre, pour éviter qu'ils fassent obstacle aux
mouvements.

Ensuite la table se soulève deux fois à un tel point,
que le bord de son plateau repose sur le parquet. Le
pivot central avec sa lourde base forme un angle
droit et ne touche plus du tout le parquet.

Plusieurs assistants commencent à s'alarmer de
manifestations aussi violentes et abandonnent la
table pendant un instant. Mais la plupart consentent
bientôt à reprendre leurs places et la table reprend
doucement d'elle-même sa position normale.

Les phénomènes ont duré plus d'une heure et ont

consisté dans les mouvements décrits ci-dessus, avec quelques phrases insignifiantes dictées par des coups frappés et qui n'avaient pas toujours pour les assistants toute la courtoisie et toute l'amabilité désirables.

On regretta vivement qu'il se trouvât si peu de membres du Comité dans cette séance.

Expérience VI. — 13 *mai*. — Cinq assistants. Un médium payé. On reste assis environ quarante-cinq minutes avec quelques très faibles manifestations de force. Quelques phrases sont épelées par coups frappés, ou écrites par la main du médium, puis on voit celui-ci subir des secousses spasmodiques, pendant lesquelles il parle de lui à la troisième personne et répond à diverses questions posées par les membres du Comité.

Dans cette occasion, il ne se produit rien qui puisse provoquer une opinion raisonnée sur la nature des phénomènes. Il n'en ressort qu'une chose, c'est qu'aucune démonstration, ni preuve satisfaisante quelconque, n'a été produite de l'action d'une intelligence extérieure au médium.

La séance dure environ deux heures. De temps à autre, la table se déplace d'un côté et d'autre de la valeur d'un pied. C'était la table à jeu des séances précédentes.

SOUS-COMITÉ Nº 4

Il ne s'est rien produit d'intéressant dans les séances de ce sous-comité.

SOUS-COMITÉ N° 5

Le sous-comité formé pour se réunir avec M. Home, dans le but d'étudier les phénomènes présentés comme spirituels produits sous son influence, dépose le rapport suivant :

La première séance fut tenue le 2 avril 1869. Le sous-comité tout entier, composé de MM. le Dr Edmunds, Bergheim, Bradlaugh, Dyte et Gannon, s'était réuni, et lord Adare, le seigneur (aujourd'hui lord) Lindsay, le général B... et M. Jencken s'étaient joints à lui.

Avant la formation du cercle, M. Home demanda la permission de changer de costume, afin de montrer qu'il ne cachait sur lui aucun appareil d'aucune sorte. Il le fit en présence du Dr Edmunds et de M. Bergheim, qui en rentrant déclara au Comité que M. Home avait un système musculaire très développé et très souple.

La séance fut tenue dans la salle à manger et l'on se servit d'une table exceptionnellement lourde et solide. Sur la demande de M. Home, Mme Edmunds consentit à assister aux séances et prit part à toutes les réunions qui suivirent.

La séance dura deux heures vingt minutes et les manifestations furent des plus insignifiantes, se bornant à quelques coups et à de légers mouvements de table. Les mouvements étaient les oscillations habituelles et les coups à peine perceptibles. Le général B... ressentit dans le bras droit de légères secousses convulsives, qu'il affirma être indépendantes

de sa volonté. On lui tendit un crayon et il ne traça
que quelques caractères irréguliers, qu'aucun des as_
sistants ne put déchiffrer. Lorsque la séance fut levée
et les visiteurs partis, le Dr Edmunds démontra que la
table à manger, quoique grande et massive, pouvait
facilement être déplacée par un léger effort musculaire.

Le 9 avril, on reprend l'enquête : M. Home est encore accompagné de lord Adare et du seigneur de
Lindsay. A l'exception du D· Edmunds, tous les
membres du Comité sont présents. Au bout d'une
demi-heure de séance, on entend quelques légers
coups, qui semblent venir de la partie du plateau de
la table voisine de M. Home. Le premier de ces messieurs s'assied sur le parquet, afin de se prémunir
contre toute possibilité de fraude. La table se déplace
légèrement comme la première fois et les coups continuent. M. Bradlaugh affirme qu'ils partent du pied
de la table, tandis que MM. Bergheim, Home et Jencken soutiennent qu'ils viennent du plateau.

Dans le cours de la soirée, M. Home semble légèrement souffrant, il tressaille en s'écriant : « Ah! » et en se
couvrant la face de ses mains. Quelques minutes plus
tard, le seigneur de Lindsay constate qu'il ne peut
remuer le bras gauche et que les muscles sont tout à
fait contractés. M. Dyte l'examine, mais ne peut découvrir aucun symptôme anormal. Les coups continuent de temps à autre, mais, quoique la séance soit
poussée jusqu'à dix heures un quart, on n'observe
aucun autre phénomène.

Le vendredi 16, M. Home se rend de nouveau au
sein du Comité, accompagné du seigneur de Lindsay
et de lord Adare. Le cercle est formé à huit heures

et demie ; les coups et les mouvements de table se
reproduisent encore. Les coups sont très faibles et
ressemblent à de légers chocs du bout des doigts
sur la table. A propos des mouvements, le Dr Edmunds
explique que la table se déplace sur ses roulettes
avec une remarquable facilité et peut être changée
de sa position par le plus petit effort musculaire.

La quatrième et dernière séance du Comité ne
constate que des phénomènes extrêmement faibles,
et, en présence de l'indisposition de M. Home, l'enquête n'est pas poussée plus loin. Pendant toute sa
durée, M. Home donna toutes les facilités de contrôle
et parut fort préoccupé de favoriser les recherches
entreprises par le Comité. Il est tout à fait inutile
d'ajouter qu'à aucune de nos séances il ne se produisit de phénomènes que l'on pût attribuer à des
causes surnaturelles. Les membres espéraient beaucoup qu'ils seraient témoins de quelqu'une de ces
lévitations extraordinaires de M. Home, que l'on a racontées ; mais, dès le début de l'enquête, M. Home
explique que les phénomènes produits par son intermédiaire étaient fort irréguliers dans leurs manifestations et qu'il ne pouvait nullement les produire à
volonté.

Les séances se tinrent dans une pièce parfaitement éclairée.

SOUS-COMITÉ N° 6

Ce Comité tint quatre séances, mais il ne put observer aucun phénomène digne d'être rapporté. A

l'une de ses séances, une dame étrangère au Comité amena avec elle deux jeunes filles paraissant respectivement âgées de huit et dix ans, qu'elle présenta comme médiums.

Ces enfants furent placées à une petite table à jeu, qu'elles se mirent en devoir d'agiter çà et là, à leur grand amusement et à celui de l'assistance.

A aucune autre réunion, il ne se produisit la moindre apparence de phénomènes spirituels.

PROCÈS-VERBAUX
DU COMITÉ GÉNÉRAL

MARDI 2 FÉVRIER 1869

Cette réunion, étant la première du Comité, est surtout consacrée aux formalités préliminaires. Le Dr Edmunds est nommé président et M. G.-V. Bennett secrétaire. On donne lecture des lettres par lesquelles le professeur Huxley et M. Georges-Henri Lewes font connaître qu'ils ne peuvent prendre part à l'enquête (voir plus haut). Un sous-comité est chargé d'étudier les phénomènes que l'on dit s'être produits en présence de M. Home (Comité n° 5). On décide d'adresser à la Presse quotidienne une lettre annonçant la formation du Comité et faisant appel à la collaboration de tous les spiritualistes.

Voici le texte de cette lettre :

« Monsieur l'Éditeur du.....
« Monsieur,

« Voulez-vous me permettre d'informer, par le moyen de votre journal, tous ceux de vos lecteurs que cela pourra intéresser, qu'un Comité vient d'être constitué par le bureau de la Société dialectique de Londres, à l'effet de faire une enquête sur les manifestations soi-disant spiritualistes et d'obtenir ainsi une explication satisfaisante de ces phénomènes.

« Comme le Comité n'a entrepris cette tâche que dans l'intérêt de la science et de la libre recherche, il espère que beaucoup de ceux qui croient au spiritualisme reconnaîtront les avantages qui peuvent découler d'une honnête et scrupuleuse investigation sur ce sujet et consentiront à aider le Comité à tirer une conclusion juste et inattaquable, soit en venant assister aux séances, soit en poursuivant par eux-mêmes ou en suggérant des expériences.

« J'ai l'honneur d'être, Monsieur,
      « Votre obéissant serviteur,

        « G.-WHEATLEY BENNETT, *Hon. Sec.* »

MARDI 16 FÉVRIER 1869

Président : le Dr EDMUNDS

La soirée fut consacrée à lire la correspondance et à organiser les sous-comités pour les études pratiques.

MARDI 16 MARS 1869

Les lettres reçues depuis la dernière réunion sont lues par l'honorable secrétaire, et sur la proposition du Dr Cameron, le président prie Mme Hardinge, qui est présente, de faire une courte communication au Comité.

Mme Hardinge prend donc la parole, pour répondre à cette invitation. Elle commence par prévenir le Comité que la déclaration qu'elle se propose de faire sera un peu longue, mais que, du moins, elle sera absolument sincère. Elle comprend que le Comité, décidé à étudier publiquement un tel sujet, se propose de publier un rapport sur le résultat de ses recherches. Elle estime que, si l'enquête est convenablement conduite, elle ne pourra amener qu'une seule conclusion, qui est la conviction de la réalité et de l'origine spirituelle des phénomènes en question. Il rencontrera toutefois dans l'accomplissement de son œuvre de sérieuses difficultés, dont la moindre ne sera pas la rareté relative des médiums bien développés en Angleterre. Aux États-Unis, où elle a vécu de longues années, on trouverait difficilement une ville où des cercles spiritualistes ne se soient formés, et les médiums se comptent par milliers. A Londres, si elle connaît un certain nombre de médiums non professionnels, elle n'en connaît que deux professionnels. Peut-être le Comité pourrait-il recourir à leurs services.

Ses notions sur les phénomènes et le caractère du spiritualisme ont leur source en partie dans les déclarations des médiums et des esprits, en partie dans ses propres observations. Voici du reste les faits : Depuis vingt et un ans, les esprits désincarnés des hommes et des femmes s'efforcent de communiquer avec leurs amis restés sur terre, au moyen de la force que l'on pourrait appeler le *magnétisme vital*. Le 31 mars 1869 est en effet le vingt et unième anniver-

7

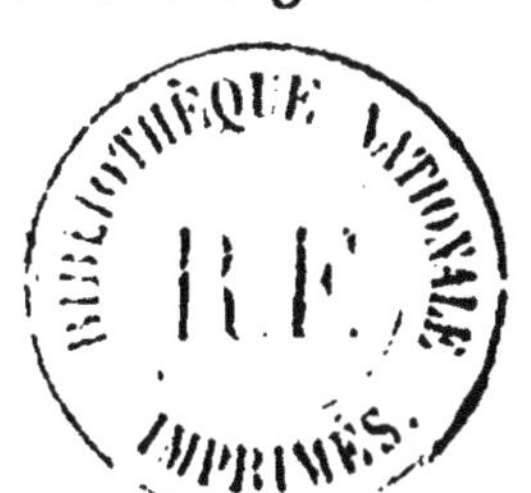

saire des coups frappés à Rochester, qui les premiers (1), dans ces temps modernes, appelèrent l'attention sur le spiritualisme. Les esprits constatent que les principales difficultés qu'ils aient rencontrées proviennent surtout de deux sources : 1° la nature subtile et encore mal connue du fluide magnétique qui sert à la production des phénomènes ; 2° les tendances matérialistes du siècle, qui travaillent à retarder les investigations et à annuler les démonstrations.

Comme dans toutes les autres sciences, il est absolument nécessaire que les conditions requises pour la production des phénomènes spiritualistes soient scrupuleusement étudiées et observées. Jusqu'à ce que nous soyons bien familiarisés avec ces conditions, nous devons nous attendre à bien des désappointements. On a souvent demandé : « Pourquoi les esprits n'indiquent-ils pas ces conditions? » La raison est qu'il y a si peu d'analogie entre les lois matérielles et les spirituelles, qu'il est extrêmement difficile d'établir un système scientifique de communications. Il est presque impossible d'expliquer les

(1) Cette affirmation de Mme Hardinge ne doit pas être prise à la lettre. Sans remonter plus haut que le siècle actuel, on trouverait des cas nombreux de manifestations incontestables des esprits. Pour n'en citer qu'un seul, nous rappellerons la vie de la voyante de Prévorst, morte en 1829. et racontée par son médecin, le Dr Kerner, avec ce sous-titre : « Révélations sur le mélange intime du monde des esprits avec celui que nous habitons. » On y trouve les coups frappés, déplacements d'objets, apparitions et déclarations, conformes à la plupart de celles qui ont été faites depuis. Seulement, il faut reconnaître qu'en Amérique le terrain était mieux préparé. Les autres cas n'avaient été que des avant-coureurs.   (NOTE DU TRADUCTEUR.)

conditions aussi nombreuses que variées sous lesquelles se produisent les phénomènes de cet ordre. Il est probable cependant que les communications s'établissent, dans une certaine limite, d'après le principe d'une batterie galvanique, exigeant pour fonctionner trois éléments, qui sont : 1° une personne appelée médium ; 2° un esprit en rapport magnétique avec le médium ; 3° un état particulier de l'atmosphère au sein de laquelle a lieu la manifestation.

On croit qu'il y a deux espèces ou qualités de magnétisme, que l'on peut appeler positif et négatif. Le médium doit posséder un excès de fluide vital de qualité négative. Les esprits médiums, car il y a des médiums chez les esprits comme chez les hommes, doivent émettre un excès de magnétisme vital de qualité positive ; de cette façon le médium et l'esprit sont toujours l'un à l'égard de l'autre comme négatif et positif. L'esprit doit toujours être positif, pour que les phénomènes soient possibles. Ainsi les deux sont en rapport l'un avec l'autre comme le cuivre et le zinc d'une batterie galvanique, tandis que l'atmosphère représente la solution.

Les espèces de médiumnité sont fort nombreuses et même les facultés sont susceptibles de continuelles modifications dans un même médium : 1° Les changements d'atmosphère ou de climat, par exemple, produisent des fluctuations correspondantes dans les facultés du médium. Les excès de chaud et de froid sont favorables aux manifestations. Ainsi les habitants des régions arctiques et des tropiques, aussi bien que ceux qui vivent dans les districts montagneux, présentent souvent des facultés médianimiques d'un remarquable développement. Mme Hardinge, elle-même, a constaté que ses facultés médianimiques avaient singulièrement diminué depuis son départ d'Amérique. Elle est si sensible à l'influence du changement de lieu et de climat, qu'un voyage en Écosse développa de nouveau ses facultés. Les temps de neige, l'orage et les éclairs semblent des conditions favorables, le temps humide et couvert produit invariablement le contraire.

2° Au-dessus de tous les autres facteurs, le magnétisme composant le circuit spirite exerce la plus grande influence sur le caractère des manifestations. Ainsi une disposition violemment hostile de l'esprit de l'un des assistants pourra probablement suffire pour les empêcher de se produire, en développant une influence positive en opposition avec celle de l'esprit.

Mme Hardinge commence alors le récit de quelques faits qui lui sont personnels. Elle dit qu'elle est restée sceptique pendant longtemps et même hostile aux opinions spiritualistes, quoiqu'elle possédât elle-même une certaine puissance médianimique. Elle fut amenée à assister à une des séances de miss Kate Fox. Des coups se firent entendre, mais les questions posées par les croyants étaient choisies avec une méthode si contraire aux données de la science, elles se caractérisaient par un si grand défaut de précision et d'exactitude, qu'elle ne put se retenir de s'écrier : « Tout ceci n'est sûrement qu'une farce et une absurdité ! » Étant dans une telle disposition d'esprit, elle prit place à la table et aussitôt les coups cessèrent. Aussi se retira-t-elle de cette séance plus convaincue que jamais qu'il n'y avait là que de l'imposture.

La seconde séance eut lieu avec M. Conklin, de New-York. Le résultat fut exactement le même. Enfin elle assista à une séance avec un médium qui paraissait tout à fait insensible aux dispositions des assistants. Les manifestations furent très remarquables et dénotèrent évidemment la présence d'une intelligence consciente. Au bout de deux heures, elle fut absolument convaincue de l'existence de quelque force occulte, invisible et intelligente. Quoique ce ne soit qu'après bien des mois de recherches persévérantes qu'elle ait acquis la conviction de la vérité du spiritualisme, dès cette séance son scepticisme fut ébranlé.

Le professeur Hare passa par les mêmes épreuves. Il était fortement convaincu que les bruits étaient dus à une action musculaire et cette impression suffisait à neutraliser les facultés du médium. Dès qu'il prenait place au milieu d'un cercle spirite, les bruits, très forts jusque-là, cessaient aussitôt. Il parvint enfin à débarrasser son esprit de ces préventions et dès ce moment les manifestations ne furent plus troublées à aucun degré par sa présence.

Mme Hardinge pense qu'une émotion violente est également nuisible à l'exercice des facultés médianimiques. M. Conklin, dont elle a parlé plus haut, fut invité à tenir une série de séances à Washington avec cinq ou six messieurs qui désiraient évidemment rester inconnus. Les manifestations furent très nettes et probantes, jusqu'au moment où M. Conklin découvrit que l'un des assistants n'était autre que le président Lincoln.

Dès lors sa préoccupation et sa surprise furent telles, que les manifestations s'arrêtèrent tout à fait et ne purent reprendre que lorsqu'une explication franche et mutuelle l'eût remis dans un état d'esprit normal. Il semble donc bien que toute forte émotion ait pour effet de rendre le fluide positif et de neutraliser l'action des esprits.

Sans doute il reste encore bien d'autres conditions à découvrir ; ainsi le juge Parker, de Massachusetts, quoique fervent adepte du spiritualisme, produisait dans un cercle spirite une telle modification dans la qualité du fluide magnétique, que les manifestations s'arrêtaient invariablement dès qu'il paraissait. Ceci dura jusque fort peu de temps avant sa mort. A cette époque, il se produisit quelques modifications dans son état physique et les phénomènes purent se développer sans obstacle en sa présence.

Il y a une autre difficulté qui attend le Comité dans l'œuvre de recherches qu'il entreprend ; c'est le fait même d'être un comité. Tous les corps constitués qui ont fait des tentatives analogues ont presque invariablement échoué. En réalité, elle ne connaît qu'une seule société qui ait réussi, c'est l'Association de la jeunesse chrétienne de New-York. Il y a, selon elle, deux raisons de ces échecs : 1° le sentiment de la responsabilité qui rend le fluide positif et annihile l'action spirituelle ; 2° les opinions matérialistes des hommes de science. L'effet d'une longue pratique des recherches scientifiques est de porter à croire que rien ne peut être vrai, s'il ne peut s'appuyer de preuves matérielles et apprécié au moyen de mesures matérielles. Ces moyens, continue Mme Hardinge, ne sont pas toujours applicables aux phénomènes spiritualistes. Elle cite comme exemples les faits de clairvoyance et de clairaudience, dans lesquels les notions ordinaires de temps et d'espace semblent bien ne plus exister. Les lois de l'optique ou de l'acoustique

ne peuvent fournir aucune explication des phénomènes du spiritualisme. Les formules scientifiques,
parfaitement applicables dans l'étude des lois de la
matière, sont le plus souvent sans valeur, lorsqu'il
s'agit de recherches sur le caractère du spiritualisme.
Le Comité devra soigneusement se garder contre la
tendance à imposer des conditions à la nature et
devra plutôt accepter celles que la nature lui dictera.

En terminant, Mme Hardinge conseille au Comité de
constituer un sous-comité d'environ douze membres,
présentant de suffisantes aptitudes pour cette étude.
Elle se fera un plaisir d'indiquer les meilleures mesures
à prendre : 1° il conviendra de tenir une série de
séances avec les médiums que l'on pourra se procurer,
pendant une période d'au moins trois mois, chaque
membre faisant son rapport à part, sans le comparer
aux autres, avant la fin de la série complète ; 2° il
faudra aussi adopter le plan le plus efficace pour
former des cercles particuliers se réunissant chez des
amis et tenant des séances indépendamment les uns
des autres. S'ils peuvent donner suite à ces deux
projets, ils arriveront fatalement à se convaincre que
les phénomènes sont réels et sont dus à une intervention spirituelle.

Elle croit pouvoir affirmer que sept personnes ne
pourraient se réunir avec quelque régularité, sans
obtenir des manifestations indiscutables. Elle est convaincue que sur sept personnes il y en a au moins
une qui possède des facultés médianimiques et que
les autres aident au développement de ce pouvoir.

MARDI 23 MARS 1869

Président : le Dr Edmunds

La correspondance ayant été dépouillée, Mme Hardinge présente encore quelques observations, pour faire suite à sa déposition de la semaine précédente, et termine en déclarant qu'elle se fera un plaisir de répondre à toutes les questions qui pourront lui être posées par tous les membres du Comité.

Voici les questions qui lui sont posées et les réponses qu'elle y fait :

1° M. DYTE : Mme Hardinge peut-elle nous donner quelques indications sur les meilleurs moyens de découvrir l'imposture chez les médiums ?

Mme Hardinge se déclare incapable de donner aucun renseignement de cet ordre.

2° Est-il probable que dans une séance de spiritualistes pratiques, tenue devant vingt ou trente spectateurs, assis à distance des premiers, il se produira des phénomènes ?

R. — Je pense que non.

M. BENNETT : L'expérience de Mme Hardinge tend-elle à confirmer l'attestation de lord Lytton, que les manifestations spiritualistes augmentent d'intensité avec la proportion d'électricité de l'atmosphère ?

R. — Invariablement.

4° Mme Hardinge peut-elle citer au Comité des exemples bien authentiques de communications spirites, dont ni le médium lui-même, ni aucune autre personne présente n'auraient pu avoir connaissance sans l'intervention des esprits ?

R. — On trouve un grand nombre de cas de ce genre dans *Magic and Witchcraft*, d'Allan Putnam, et dans *Spiritualism scientifically demonstrated*, du professeur Hare.

5° M. Meyers : Est-il prouvé que des bras et des mains d'esprits aient été vus et touchés ?

R. — Mᵐᵉ Hardinge elle-même a vu la main d'un esprit et l'a sentie se poser sur la sienne. Les esprits se rendent visibles en cristallisant, en quelque sorte, autour de leurs formes spirituelles invisibles, les émanations magnétiques et autres des personnes présentes.

6° M. Gannon : Qu'est-ce que le magnétisme vital et par quelles preuves scientifiques a-t-on démontré que les êtres humains produisaient une telle force ?

R. — Mᵐᵉ Hardinge pense que la science n'est pas encore assez avancée pour répondre de façon satisfaisante à une pareille question.

7° M. H.-G. Atkinson : Pourquoi admettez-vous que la clairvoyance est de caractère essentiellement différent de tous les autres phénomènes de la nature, par exemple, des forces plastiques ordinaires et des phénomènes ordinaires de l'intelligence et de l'instinct ?

R. — C'est qu'elle semble supprimer ce qui dans les autres branches de nos connaissances paraît une condition essentielle de l'exercice de la pensée, la notion du temps et de l'espace.

Un vote de remerciements adressés à Mᵐᵉ Hardinge termine la séance de ce soir.

MARDI 13 AVRIL 1869

Président : le D* Edmunds

M. H.-D. Jencken, avocat M. R. J., donne lecture du mémoire suivant, sur le *Spiritualisme, ses phénomènes et les lois qui règlent sa production :*

Quand nous nous occupons de la question du spiritualisme, nous avons à combattre de très sérieuses objections présentées par ceux qui ne partagent pas nos vues. D'abord les faits sont niés et le procédé extrêmement fastidieux, qui consiste à les établir sur des exemples, fatigue l'orateur jusqu'à épuisement complet de ses forces et de la patience de son auditoire. Ensuite, même lorsque les faits sont admis, le *Cui bono* est mis en avant avec une insistance particulière et l'orateur se trouve disqualifié comme étranger à toute recherche scientifique. Si le fait existe, je me soucie peu du *Cui bono*. Dès que c'est bien un fait, on trouvera un jour à quoi il sert. Quant à moi, je repousse la théorie surannée que tout ce qui existe n'a manifestement d'autre but que notre bien, n'est destiné qu'à nous servir et à garantir la permanence de notre espèce. Les faits existent, cela me suffit. Cependant, si l'on me demande de formuler une opinion, je dirai que l'étude des lois qui régissent les états physiques, autrement organisés que ceux dont la réalité palpable tombe sous nos sens et qui coexistent avec eux, est un vaste sujet de travail, qui touche nécessairement aux connaissances les plus profondes, aux vérités les plus cachées et peut-être même à la découverte la plus complète de notre état futur. J'ai

l'intime conviction que l'étude du spiritualisme m'a
été fort profitable et j'espère qu'il en sera de même
pour tous mes semblables. Mais, je le répète, je ne
veux pas pousser plus loin dans ces considérations,
pour rester sur le terrain des faits et d'une enquête
scientifique. C'est à cela que je veux me limiter.

Je ne veux pas, ce soir, abuser de votre patience,
en retraçant l'histoire des progrès du spiritualisme,
depuis le jour des premières manifestations si connues de Rochester, jusqu'à l'heure présente. Je ne
rappellerai pas davantage les enseignements donnés
par les esprits dans le passé. Vous trouverez tout cela
dans l'excellent travail de William Howitt, intitulé
History of the Supernatural; dans le livre de Morgan,
From matter to spirit; dans celui de Spicer intitulé
Sight and Sounds, qui rend compte de l'origine du
mouvement actuel. Ceux qui voudront des détails
plus complets les trouveront dans les œuvres du
juge Edmonds, de G.-T. Dexter, Governon, Talmage,
A.-J. Davis, M. Hornung, qui fut secrétaire de l'Association magnétique de Berlin ; de MM. Dupotet,
Puységur, Deleuze, Billot, Allan Kardec. Les chercheurs les consulteront tous avec profit et surtout
l'important travail du professeur Hare. Qu'il me suffise de vous dire que plus de cinq cents ouvrages ont
été publiés par différents auteurs sur le spiritualisme
et ses phénomènes et qu'il se publie de nombreux
périodiques dans toutes les langues.

Je le répète, mon intention n'est pas de m'étendre
sur la question historique, mais de me borner à un
examen des phénomènes. Ceci fait, je vous ferai part,
avec une certaine défiance de moi-même, je l'avoue,
des opinions que je me suis faites. Après ces prélimi-

naires, je vais faire un exposé des faits en m'efforçant d'en former des groupes distincts.

Ainsi nous rencontrons d'abord les phénomènes purement *physiques*, tels que mouvements, soulèvements de corps pesants, sans contact visible, classe dans laquelle rentrent les *lévitations* du corps du médium. On peut trouver le récit de semblables lévitations, en remontant jusqu'en l'année 1368 (voir *Spiritual Magazine*, novembre 1868) ; on en cite encore un autre exemple qui aurait eu lieu en 1697. Pour ce dernier exemple, on raconte qu'une certaine Margaret Rule a été enlevée jusqu'au plafond de sa chambre ; Gœthe, dans sa vie de Philippinari, raconte un fait remarquable de lévitation. Celles de M. Home sont bien connues et il me suffit de les citer. Il y a eu dans le cours de sa vie plus de cent cas de lévitation, dont le plus remarquable a été sans doute la sortie de son corps par une fenêtre du troisième étage, à Ashley House, et sa rentrée par une fenêtre voisine. On peut rappeler aussi son enlèvement à Adare Manor, à une hauteur de 3 ou 4 pieds, et son transport à une distance de 20 ou 30 yards. Quant aux soulèvements d'objets lourds, je puis les attester moi-même; j'ai vu chez moi un piano enlevé horizontalement à 18 pouces du parquet, rester en l'air pendant deux ou trois minutes. J'ai vu aussi une table carrée enlevée à un pied de haut, sans que personne la touchât ou fût près d'elle, tandis que pendant toute la durée du phénomène un de mes amis, assis sur le parquet, observait le fait. J'ai vu encore une table enlevée bien plus haut que ma tête, à 6 pieds de haut. Mais le fait qui m'a semblé le plus remarquable est celui d'un accordéon restant suspendu dans l'espace pen-

dant dix à vingt minutes, tandis qu'un être invisible
en jouait. Mais je ne veux pas multiplier davantage les
exemples de ces corps enlevés sans contact ; c'est là
un fait que je tiens pour absolument reconnu et bien
établi (1).

Le *second* groupe de phénomènes est celui de la
production de coups et de chocs, auxquels la légende
de Poltergeister doit sans doute son origine. Ces
signes télégraphiques sont si bien reconnus comme
réels, que je n'ai pas à les confirmer. Ils sont si communs, que dans cette ville même on trouverait des
milliers de personnes qui les ont entendus et qui ont
reçu des communications épelées par leur moyen,
en employant la méthode alphabétique bien connue.
Je pourrais citer des messages dictés au moyen de
coups frappés sur les touches d'un piano, chez moi-
même, avec accompagnement de coups violents, tandis que tout le monde se tenait à plusieurs pieds de
distance de l'instrument. J'ai obtenu des phrases dictées par les vibrations des cordes du piano, détermi-
nées par une force invisible.

Le *troisième* groupe de phénomènes comprend l'au-
dition de mots, de phrases, de sons musicaux, de
chants et l'imitation de chants d'oiseaux ; tous ces
bruits étaient produits en dehors de tout agent visible. L'exemple le plus remarquable en ce genre
qu'il m'ait été donné de constater est celui qui se
produisit à Great Malvern, chez le D' Gully, où j'ai
entendu, aussi bien qu'il soit possible de le faire, trois

(1) Les faits de lévitation, dans les temps anciens et modernes, ont été réunis par M. A. de Rochas dans un volume
intitulé : *Recueil de documents relatifs à la lévitation du corps
humain ;* Paris, 1897.

voix chantant un hymne et accompagnées par un accordéon jouant dans l'espace, où il était suspendu à une hauteur de 8 à 9 pieds.

Vers quatre heures du matin, au moment où une vieille servante de notre famille rendait le dernier soupir, un air solennel de musique fut entendu par la nourrice et les servantes dans la chambre de la mourante. La musique dura au moins vingt minutes.

Dans le *quatrième* groupe, nous trouvons les airs joués sur les instruments de musique, les apports de fleurs, les apparitions, l'écriture directe par une main invisible. Des exemples sans nombre de ces faits ont été racontés et je signalerai les œuvres de M. B. Coleman et du baron de Guldenstubbé comme des publications d'une réelle valeur sur cette variété de phénomènes spiritualistes. Depuis, le nombre des exemples s'est beaucoup accru et dans ces derniers temps, chez M. Child, j'ai appris que des apports avaient été faits par des agents invisibles.

Après avoir signalé les phénomènes les plus usuels, je vais en décrire d'autres non moins intéressants, mais moins communs, et tout d'abord *l'épreuve du feu*. J'ai été moi-même, à maintes reprises, témoin de ce genre de phénomène. J'ai vu lord Adare tenir dans la paume de la main un morceau de charbon tout allumé, que M. Home y avait placé et qui était tellement chaud, que l'ayant à peine touché du bout des doigts, je fus brûlé. Chez M. S. C. Hall, un grand fragment de charbon allumé fut placé par M. Home sur sa tête. Dans ces derniers jours, une sonnette de métal, chauffée au rouge dans le feu, fut placée sur la main d'une dame, sans aucun dommage. Chez

Mme Henning, à Norwood, j'ai vu M. Home avancer sa tête au milieu des flammes d'un foyer ; les langues de feu passaient à travers sa chevelure, sans lui causer aucun mal. Pour ce qui concerne ces épreuves du feu réellement merveilleuses, je puis renvoyer à la revue mensuelle *Human Nature* et au *Spiritual Magazine* (1868, novembre-décembre).

La classe suivante de phénomènes est celle de ces extraordinaires *élongations* du corps du médium, dont nous lisons le récit dans *History of the Mystics*, mais que l'on ne peut croire, lorsqu'on ne les a pas vues. J'ai eu la bonne fortune d'assister à l'*élongation* et au *raccourcissement* de M. Home, à plusieurs reprises, spécialement il y a trois mois. M. Home et Mlle Bertolacci furent allongés en même temps chez M. S.-C. Hall. Ordinairement l'élongation part de la hanche, et a la valeur d'une main. Dans un cas, j'ai mesuré l'élongation à son point extrême et elle était de 8 pouces bien complets. Le raccourcissement du corps est tout aussi merveilleux. J'ai constaté que la taille de M. Home était réduite à 5 pieds. Dans un autre cas, rapporté par *Human Nature*, mars 1869, j'ai mesuré l'élongation et le raccourcissement de la main, du bras et de la jambe. Il est heureux que ces expansions et contractions aient été constatées par plus de cinquante personnes et qu'elles soient ainsi mises hors de doute.

Je laisserai de côté les nombreux phénomènes de fluides maintenus dans l'espace, sans récipients pour les contenir ; de liquides que j'ai vu extraire de bouteilles. Je ne vous fatiguerai pas par le récit de parfums communiqués à l'eau ou extraits des fleurs ; de l'alcool extrait du vin ; et je passe directement aux *apparitions* de mains, de bras et de formes d'esprits, partiellement ou complètement formés. Heureusement, dans ces quelques derniers mois, les exemples s'en sont tellement multipliés, que je ne pourrais citer tous ceux qui, dans le cercle de mes relations, ont été témoins de ces apparitions de formes d'esprits. Comme ces faits sont de ceux qui peuvent le mieux établir la réalité des phénomènes spirites, je veux, avec votre permission, y insister davantage.

Les *mains d'esprits* sont ordinairement lumineuses; elles apparaissent et disparaissent presque instantanément. J'ai pu, dans un certain cas, presser une main d'esprit. Autant que j'ai pu en juger, sa température était celle de la pièce; elle semblait souple et veloutée et se désagrégea doucement, lorsque j'augmentai notablement la pression que j'exerçais sur elle. Des amis m'ont affirmé cependant qu'ils avaient vu des mains d'esprits briser en deux une pièce de bois épaisse et que la température des mains, prise au moyen d'un thermomètre très sensible, avait ordinairement paru égale à celle de la chambre.

Formes d'esprits. — Elles sont ordinairement très lumineuses, comprennent la tête et le buste, avec des contours mal définis, et semblent plutôt flotter que marcher. Toutefois ces apparitions se présentent sous des aspects très différents, d'une apparition à l'autre. J'ai souvent prié mes amis de faire des efforts pour se rendre compte des propriétés physiques et des caractères de ces apparitions. Il y a fort peu de temps, chez un de mes amis un esprit matérialisé projeta une ombre et obscurcit légèrement la lumière d'un bec de gaz. Dernièrement encore, à Ashley House, devant le capitaine Smith et d'autres assistants, une apparition se présenta, tout à fait opaque et solide. Il y a à peine quelques semaines, chez M. S.-C. Hall, on vit une forme d'esprit très lumineuse, mais dont les contours restaient vagues. La forme resta visible pendant trois ou quatre minutes, assez longtemps pour que deux assistants en fissent le dessin. En septembre 1867, à une séance chez le Dr Gully, j'en ai vu une dont la tête était entourée de lumière. Je ne pus distinguer ses traits ; elle était de taille moyenne et me fit l'effet d'une colonne ou d'un nuage lumineux. Je remarquai qu'en passant à ma gauche près du Dr Gully elle dirigea sur lui un rayon de lumière. Pendant qu'elle était près de moi, elle prononça quelques mots que tout le monde entendit, puis se dirigea vers la cheminée, à l'autre bout de la salle, et le parquet vibrait sous le poids de ses pas.

Le soir où j'assistai pour la première fois à une séance de la Société dialectique, M. Home et quelques amis se réunirent à Ashley House, lorsqu'elle fut terminée. J'eus en cette occasion une plus grande facilité pour étudier les phénomènes d'apparitions d'esprits. Une forme, qui semblait drapée dans les plis flottants d'une gaze ou d'un voile, allait et venait, produisant son image sur le mur qui devenait lumineux. Les traits semblaient présenter un relief assez peu défini. Le phénomène se reproduisit plusieurs fois, les formes disparaissant dès que les assistants devenaient trop positifs. M. Home, qui pendant tout ce temps était en état de trance, nous en avertit. Lorsque je dis trop positif, j'entends d'une *attention trop aiguë*. Une figure se développa aussi auprès et au-dessus de M. Home, tandis qu'il était en partie abrité contre la lumière de la fenêtre par un rideau : mais les contours étaient si vagues, que je ne pus définir sa forme.

Ces apparitions ou formes d'esprits se produisent aux séances beaucoup plus fréquemment qu'on ne le suppose en général, et je pourrais en citer encore beaucoup d'exemples aussi nets et aussi bien caractérisés que ceux que je viens de rappeler. Par exemple, le fils de Mme Cox, qui mourut il y a peu de mois, a été vu par lord Adare et lui a parlé. A Ashley House, l'intendant a vu des apparitions et a reconnu leurs traits et leurs voix. Chez moi le seigneur de Lindsay a vu la forme matérialisée et nettement formée de la défunte femme de M. Home. Ce qui est le plus remarquable, c'est que le seigneur de Lindsay nous dit qu'il voyait la figure de profil, tandis que M. Home, qui était étendu sur son lit, la voyait de face.

Je ne veux pas multiplier les exemples. La vue intérieure des apparitions, dont les médiums et les voyants possèdent seuls la faculté, est d'un grand intérêt et ouvre un vaste champ aux recherches. La description de ces visions que je considère comme des vues réelles, sensibles pour les organes internes de perception, confirme en grande partie la description que j'ai déjà faite de la forme et de l'aspect des esprits matérialisés, qui se sont rendus visibles à un grand nombre de personnes. Ces formes varient beaucoup d'aspect, quoique le plus souvent les voyants les décrivent comme enveloppées dans un nuage légèrement lumineux, la tête et les épaules assez bien dessinées. D'autres fois les traits sont nuageux, quoique paraissant solides ; les formes se meuvent à volonté et sont si transparentes, qu'on peut voir les objets au travers. Leur couleur varie depuis le blanc éclatant jusqu'au gris et même au noir le plus sombre. J'ai vu, mais très exceptionnellement, de ces formes sombres, dans des conditions qui ne m'ont pas permis d'en faire une étude détaillée. Il serait de la plus haute importance de déterminer les conditions qui favorisent la production de tous ces phénomènes et celles qui les font cesser.

Je voudrais parler maintenant de l'*identité* des esprits, c'est-à-dire de la preuve que les êtres spirituels qui se communiquent, soit à la vue, soit par des coups, sont bien ceux d'êtres qui ont récemment habité la terre. Les différents auteurs ont cité de nombreux exemples, mais je préfère ne mentionner que ceux que je connais personnellement, ou ceux qu'ont vus mes amis intimes. Dans l'exemple de la forme de l'esprit du fils de Mme Cox, la voix et toutes les apparences furent incontestablement celles de l'enfant décédé. C'est par la voix, par les paroles prononcées et par le sens de ces paroles, que j'ai reconnu l'esprit qui m'est apparu à Malvern.

Chez Mme Henning, à Norwood, dans une séance à laquelle M. Home assistait, il fut fait une communication rappelant un événement survenu trente ans auparavant chez le Dr Elliotson. Il se trouva que Mme Henning se rendit chez le Dr Elliotson avec Hélène Dawson, jeune clairvoyante, et fut reçue par lui avec beaucoup de brusquerie. Cet incident s'était effacé de la mémoire de Mme Henning et ne lui est revenu à l'esprit que lorsque, pendant cette séance, M. Home, à l'état de trance et remplissant le rôle du Dr Elliotson, lui rappela cette scène.

Après la lecture du mémoire de M. Jencken, le

président propose d'écarter toute discussion, afin de permettre au Comité d'écouter les dépositions de quelques autres spiritualistes distingués, qui sont présents. Cette proposition est accueillie par un assentiment général et aussitôt adoptée.

Mme HONYWOOD, répondant à l'invitation du président, constate qu'elle a été témoin, chez le Dr Gully, de plusieurs phénomènes remarquables. « Récemment, tandis que nous formions le cercle, la table se leva et la chambre se mit à vibrer avec une telle violence, qu'un ingénieur, qui était présent, déclara que l'action d'un mécanisme de la plus grande puissance pourrait seule produire un tel résultat. Un accordéon joua, tenu suspendu en l'air par M. Home, au moyen d'une courroie et sans le toucher en aucun point. La pièce était parfaitement éclairée. Trois ou quatre personnes, inconnues de M. Home, demandèrent mentalement divers airs, qui furent aussitôt joués. »

L'HONORABLE Mme X... fait la déposition suivante : La manifestation la plus remarquable que j'ai vue est celle qui eut lieu chez moi, dimanche dernier, pendant la soirée. Nous étions réunis dans une pièce à demi obscure. On entendit d'abord des coups, puis on aperçut une forme humaine à la fenêtre. Elle entra et plusieurs autres formes vinrent se grouper autour d'elle. L'une d'elles agitait les mains. L'air devint tout à fait froid. Une forme que je reconnus pour celle de l'un de mes parents, décédé, vint derrière ma chaise, se pencha au-dessus de moi et me caressa les cheveux doucement avec la main ; sa taille paraissait atteindre 8 pieds. Elle s'approcha ensuite du seigneur de Lindsay, passa directement à

travers lui, en lui produisant une profonde sensation
de froid. Mais ce qui parut extraordinaire fut le rire.
L'un de nous ayant prononcé quelques paroles, tous
les esprits éclatèrent de rire. Le son était absolument
étrange et nous semblait venir d'en bas. C'est la première fois que j'entendis la voix des esprits.

En réponse aux questions posées par les membres
du Comité, Mme X... ajoute : « M. Home était un
des assistants de la séance, mais j'ai également vu
des phénomènes en son absence. Nous avions commencé par former la chaîne et nous étions sept. Cinq
d'entre nous virent exactement ce que je viens de
décrire ; les deux autres virent bien quelque chose,
mais d'une façon peu distincte. M. Home déclara
qu'il y avait jusqu'à dix-neuf esprits à la fois dans la
salle. J'ai pu voir leurs yeux singulièrement brillants,
fixés sur nous. M. Home me dit: « Ne vous effrayez
« pas, un esprit se dirige vers vous. » Pendant quelques minutes, je vis les yeux brillants du fantôme
qui me regardaient. La forme était celle d'un homme
et était bien définie. Je ne pusdis tinguer son costume,
mais il produisait le frôlement particulier de la soie.
Les traits n'étaient pas très distincts, mais M. Home
dit qu'il pouvait les voir. M. Home était alors en état
de trance. Pendant la manifestation, il marchait dans
la salle. »

En réponse à M. Geary, Mme X... affirme que
M. Home n'avait jamais pénétré dans cette pièce
avant d'y venir dîner.

M. T.-M. SIMKISS, le témoin suivant, fait cette déclaration : « Il y a près de seize ans que je suis spirite
et j'ai étudié les diverses phases de la médiumnité
avec tout l'esprit critique dont je suis capable.

« Je ne suis pas médium dans la commune acception de ce mot, quoique j'aie tout essayé pour le devenir. J'ai essayé de bien des façons d'arriver à entendre, à voir, à toucher les esprits, soit en prenant part aussi passivement que possible et très fréquemment à des séances ; en me soumettant à des manipulations magnétiques ; en me tenant seul dans une obscurité absolue pendant de longues heures, dans une pièce où se faisaient ordinairement les évocations et qui ne servait qu'à cela, considérant qu'elle devait être toute imprégnée de fluide magnétique ; le tout sans le moindre résultat.

« Il ne m'a jamais été donné de constater des manifestations physiques spontanées (c'est-à-dire sans le contact d'un médium), que l'on puisse citer comme authentiques. Aussi je me tiens tout à fait sur la réserve quant à la réalité de cette branche du spiritualisme. Si je n'ai été témoin d'aucun phénomène physique digne d'être cité, j'ai assisté à un grand nombre de manifestations intellectuelles. Après avoir fait la plus large part possible au mesmérisme, à l'imposture, aux hallucinations, il m'est néanmoins impossible de nier que des personnes matériellement mortes conservent une existence consciente et peuvent, en se servant du système nerveux de certains individus sensitifs nommés médiums, donner des preuves incontestables de leur identité.

« Je pourrais citer quelques exemples bien probants parmi le très grand nombre de ceux que je connais personnellement. Il y a seize ans, étant à Philadelphie, Amérique, je ne croyais pas à la vie future et je ne considérais le spiritualisme que comme la dernière farce américaine. J'allai voir Henri Gordon, médium en renom. Dès que j'entrai dans son salon, il tomba en trance et son corps sembla passer en la possession de quelque agent intelligent, qui lui était étranger. Il étendit aussitôt la main vers moi, en disant rapidement : « Tom, comment allez-vous ? Je suis heureux de vous voir ici : je suis votre vieil ami, Michael C... » Puis, après un silence : « Moi et quelques autres, nous vous avons poussé à venir ici, pour vous donner des preuves de l'immortalité, que vous refusiez d'admettre. » Michael C... était un de mes amis de collège, mort depuis plus de trois ans. Je n'étais en Amérique que depuis six jours et je me trouvais absolument étranger dans ce milieu. Je n'avais jamais prononcé le nom de Michael C... à aucune personne en Amérique et je n'avais pas pensé à lui depuis plusieurs semaines avant ce jour-là. Michael C., par l'intermédiaire d'Henri Gordon, me rappela divers incidents de nature privée, qui établirent complétement sa personnalité dans ma conviction.

« Le lendemain de cette première visite à Henri Gordon, je me rendis chez une dame qui n'était pas médium public, Mme Chase, femme du Dr Chase, professeur au Collège médical éclectique de Philadelphie et qui passait pour voir les esprits. Dès mon entrée dans son salon, elle dit : « Oh ! Docteur, voilà plusieurs esprits qui entrent avec Monsieur. L'un est un grand jeune homme, mince, aux cheveux bruns, avec de petits favoris près des oreilles. Il se tient courbé, tousse beaucoup et se meurt de consomption ; mais il s'est déjà communiqué au moyen d'un autre médium. » Je reconnus là la fidèle description de Michael C... Mme Chase continua : « De l'autre côté se tient une jeune fille paraissant âgée de seize à dix-sept ans, avec une peau très blanche ; ses cheveux sont presque noirs et retombent en boucles ; elle a un front découvert et de larges épaules. Vous l'avez très bien connue pendant sa vie. » Je ne pouvais me rappeler personne qui répondît à ce signalement. — « Elle est très gaie, aime beaucoup à taquiner et s'amuse de voir que vous ne vous la rappeliez pas, quoique vous l'ayez bien connue. » — J'étais assez intrigué et commençais à croire que Mme Chase se jouait aux dépens de mon imagination. Après quelques autres remarques qui m'impatientaient, je commençais à être excédé de cette rencontre, lorsque Mme Chase dit : « Elle va maintenant me dire une chose qui vous la fera reconnaître. » Et, après un temps d'arrêt, elle reprit : « Vous m'avez portée en terre. » Cette remarque, présentée par l'esprit lui-même comme moyen de reconnaissance, fut pour moi une preuve absolue. Jamais de ma vie, jusqu'alors, je n'avais assisté aux funérailles d'une jeune fille, excepté à celles de la personne dont Mme Chase venait de me faire un portrait si exact, tout à la fois au point de vue physique et comme tendance à taquiner, toutes circonstances que cette preuve rappela à ma mémoire, quoique je n'eusse plus pensé à elle depuis au moins deux ans avant cette séance. Il y avait neuf ou dix ans qu'elle était morte.

« Dans ces trois dernières années, ma femme est devenue médium. Elle jouit d'une santé parfaite, plutôt nerveuse et vive que positivement forte, avec une circulation rapide et un système nerveux solide. Elle n'a jamais eu de vapeurs ni de syncopes ; ne connaît pas la peur et sa disposition d'esprit la porterait plutôt au scepticisme. Elle tomba en trance pour la première fois en prenant place, à la chaîne, dans une

société de spirites, à laquelle elle se joignait par curiosité. Depuis, elle tomba souvent dans un état inconscient ou de trance et était facilement possédée par des
esprits, qui se servaient si bien de son organisme, pour
reproduire leurs façons spéciales de parler et de gesti-
culer, qu'ils semblaient plus complètement chez eux
que s'ils avaient encore été dans leurs propres corps.
Un esprit qui s'incarnait très souvent en elle à cette
époque était celui d'un Écossais, qui parlait invariablement par sa bouche avec un accent écossais qu'elle
eût été absolument incapable de reproduire à l'état
normal.

« Cet état de trance, que rien ne peut égaler, lorsqu'il
s'agit de donner des preuves, est nuisible au système
nerveux, lorsqu'il se prolonge trop longtemps. Dans
le cas de ma femme, il semble avoir formé une période
de transition, imposée pour développer ses facultés
internes et la rendre apte à voir les esprits et à causer
avec eux, sans le secours d'aucun sens extérieur.
Actuellement, elle est complètement éveillée et consciente et voit les esprits aussi nettement que les personnes qui l'entourent. Non seulement elle les voit,
mais il lui arrive de donner tous les noms et prénoms,
même de personnes tout à fait étrangères et de convaincre ainsi bien des personnes de la vérité du spiritualisme et de l'immortalité, dont elles doutaient
tout à fait auparavant.

« Un soir, au milieu d'une conversation générale,
ma femme me dit tout à coup : « Il y a ici un esprit
qui dit que son nom est père F... » Elle me fit alors
une description précise de l'apparition et me dit où
et dans quelles circonstances nous étions entrés en
relations. La semaine suivante, j'eus l'occasion de la

mettre à l'épreuve au sujet de cet esprit. Trouvant ses photographies dans un magasin où je faisais divers achats, ma femme n'étant pas avec moi, j'en pris une. Peu après je l'amenai à la voir accidentellement sans laisser voir aucune intention de ma part, en la montrant à une autre personne. Elle vint voir ce que je montrais à mon ami et dit : « Qu'est-ce ceci ? j'ai déjà vu ces traits quelque part. — Croyez-vous ? lui dis-je. — Oh ! répondit-elle, c'est l'esprit que j'ai vu la semaine dernière ; c'est le père F... Comme la ressemblance est parfaite ! »

« Une autre fois, ayant été invités à nous rendre chez des personnes qui nous étaient totalement étrangères, ma femme décrivit pendant la soirée l'esprit d'un membre décédé de cette famille. Celle-ci déclara que la description était très exacte. Cet esprit dit se nommer Tommy. Je n'y fis guère attention, car je ne connaissais pas les relations de cette famille, lorsque ma femme me dit : « Tommy dit qu'il vous a très bien connu. » Je m'informai alors auprès de la maîtresse de la maison de la dernière résidence et du genre d'affaires de son oncle, le susdit Tommy, et il se trouva que c'était exact. J'avais eu des rapports avec lui pendant sa vie et je l'avais bien connu ; mais je n'avais jamais eu l'idée qu'il existât des relations de parenté entre lui et la famille où nous nous trouvions alors en visite. Environ six mois plus tard, ma femme vit un portrait à l'huile de cette personne, dans une autre localité de la province, et elle le reconnut instantanément comme le Tommy qu'elle avait vu dans la soirée dont je parle.

« Ma femme m'a donné les noms d'esprits de personnages historiques. Je suis absolument certain qu'elle

n'avait jamais entendu parler de beaucoup d'entre
eux, et pour plusieurs que je ne connaissais ni par
ouï-dire, ni par mes lectures, je dus consulter diverses
Encyclopédies, pour m'assurer que ces personnes
avaient bien existé. Voici un exemple : celui d'Annibal
Carrache, qu'elle disait être un artiste italien. Ne
m'étant jamais occupé d'art ni de littérature, je ne
connaissais pas ce personnage ; mais, en faisant des
recherches dans le dictionnaire, je trouvai que le
nom et la profession étaient correctement donnés.
Elle décrivit avec exactitude les détails des costumes
de beaucoup d'anciens esprits grecs et romains,
tunique, toge, sandales, etc., au sujet desquels elle
était auparavant d'une ignorance absolue.

« Dans mes expériences, je n'ai pas compté que des
succès ; j'ai éprouvé aussi bien des échecs. Actuellement il m'arrive rarement de consacrer beaucoup de
temps à attendre que les esprits se communiquent.
Je sais en effet qu'ils ne viennent pas lorsque nous
les appelons, mais lorsqu'il leur plaît de se communiquer ; souvent même ils se manifestent à des moments et dans des lieux où on les attend le moins.

« Après avoir résolu l'importante question suivante :
L'homme mort est-il encore vivant ? par le fait même
des communications des esprits et par les preuves de
leur identité, le contenu des communications faites
par l'intermédiaire des différents médiums m'importe
vraiment bien peu. Et cela est peut-être tout à fait
sage. Car si l'homme s'en remet trop aux renseignements des esprits, son propre jugement et son énergie
risquent de s'en trouver singulièrement affaiblis. »

En réponse à M. Dyte, M. Simkiss affirme que sa
femme était une forte et énergique personne, nulle-

ment sujette aux attaques de nerfs ou aux vapeurs ;
qu'elle avait les nerfs solides et ne connaissait pas la
peur. La seule particularité qu'il ait à signaler chez
elle est la fréquence du pouls.

M. BLANCHARD. — M. Édouard-Laman Blanchard
est ensuite entendu. Comme il a confié au papier la
substance de sa déclaration, on pense qu'il vaut
mieux reproduire les paroles écrites de sa déposition :

Le témoin déclare que depuis près de trente ans
son attention a été sollicitée par certaines circonstances qu'il ne lui semble possible d'expliquer qu'en
admettant l'intervention de ces agents appelés ordinairement et, selon lui, bien improprement *surnaturels*.

Il a acquis par lui-même la connaissance de faits
qui l'ont amené à adopter la croyance de la possibilité
des communications avec le monde invisible. Pendant
ces quinze dernières années, il a été le témoin oculaire
des manifestations physiques les plus remarquables,
qui ont été observées par tant d'autres personnes
dans ce pays.

Entre les années 1858 et 1863, il a assisté fréquemment aux séances organisées dans le but d'étudier le
spiritualisme et il a toujours soumis les preuves
apportées à la critique la plus rigoureuse et contrôlé
en toutes occasions la bonne foi des soi-disant médiums, en recourant à tous les procédés que le bon
sens pouvait lui suggérer.

Entre autres lieux, il a poursuivi ses enquêtes dans
les salons de Mme Marshall, et dans ces occasions il a
vu les tables s'enlever de terre sans la plus petite
possibilité d'une intervention humaine. Il a entendu
des guitares jouer et des sonnettes tinter, sans qu'il
y eût la plus faible chance de pouvoir faire intervenir

ni pieds, ni doigts, ni électricité, ni aucun mécanisme quelconque. A plusieurs reprises il a vu des *mains d'esprits*, dans des conditions qui rendaient toute erreur impossible. Fréquemment il a reçu dans ces réunions des communications *écrites*, qui ne pouvaient être données par aucune personne incarnée présente. Plusieurs de ces communications portaient les signatures d'amis disparus, et ces signatures, comparées à celles que ces amis avaient laissées avant de quitter la terre, avaient été déclarées identiques par des témoins compétents.

Lui-même, dans une séance, s'est trouvé *enlevé* avec sa chaise, à une hauteur de 6 pouces au moins du parquet, sans que cette lévitation puisse être attribuée à aucune force mécanique.

Des mouchoirs remplis de nœuds en un instant, de lourdes ardoises enlevées par des mains d'esprits et placées sur la table ; de l'*écriture instantanée* couvrant une glace blanchie, des ardoises ou du papier à lettres, telles sont les manifestations courantes.

Le 11 janvier 1862, le témoin se rendit, en compagnie de M. Cornelius Pearson, l'artiste, et de M. Thomas Spencer, le chimiste analytique bien connu, chez un médium nommé Foster, 14, Bryanstone Street. Des noms écrits sur des fragments de papier roulés en boules furent donnés par chacun de nous et ces noms furent vite et correctement reproduits par coups frappés, sans que le médium ait eu auparavant la possibilité de connaître le contenu de ces fragments de papier.

Sur le bras du médium on vit paraître en lettres rouges William Blanchard, le nom du père du témoin ; et aussitôt après on vit écrit dans la paume de la main du médium le chiffre 27 en réponse à une question sur le nombre exact d'années écoulées depuis que le susdit William Blanchard avait cessé d'exister sur terre. Tout cela fut fait très rapidement, le témoin et ses amis étant tout à fait inconnus du médium et les lettres ainsi que les chiffres disparaissant à la vue des assistants, sans que le bras du médium se soit retiré.

Le témoin constate ensuite qu'il a eu l'avantage d'assister à des séances où le médium était M. Home et qu'il a pu se convaincre parfaitement de la sincérité des phénomènes qui se produisaient dans ces occasions. Se référant à un court article intitulé : *A rap on the Knuckles*, inséré dans le *Spiritual Magazine* de septembre 1860, pour un compte rendu plus détaillé des expériences faites par lui, le témoin veut seulement y ajouter qu'il n'a découvert de tricherie en aucun cas, quoiqu'il estime être particulièrement apte à de telles découvertes et que, quels que puissent être les agents employés à ces manifestations, il est impossible de les expliquer, ni en invoquant l'imposture d'une part, ni en supposant des hallucinations de l'autre.

E.-L. BLANCHARD.

15 avril 1869.

Le président donne ensuite la parole à M. J. Murray Spear, qui s'exprime ainsi :

« Lorsque j'entendis parler pour la première fois du Moderne Spiritualisme, je résolus de ne pas m'en occuper, car j'avais auparavant pris une part active à la constitution des sociétés de tempérance, de paix, de fraternité, de droits des femmes, et autres entre-

prises morales, sociales ou religieuses et cela au grave
détriment de mon temps, de mon argent et même de
ma réputation. Je craignais d'avoir le même sort, si
j'essayais de m'occuper du spiritualisme. Cependant
je me laissai aller à prendre part à une séance et
alors le nom de la femme de mon frère, morte depuis
peu de temps, fut donné par l'alphabet. Son nom
était Francès. Aucun assistant ne l'avait connue et,
à plus forte raison, ne savait son nom. J'étais très
intrigué de savoir comment ce nom était venu là et
je me hasardai à examiner la question d'un peu plus
près.

« En mars 1852, ma main fut poussée à écrire
ceci : « Nous désirons que vous alliez à Abington,
chez David Vining. » J'ignorais qu'une personne de
ce nom vécût dans cette ville. Abington était à vingt
milles de Boston, mon pays natal, où le message fut
écrit. Personne n'était près de moi tandis que j'écrivais.

« J'allai donc à Abington, conformément à l'indi_
cation ; j'y trouvai une personne portant le nom que
j'avais écrit et qui, en outre, était malade et n'avait
pas dormi depuis dix jours et dix nuits. Ma main se
porta vers lui, se tendit dans sa direction, mais ne le
toucha pas. Aussitôt toute douleur disparut et il
tomba dans un profond sommeil.

« Deux points attirèrent alors mon attention : 1° ce
pouvoir, quel qu'il pût être, se montrait intelligent,
puisqu'il m'avait donné le nom d'une personne que je
ne connaissais pas auparavant et m'avait conduit à
son domicile ; 2° il se montrait bienfaisant, puisqu'il
m'avait fait soulager un malade.

« Depuis ce moment, je fus envoyé dans beaucoup

de localités, chez beaucoup de personnes, pour accomplir de semblables œuvres de bienfaisance. Une dame avait été frappée de la foudre. Je fus l'instrument dont se servit ce pouvoir, pour faire disparaître en peu de temps toute trace de mal. Je reçus des preuves aussi nombreuses que variées et je devins un adepte du Moderne Spiritualisme. Guidé par ce pouvoir, j'ai parcouru des centaines de milliers de milles ; j'ai été envoyé dans vingt des trente-six États de l'Union ; j'ai traversé trois fois l'océan Atlantique ; j'ai visité plusieurs parties de l'Angleterre, de l'Écosse, du pays de Galles, et j'ai été envoyé à plusieurs reprises sur le continent.

« Je dois ajouter que j'ai été envoyé par ce même pouvoir au collège de Hamilton, pour y faire une série de vingt leçons sur la géologie, sujet sur lequel je n'avais à cette époque presque aucune notion. Assisté et encouragé par un professeur distingué de cette institution, je fis mes leçons et le professeur, interrogé sur leur valeur, assura que j'avais pris le sujet juste au point où les livres s'arrêtent. Je ne pouvais le contredire et il ajouta que désormais il enseignerait à ses élèves plusieurs des choses que j'avais dites.

« Après ces cours de géologie, j'en fis d'autres sur l'hygiène, l'électricité, l'agriculture, le magnétisme, l'éther, l'éducation, le commerce, l'astronomie, le gouvernement, la physiologie, etc., et cependant je ne connaissais presque rien de tous ces sujets. Il en fut publié un volume de près de six cents pages et plusieurs milliers de pages restent encore manuscrites.

« J'ai à maintes reprises imité avec exactitude les écritures de diverses personnes. Le pouvoir dont je parle m'aide à décrire les maladies du corps et de l'esprit ; à prescrire les remèdes ; à dépeindre les caractères des personnes dont on me donne l'écriture ou une mèche de cheveux, ou la photographie. Beaucoup de personnes ont été guéries, soulagées ou réconfortées par ce pouvoir. »

La séance est ensuite levée.

MARDI 27 AVRIL 1869

Président : le Dr Edmunds

M. Coleman, d'Upper Norwood, fait la déposition suivante :

« A la première séance à laquelle j'assistai, il se trouvait quatorze personnes assises autour d'une longue table à manger : M. Home, le médium, était assis à un bout et moi à l'autre. Divers messages furent donnés par coups frappés à des assistants. L'un me fut présenté comme venant d'une de mes tantes, qui me dit se nommer Élisabeth, et un autre comme venant d'une autre tante du nom d'Hannah. Je ne reconnus pas ces noms, n'ayant jamais entendu parler de tantes qui les eussent portés. Mais j'écrivis plus tard à ma mère et lui demandai si elle les connaissait comme noms de parentes. Elle me répondit, ce qui était tout à fait nouveau pour moi, que deux sœurs de mon père, portant ces noms, étaient mortes avant ma naissance.

« Un accordéon neuf, que j'avais acheté ce jour même, fut placé sur la table devant M. Home et il

demanda aux esprits d'en jouer. Il fut répondu oui,
par coups frappés. Il le développa dans toute sa longueur et, le suspendant par le fond, il appuya sa main
droite sur son genou, sous la table, tandis qu'il plaçait la gauche sur la table, où elle resta visible, ainsi
que celles de tous les assistants. Le gaz éclairait fortement au-dessus de nos têtes. Il demanda alors aux
esprits de jouer un air pour moi et je demandai :
« *Home, sweet home!* » qui fut aussitôt joué sur l'accordéon d'une façon admirable.

« Ceci me surprit vivement et je demandai à M. Home
comment il tenait l'instrument. Il me dit de prendre
une bougie et de regarder moi-même. Je le fis et
constatai qu'il tenait l'accordéon exactement comme
je l'ai dit plus haut.

« Cependant une chose me désappointait : c'est que
l'accordéon cessait de jouer dès que je le regardais.
Après un échange d'idées avec les autres assistants,
au sujet des manifestations que nous venions de
constater, je demandai à M. Home si l'accordéon
pourrait jouer, tandis que je le tiendrais. Il demanda
aux esprits : « Voulez-vous jouer pour M. Coleman ? »
Trois coups bien nets répondirent : Oui. Je me levai
aussitôt de ma chaise pour prendre l'accordéon ;
mais M. Home me dit de rester assis et qu'il allait
prier les esprits de me le donner. Peu après, il dit :
« Ils viennent de me l'enlever ! » Puis il plaça sa main
droite sur la table. Une minute environ après, je
sentis l'accordéon pressé contre mon genou. Je re-
poussais ma chaise pour lui faire place, lorsqu'il
sauta vivement sur la table et je le pris dans ma main.
Je fis alors comme M. Home et le posai sur mon
genou, en demandant que l'on jouât pour moi :

« *Angels ever bright and fair*. » Je le sentis aussitôt
fortement tiré, puis, après avoir été successivement
allongé et raccourci, il exécuta brillamment la mélo-
die demandée, avec variations, tant que l'instrument
resta dans ma main.

« Ce fait stupéfiant fit pénétrer dans mon esprit la
conviction absolue que quelque chose de mystérieux,
tout à fait étranger à M. Home, intervenait dans la
production du phénomène. Je n'étais cependant pas
encore disposé à croire que ce fût un esprit qui le
produisait. Mais depuis lors je m'adonnai à l'étude
de cette question et la variété ainsi que la multipli-
cité des preuves offertes à mon observation, dans les
quelques semaines qui suivirent, par l'intermédiaire
de M. Home et d'autres, me déterminèrent à croire
d'une façon absolue au fait de nos relations avec les
esprits.

« Il y a quinze ans que la séance que je viens de
rapporter eut lieu chez un de mes voisins, où
M. Home se trouvait en visite. A diverses reprises, je
fus témoin dans la même maison d'une grande variété
de phénomènes. Le plus frappant de tous eut lieu à la
seconde séance à laquelle j'assistai. Il se produisit de
la façon la plus imprévue : voici ce qui arriva. Je
me promenais par une belle soirée d'été dans le jardin de mon voisin et la pleine lune brillait au-dessus
de l'horizon. M. Home, qui était au milieu de nous,
émit l'opinion que nous devrions tenir une séance,
parce que, disait-il, il avait le pressentiment qu'il
allait arriver quelque chose de remarquable. Il avait
joué avec les enfants dans le jardin et ils lui avaient
tressé une couronne de fleurs et la lui avaient posée
sur la tête. Le salon dans lequel nous rentrâmes

était de plain-pied avec le jardin. On débarrassa de ses livres et de son tapis la table centrale, qui était ronde et sept personnes, moi inclus, occupèrent les trois quarts de la table, laissant libre la quatrième partie, qui était tournée vers la fenêtre. La lune donnait assez de lumière pour nous permettre de nous voir les uns les autres, de même que tous les objets placés entre nous et la fenêtre. Je demandai à M. Home de placer ses deux mains dans les miennes, ce qu'il fit, et je continuai à les tenir ainsi pendant tout le cours de la séance.

« Après une série de phénomènes ordinaires, M. Home s'écria tout à coup : « Voyez donc : ils m'enlèvent la couronne de la tête ! » Nous vîmes tous alors la couronne flotter doucement autour de nous, sans que rien la soutînt. Elle vint au-dessus de moi : je la saisis et la plaçai sur ma tête et pendant plusieurs semaines elle resta en ma possession.

« La table peu à peu se leva en l'air ; bientôt nous fûmes tous obligés de nous tenir debout et, comme elle continuait à monter jusqu'à toucher le plafond, elle se trouva hors de notre contact à tous, sauf moi qui étais le plus grand de toute la société. Elle redescendit ensuite doucement et reprit sa place primitive, sans produire plus de bruit que la chute d'un flocon de neige.

« On plaça une petite sonnette sur la table et une main et un bras de proportions féminines parurent se lever du bout éclairé de la table, s'avancer vers la sonnette, la prendre, l'agiter et la soustraire ensuite à notre vue. Un instant après, je sentis une main se poser sur mon genou ; j'y portai ma main et je reçus la sonnette que je replaçai sur la table.

« Je demandai alors qu'il me fût permis de toucher la main. J'avançai la mienne toute ouverte sous la table et je sentis se poser sur elle une douce main de femme, qui se retira ensuite lentement. Elle était d'une douceur veloutée, ni froide, ni chaude. Comme nous avons pu tous le voir et en faire la remarque, le bras était drapé dans une sorte de manche de gaze, à travers laquelle sa forme paraissait nettement.

« Trois ou quatre personnes de la société portaient des bagues aux doigts. L'une d'elles dit : « Quelqu'un vient de m'enlever la bague du doigt. » Une autre dit : « La mienne aussi, » et les quatre bagues furent ainsi enlevées. Aussitôt une main se montra, présentant les quatre bagues passées à ses doigts ; puis elle disparut et les bagues furent jetées sur la table.

« Une autre fois, voici ce que j'ai vu dans la même maison, *en l'absence de M. Home :* La longue table à manger se dressa d'un bout, se tenant sur les deux pieds opposés, et resta solidement fixée à un angle de 40 à 50 degrés. Le maître de la maison me dit alors : « Je vais vous montrer la confiance que j'ai dans le pouvoir et l'intelligence des esprits. » Il posa sa main à plat sur le parquet et dit : « Esprits, je sais que vous ne voulez pas me blesser : posez doucement la table sur ma main. » Ce qui fut fait : et quoique la main fût fortement pressée sur le parquet par le poids de la table, elle ne fut nullement blessée. La table se souleva ensuite légèrement, pour lui permettre de retirer sa main.

« Quelques années après les faits ci-dessus, j'étais à Malvern avec ma femme et ma fille. Nous étions des vendus chez M. Willmore, qui habitait la maison avec sa femme et sa fille. Celle-ci était une jeune femme d'environ vingt-trois ans. Il s'y trouvait également deux visiteurs, miss Lee, de Worcester, et M. Moore, d'Halifax. A la suite des récits que je fis sur les phénomènes que j'avais observés, les visiteurs de l'établissement du Dr Wilson demandèrent de faire venir à Malvern les médiums Marshall, de Londres. Deux ou trois séances plus ou moins réussies eurent lieu avec eux à Malvern. Willmore, qui s'était trouvé à Bath avec le Dr Gully, me demanda si je voulais bien lui donner l'occasion d'assister à quelque phénomènes spirites, avant le départ des médiums. Je priai donc les Marshall de venir passer une heure ou deux le lendemain, dimanche, dans la famille Willmore, qui avaient demandé à quelques voisins de venir assister à une séance. Je passai la journée dehors avec ma famille et je rentrai entre dix et onze heures du soir. Ma femme et ma fille allèrent se coucher et je restai dans notre salon. Aussitôt après Willmore arriva, au comble de l'émotion, pour me prier de venir sans tarder à l'étage inférieur, car il ne savait plus que faire. Il dit que sa femme, sa fille et miss Lee étaient en proie à des attaques de nerfs. Je le suivis aussitôt et, dès que j'entrai dans la chambre, un petit guéridon à trois pieds vint me recevoir à la porte, *sans que personne le touchât*, et me fit une élégante salutation, comme pour me dire : « Comment allez-vous ? » L'une des dames gémissait sur le sopha, tandis que les autres, étendues dans d'autres parties de la chambre, étaient dans les plus grandes angoisses. Je me rendis à l'extrémité du salon, près de miss Lee ; la table me suivit et vint se placer à mon côté, tandis que je m'efforçais de la calmer. J'y étais presque arrivé, lorsque le guéridon se précipita sur elle et la plongea dans une nouvelle et violente crise. Les deux autres dames faisaient écho à ses gémissements. La situation me parut si sérieuse, que je sentis la nécessité de prendre vis-à-vis du guéridon un parti énergique et le saisissant à deux mains je le lançai au milieu du salon en disant : « Maintenant, Esprits, en voilà assez ! Au nom de Dieu, je vous ordonne de quitter cette place ! » Ils cédèrent évidemment à mon injonction, car il ne se produisit plus rien. Lorsque tout le monde fut calmé, ils me contèrent qu'ils avaient eu dans l'après-midi une séance très intéressante, dans laquelle on dit, par le moyen de la table, que les époux Willmore et leur fille étaient médiums, ce qui les amena, après le souper, longtemps après le départ des Marshall, à essayer s'ils possédaient réellement des facultés médianimiques.

« A leur grande surprise, la table répondit, donna sur des affaires de famille des renseignements exacts, puis peu à peu devint si violente, qu'elle les effraya tous. Ils m'assurèrent que, depuis plus d'une demi-heure, elle ne cessait de les poursuivre dans tous les coins du salon, au milieu de la plus grande confusion et forçant M. Willmore à venir me demander du secours.

« Mon premier soin, le lendemain matin, fut de me rendre chez le Dʳ Gully et de lui raconter les aventures étranges de Willmore et des siens, pendant la nuit précédente. Sur la prière du Dʳ Gully, j'invitai les Willmore à venir le soir dans mon appartement. Nous reçûmes par la table divers messages remarquables et je crois être dans le vrai en disant que ce furent là les premières preuves de communion avec les esprits que reçut le Dʳ Gully. Aujourd'hui chacun sait qu'il est un ferme adepte du spiritisme, comme il le déclare franchement et sans ambages. A la même époque, le Dr Wilson, de Malvern, étudia les phénomènes et se convertit. Tous deux étaient auparavant des matérialistes avoués.

« Je provoquai également la conversion de M. Wason, un de mes vieux amis, qui était venu m'exprimer sa surprise de voir un homme d'un sens aussi pratique que moi donner dans des erreurs telles que le spiritualisme.

« Ceci se passait à Londres, où résidait momentanément M. C... ingénieur. Je le savais bon médium et M. Wason, avec un de ses amis, avocat bien connu à Londres, m'accompagna chez M. C... Pendant la séance, M. Wason reçut un message, présenté comme venant d'un de ses vieux amis. Je fis une enquête, ne sachant rien ni sur l'homme, ni sur les circonstances citées.

« L'esprit donna son nom, qui était fort rare ; dit qu'il avait habité Bristol, était mort à Londres et avait occupé la position de caissier dans une banque. Puis, dans des termes aussi pressants que bien choisis, il exhorta son vieil ami à abandonner ses idées matérialistes. M. Wason, ému jusqu'aux larmes, reconnut le personnage, admit la vérité de chaque affirmation et dit que le ton de ce message était bien celui que son ami avait l'habitude de prendre vis-à-vis de lui, lorsqu'ils demeuraient ensemble à Bristol, vingt-cinq ans auparavant.

« Depuis cette soirée, M. Wason modifia ses opinions et il est aujourd'hui un ferme spiritualiste.

« J'ai en mains plusieurs dessins coloriés, faits par la main de dames qui, j'ai de très sérieuses raisons de le croire, n'avaient aucune notion de l'art. Deux furent dessinés par Mme Mapes, la femme du professeur, chimiste bien connu à New-York. L'un représente un iris et le second une collection de feuilles d'automne.

« De bons peintres aquarellistes ont déclaré que ces deux dessins étaient excellents et que, dans les conditions ordinaires, il faudrait au moins deux jours pour les copier. Ils m'ont été offerts par le professeur Mapes, qui m'assura que les deux aquarelles avaient été faites en moins d'une heure. J'ai encore un certain nombre d'œuvres au crayon ou en couleurs, représentant des oiseaux ou des fleurs, qui furent exécutées à New-York, sous mes yeux, *sans aucune intervention humaine*, et le temps consacré à leur production varia de *dix à quinze secondes !*

« Le juge Edmonds, le professeur Lyman, le Dr Gervais et d'autres étaient présents avec moi, lorsque ces dessins furent exécutés, et leurs signatures apposées au verso de deux de ces peintures attestent le temps employé et les conditions signalées plus haut. »

Lorsque M. Coleman eut terminé sa déposition, M. D.-H. Dyte se leva pour lui demander s'il ne pouvait pas soumettre au Comité quelques communications signalant des faits absolument inconnus de toutes les personnes présentes.

M. Coleman répond qu'il ne se rappelle pas sur le moment d'exemple de ce genre.

M. Sergeant Cox déclare qu'il a entendu parler d'une femme, qui, par le simple effort de sa volonté, pouvait faire croire aux gens qu'ils étaient piqués par une guêpe, ou qu'ils percevaient l'odeur des fleurs, etc. Il voudrait demander à M. Coleman s'il n'a pas été mis en un état de somnambulisme, qui lui ait fait tout simplement croire à toutes ces choses.

M. Coleman répond que le somnambulisme peut, il est vrai, expliquer certaines choses, mais qu'il y en a d'autres pour lesquelles on ne peut l'invoquer, telles que les dessins spirites, par exemple. Il a assisté à la production de plusieurs dessins au crayon, dans un espace de temps variant de sept à dix secondes. Lui-même avait au préalable fait des marques sur les feuilles, de façon à pouvoir les reconnaître avec certitude. Ces dessins sont encore en sa possession et il se fera un plaisir de les montrer au Comité. La façon dont ces dessins spirites étaient exécutés était tout à fait remarquable. On plaçait sous le tapis de la table des feuilles de papier blanc et des crayons ; on entendait les crayons grincer rapidement sur le papier. Après quelques instants, on entendait retomber le crayon et le dessin était terminé. M. Coleman serait heureux d'apprendre ce que le somnambulisme peut avoir à faire dans ce cas.

M. Childs, autre témoin, affirme qu'il a entendu souvent des voix, quelquefois en plein jour, sans qu'il fût possible de les attribuer à aucun être vivant. Souvent aussi il a entendu des instruments de musique jouer de façon parfaite, lorsqu'il ne se trouvait dans le salon aucun être humain capable d'un tel fait. Il a été témoin de beaucoup de faits de ce genre et peut se porter garant de leur réalité. M. J.-S. Bergheim, membre du Comité, confirme cette déposition et atteste l'un des faits cités.

M. John Jones, d'Enmore Parck, Norwood, raconte ce dont il a été témoin l'automne dernier, à Stokton House, Fleetpond, où il se trouvait en visite avec trois membres de sa famille. La nuit était sombre, car la lune n'était pas encore levée, mais il y avait sur l'un des côtés du salon un jardin d'hiver, dans lequel huit personnes étaient réunies autour d'une table à jeu, et comme une large ouverture faisait communiquer les deux pièces, on voyait parfaitement tout ce qui se trouvait dans le salon. Comme M. Home n'avait pas l'habitude d'agir dans l'obscurité, M. Jones se décida mentalement à se poser en sceptique. Un sopha qui se trouvait derrière lui s'écarta de la muraille et passa dans l'espace laissé libre entre sa chaise et celle de M. Home, personne n'étant en contact avec lui. Par coups et grattements on dit : « Que Mme X... se pose sur le sopha. » Elle fit ce qui était demandé. M. Jones vit alors la chaise laissée vide par Mme X... se lever en l'air, flotter au-dessus de cette dame, passer devant M. Home, dont les mains étaient sur la table et monter au-dessus de la tête de M. Jones. Elle descendit alors, de telle sorte que le fond du siège vint le coiffer. S'étant alors mentalement déclaré convaincu, il vit la chaise remonter, flotter dans l'air et se reposer sur la table.

M. Jones atteste en outre que chez lui, à Enmore Parck, dans une grande pièce bien éclairée, à une séance formée des seuls membres de sa famille et du médium, toutes les mains étant sur la table, lui et tous les membres de sa famille virent sa vieille mère et la chaise sur laquelle elle était assise s'élever en l'air, jusqu'à ce que ses genoux fussent arrivés au niveau du bord de la table.

Dans une précédente séance, il avait vu M. Home s'élever en l'air, tandis qu'il lui tenait les mains.

L'heure étant fort avancée, la séance est levée.

MARDI 11 MAI 1869

Président : le Dr Edmunds

M. Jones continue sa déposition dans les termes suivants :

« Nous avons fait tout ce que nous pouvions pour vous convaincre que nous sommes vivants et que Dieu est tout amour. » Tel est le message reçu par coups télégraphiques, chez moi, hier soir, entre huit et neuf heures, lorsque nous étions réunis autour d'une table à manger, dans une pièce ayant 16 pieds de large sur 34 de long. Les stores étaient baissés et le gaz brillait largement. C'était en présence du Comité constitué à Norwood pour l'étude des phénomènes. Ce Comité était formé de deux éditeurs de journaux de la province et de quatre messieurs de la bonne société, qui, récemment, avaient ri et s'étaient moqués du spiritualisme. Ils avouèrent franchement leur surprise devant ce résultat, tandis que de tels phénomènes étaient pour moi sans importance.

« Peut-être entendrez-vous avec intérêt deux ou trois exemples plus spécialement propres à démontrer l'intelligence de cet agent spirituel. L'un est le jeu sur l'accordéon. Je puis affirmer que j'ai entendu les invisibles jouer sur divers instruments. Dans cette soirée dont je viens de parler, je disais ce que j'avais vu et entendu, il y a quelques années. Je racontais que j'avais vu jouer sur l'accordéon ; que j'avais entendu la musique la plus exquise répétée à satiété et que cela m'avait d'autant plus touché, que je suis très amateur de musique. Je rappelais qu'une fois M. Home prit l'accordéon par les bords, dans des conditions telles, qu'il ne pouvait toucher les clefs, comme chacun pouvait s'en assurer. Cependant celles-ci agissaient sous nos yeux et nous entendions une excellente musique. Pour prouver que M. Home n'imitait pas les sons musicaux, une dame lui avait appliqué sa main sur la bouche. Tandis que je parlais ainsi, des sons se produisent dans mon accordéon, que j'avais acheté moi-même à Cheapside, et l'un des éditeurs de journaux sentit les clefs de l'accordéon toucher le dessus de son pied, tandis qu'un morceau était joué, sans qu'aucune personne visible pût agir sur les clefs.

« On ne m'a jamais endormi ; j'en ai endormi et magnétisé d'autres. Aussi j'ai la conviction que ce que j'ai vu, je l'ai bien vu ; que ce que j'ai entendu, je l'ai bien nettement et sûrement entendu. Si l'on prétendait que j'étais en somnambulisme, je pourrais dire avec tout autant de raison que les amis que je vois devant moi sont imaginaires et que ce qui se passe ici n'est qu'une scène de somnambulisme.

« Tels sont les faits qui se passaient dans un très grand salon, entre huit heures et neuf heures et demie, au plus tard. Je n'accorde aucune valeur à un phénomène qui ne dénote pas une intelligence et je pense que dans ce cas j'ai bien eu la preuve de l'intervention d'une intelligence.

« Douze ans avant de connaître l'action des êtres surnaturels, je fus amené à étudier les émanations que pouvaient émettre les hommes, les pierres, etc., et j'obtins des résultats étonnants de cette étude. Ces émanations sont aussi réelles que les corps qui les produisent, aussi réelles que l'air que nous respirons, mais que nous ne pouvons voir.

« J'étudie le spiritualisme depuis 1855. Dans ce but, j'ai pris part à des séances et à des réunions et, comme j'y apportais des connaissances acquises antérieurement et qui me guidaient, j'en retirais beaucoup plus de profit que ceux qui ne venaient que pour voir des phénomènes. J'ai conclu de tout cela que des êtres surnaturels existent autour de nous, mais que dans les circonstances ordinaires nous ne sommes pas capables de les voir. C'est tout ce que je veux dire au sujet du principe.

« J'arrive maintenant aux phénomènes eux-mêmes. Je voudrais poser cette question : Qu'est-ce que les phénomènes spirites ? Et je réponds qu'ils sont la preuve de l'existence d'êtres invisibles, exerçant sur nous une influence spéciale, pour le bien comme pour le mal.

« J'ai vu toutes les espèces de phénomènes et je puis citer, comme exemples de chaque variété, des faits qui sont à ma connaissance personnelle. Ceux que je vais maintenant rapporter se sont passés chez moi et j'en ai fait un récit qui a été imprimé et distribué à environ cinq mille pasteurs de ce pays.

« C'était le vendredi, 17 juillet 1868, vers dix heures du soir.

« Figurez-vous mon salon : une pièce de 16 pieds sur 34, sans suspension ni candélabre. Il y avait dix chaises autour d'une lourde table de 4 pieds et demi de diamètre. Sept étaient occupées par ma mère, âgée de quatre-vingt-trois ans, trois de mes filles déjà assez âgées, un de mes fils, M. Home et moi. Les trois autres chaises étaient vides, pour représenter ma femme, ma fille Marion et mon fils Walter, tous trois décédés. Sur la chaise de ma femme j'avais placé son dernier costume en soie, un chapeau et une écharpe en dentelle noire. Sur celle de ma fille était la robe de flanelle qu'elle portait la veille de son décès, et sur celle de mon fils son foulard de cou et le Nouveau Testament.

« Premier incident : Mon accordéon ayant donné les notes de l'*Hymn of Praise*, une douce, joyeuse prière, pleine d'exaltation, fut brillamment exécutée, remplissant nos cœurs de joie, de surprise et de reconnaissance. Aucune main d'homme ne touchait les clefs, mais nous voyions comme de petites étoiles se poser successivement sur les touches, pendant ce chant d'action de grâces.

« 2° Peu après, l'accordéon placé sur la table s'éleva doucement d'environ 4 pouces et parcourut ainsi au-dessus de la table une distance de 3 pieds.

« 3° La famille entonna le chant : *What are this arrayed in white ?* et ma mère, avec la chaise sur laquelle elle était assise, *s'éleva doucement dans l'air par trois fois*. A la dernière, ses genoux vinrent au niveau du plateau de la table. Elle tenait les mains croisées sur sa poitrine.

« 4° Le chapeau de ma femme fut enlevé de la chaise vide et se plaça en face, près de ma jeune fille Édith.

« 5° La chaise de ma femme, avec les vêtements qui y étaient posés, *se leva en l'air*, se porta vers ma mère et se pencha vers sa poitrine. Elle retourna ensuite, en flottant doucement, vers sa place.

« 6° Les vêtements posés sur cette chaise commencèrent à se mouvoir. Ils se déplacèrent horizontalement, comme s'ils étaient vivants, vinrent au-dessus des genoux de ma mère et s'y posèrent. Cela se passa sous nos yeux, à tous. Enfin ils passèrent le long de la chaise de M. Home.

« 7° La chaise de ma fille décédée, placée près de la mienne et portant la robe de flanelle, qui couvrait le dossier et le siège, se rapprocha de la table et alors, comme elle n'avait pas assez de place, elle poussa vigoureusement ma chaise et la fit un peu reculer, de telle sorte qu'elle fut ainsi au même rang que les autres assistants. Nous commençâmes alors à chanter son hymne préféré : « Laissez envoler vos craintes : espérez et soyez sans crainte. »

« 8° La chaise de ma fille décédée s'écarta tranquillement de la table, passa derrière la mienne, vint à ma gauche, M. Home et sa chaise ayant été transportés plus loin dans le salon, elle prit sa place laissée vacante à la table, et alors, avec un mouvement ondulatoire, quitta le parquet et s'éleva au niveau du bord de la table, tandis que l'accordéon jouait un air plein de douceur.

« 9° L'accordéon commença ensuite et continua à jouer l'air bien connu des teetotallers : *Taste no the cup*. Ma famille, connaissant l'air et les paroles, l'accompagna. Nous nous demandions avec étonnement la raison de ce choix, lorsque mon fils Arthur dit : « C'est une réponse à la question que j'ai posée mentalement : Dois-je, comme les autres, devenir teetotaller ? Après un tel avis, je ne toucherai plus à la coupe. »

« Quelques autres phénomènes se produisirent encore, puis enfin les coups frappés nous dirent : « Dieu vous bénisse tous ! » Nous répondîmes : « Amen ! Que Dieu vous bénisse ! » Alors un joyeux roulement de coups se fit entendre et la table redevint silencieuse. »

M. Jones fait remarquer que, outre la lévitation d'êtres humains, il a vu une fois une grande et lourde table, tremblant comme une feuille, s'élever peu à peu jusqu'au niveau du plafond et descendre ensuite graduellement, et cela en présence de six ou sept personnes considérables de Londres, dont les noms, si on les citait, imposeraient le respect à tous.

Le président annonce qu'il est prévenu de la présence d'une dame qui a assisté à l'apparition d'un de ses amis défunt.

Mᵐᵉ ROWCROFT, la dame en question, dit alors :

« J'ai vu, en 1860, l'apparition de mon mari. Entre six et sept heures du soir, j'étais étendue sur un sopha, dans un hôtel de Cincinnati, où j'étais descendue. J'étais parfaitement éveillée et ne pensais pas le moins du monde à mon mari, lorsque j'entendis frapper trois coups à la porte. Je répondis : Entrez ! pensant que c'était une des bonnes, et mon mari, mort depuis cinq ans, entra, portant le costume adopté pour les consuls anglais, un habit bleu, avec boutons Victoria, un gilet couleur paille et le chapeau blanc qu'il portait tout l'été. Il tenait une canne terminée par une corne de chamois. Il s'avança vivement jusqu'au milieu de la pièce, puis se dirigea dans la chambre voisine. Dès que je fus revenue de ma surprise, je me rendis aussi dans cette chambre, mais je ne vis plus rien. »

M. Jeffery ayant demandé pendant combien de temps l'apparition resta visible, Mᵐᵉ Rowcroft répond qu'elle était trop vivement émue pour s'en rendre compte. D'autres questions l'amènent à faire connaître qu'elle avait certaines raisons de croire qu'il

avait été empoisonné, à bord d'un bateau. Elle dit
que la porte s'ouvrit lorsqu'elle eût répondu : Entrez !
et que cette porte n'était plus ouverte, lorsque le
fantôme disparut. »

M. Borthwick, actuellement lord Borthwick, en
réponse à une question posée par le président, au
sujet de quelques dessins spirites exécutés en sa présence, dit :

« J'étais présent lorsque ces dessins furent tracés.
On n'a pu m'en donner une explication. Il y avait
douze ou treize personnes présentes. Nous étions
assis autour d'une table placée au milieu de la pièce.
Le professeur L... apporta du papier, me le tendit et
je le marquai. Un châle étant tendu autour de la
table, on me demanda de placer le papier sous celle-ci.
Je le fis et nous entendîmes aussitôt comme le frottement d'un crayon ou d'une brosse sur le papier. Une
montre à secondes que possédait l'un des assistants
permit de constater que sept à neuf secondes s'écou-
lèrent entre le moment où le papier fut placé sous la
table et celui où on le retira, encore humide des couleurs qui le couvraient, et où il me fut remis. M. Coleman a conservé quelques-uns de ces dessins. Quant
à moi, je n'ai aucune idée de la façon dont cela a pu
être fait. »

M. le Président fait observer à M. Jones qu'il pense
que sa fille est présente et pourra sans doute donner
quelques renseignements sur ce qui s'est passé à
Stockton, en présence de M. Home.

Miss Alice Jones dit alors :

« J'ai assisté à Stockton à une séance qui se tint à
huit heures du soir et à laquelle M. Home était présent avec quelques autres personnes. Il semblait fort

indisposé, disait qu'il sentait en lui des esprits avec lesquels il était en désaccord et qu'il serait obligé de sortir pour s'en délivrer. Il sortit et se mit à aller et venir sous la véranda. On vit alors une brillante lumière sortir de lui et s'élever en prenant une forme conique. Cela pouvait avoir la moitié de la hauteur de son corps et semblait tout à fait phosphorescent. Pendant tout le temps qu'il fut dehors, des parfums furent répandus sur nous, chacun ayant le sien, eau de Cologne, etc.

« Il sortit une seconde fois et fut porté à travers la pelouse, vers un massif de rhododendrons, à une distance d'une centaine de pieds. Lorsqu'il revint, tous s'écrièrent qu'il y avait une lueur au pied du massif. Il dit : « Oui, c'est un esprit que j'y ai laissé ! » La pluie tombait, et cependant il n'y en avait pas une goutte sur ses vêtements et ses pieds n'étaient pas humides. Il flotta çà et là sous la véranda, qui était à 10 pieds de la pelouse. Son corps conservait la position verticale et paraissait allongé. Au moment de sortir, il annonça que nous aurions tous des parfums et c'est ce qui arriva. On l'entendit encore marcher sur le gravier et cependant ses chaussures restèrent parfaitement sèches.

« Pendant cette séance, j'ai touché et pressé la main de l'esprit qui produisit des phénomènes. »

M. Burns, invité par le président, déclare que les médiums avec lesquels il a plus particulièrement expérimenté sont sa femme et la sœur de celle-ci. Il était absent lorsque la médiumnité s'est déclarée chez elles pour la première fois. Elles lui écrivirent en lui racontant le fait. Peu convaincu de la nouvelle faculté qu'elles annonçaient, il leur demanda par lettre de lui en donner une preuve. Dans leur réponse elles lui citèrent une jeune dame qui avait habité Carlisle avec son père et sa mère. Ayant eu peu après l'occasion d'aller à Carlisle, il y prit des informations près du receveur des taxes et trouva que les affirmations étaient exactes.

Plusieurs questions sont posées à M. Burns, au sujet de ce fait, mais on ne peut obtenir aucun renseignement, car personne dans la famille ne connaissait de particularité sur cette jeune dame. Ce fut par hasard qu'il passa par Carlisle. Il ne se rappelle pas le contenu de la lettre, mais il pourra la rechercher et la présenter au Comité.

Il ajoute que, quand Mme Burns et sa sœur se trouvaient avec d'autres personnes dans une pièce obscure, elles voyaient des lueurs sortir des têtes des assistants, des éclairs passaient de la poitrine de l'un à celle d'un autre et elles pouvaient déclarer ceux qui sympathisaient entre eux. Sa belle-sœur tombait souvent en trance et en cet état pouvait décrire des choses très éloignées et qu'elle n'avait jamais vues.

Elle devint aussi médium écrivain automatique. Ces écrits étaient l'œuvre des esprits ; ils différaient par le style et le caractère de l'écriture. Quelques-uns étaient en caractères usités sur le continent ou en d'autres régions. Quelquefois, Mme Burns, tout en observant ce qui se passait autour d'elle, dessinait de petites fleurs. Elle en a fait ainsi un grand nombre quoiqu'elle ne connût même pas les noms des substances employées pour produire ces sortes de travaux. Sa sœur écrivait les noms de ces matières, le lieu où on les trouvait et ce qu'elles coûteraient. Mme Burns fit des fleurs de diverses espèces, au crayon, à l'aquarelle ou à l'huile. Quelquefois elle essayait de modifier le dessin, sans y parvenir jamais, et elle reçut par la médiumnité de sa sœur un message lui disant que les esprits en savaient plus qu'elle et qu'elle devait se borner au rôle d'instrument entre leurs mains.

Mme Burns, se trouvant indisposée à l'étage supérieur, se demandait si les esprits ne pourraient rien faire pour la soulager. Sa sœur, qui se trouvait dans une autre pièce, se sentit portée à écrire une prescription, qui procura un soulagement immédiat. A la suite de ce premier cas, elle écrivit un grand nombre de prescriptions médicales. « C'est ainsi que dans deux occasions ma femme, étant tombée malade, reçut des esprits des prescriptions qui la guérirent dès la première application.

« Un soir, nous étions chez Mme Marshall, où j'étais allé déjà deux fois avec Mme Burns. Nous étions assis près de M. Jencken ; Mme Burns vit une main s'approcher d'elle dans l'obscurité ; mais elle ne vit pas ce qu'elle tenait. Elle entendit une voix l'appeler par son nom et lui dire d'avancer la main. Elle le fit et reçut une pêche qu'elle me donna. M. Jencken avança un petit tambourin, mais les esprits ne le prirent pas. Mme Burns les vit envelopper de leurs fluides l'endroit où était le tambourin, mais il semblait émaner de M. Jencken quelque chose qui neutralisait leur action. »

Le président demande à M. Burns si, d'après son sentiment, les esprits sont, ou non, de la matière. A quoi M. Burns répond qu'il ne sait pas ce que c'est que la matière.

M. Thomas Sherrat présente quelques écrits spiri

tualistes, au sujet desquels il déclare qu'ils ont été écrits sous ses yeux à une séance chez Mme Marshall, à Bayswatter, dans une pièce parfaitement éclairée. On avait placé sous la table le papier avec un crayon et, pendant que l'écriture se produisait, on entendait le grincement du crayon sur le papier. Le papier était d'une espèce particulière, c'est-à-dire un papier pour lithographie, qu'il avait apporté lui-même.

Miss Houghton présente quelques dessins très intéressants dus à une puissance spirituelle et fait la déposition suivante :

« Le 20 avril 1867, on tint une séance à l'occasion de l'anniversaire de ma naissance. Mmes la générale Ramsay, Grégory, Cromwell Varley, Flinders Pearson, miss Nockolds, miss Wallace et miss Nicholl, actuellement Mme Guppy, y assistaient avec ma mère et moi. Les portes et les fenêtres étaient toutes fermées et nous étions dans une obscurité complète, indispensable à la production de certains phénomènes. Dans cette séance tenue chez nous, nous étions toutes aussi calmes et tranquilles que possible. On reçut d'abord quelques messages ; puis, au bout de quelque temps, comme j'étais assise entre Mmes Ramsay et Grégory, je fus poussée à me lever de ma chaise et à placer ma main sur l'épaule de Mme Ramsay, de telle sorte que je me trouvais absolument hors du contact de toutes les autres. Tout à coup je sentis quelque chose sur ma tête, mais je n'en dis rien, lorsque miss Nicholl s'écria : « Oh ! comme il y a quelque chose de brillant sur la tête de miss Houghton ! Ne voyez-vous pas comme cela est étincelant ? » Quelques-unes le virent ; les autres non. On demanda donc la permission de faire do la lumièro ; ollo fut accordéo ot on trouva quo los esprits, à l'occasion do l'anniversairo do ma naissanco, m'avaient fait présont d'uno charmanto couronno do flours magnifiques, qu'ils m'avaient poséo sur la tôto. J'ai fait fairo un potit coffrot où jo la consorvo.

« Lo 3 octobro 1867, j'assistai à uno séanco obscuro, chez miss Nicholl. Nous étions dix-huit assistants, dos doux soxos, tous connus do moi. La table étant potite, six porsonnos soulomont prirent placo autour, los autros occupaient diversos places dans lo salon. J'étais placée à la table, avec miss Nicholl d'un côté, son pèro do l'autro ot M^{mo} Cromwoll Varley près do co dornior. Los osprits m'ongagèrent par coups frappés à demander un fruit. Jo choisis uno banano ; ollo mo fut promiso ot ils ajoutèrent: « Maintonant quo chacun formulo son désir ! » Co quo l'on fit: divers fruits furent demandés ot los uns accordés, tandis quo los autros étaient rofusés. Los fruits furent apportés, chacun solon l'ordro do la demando. Uno dame dit alors : « Pourquoi no demandez-vous pas des légumes ? Un oignon, par exemple ? » A poino avait-ello fini, qu'un oignon tomba sur sos genoux.

« Jo vais vous donner la listo des divers objets qui nous furont ainsi apportés : uno banano ; doux oranges ; uno grappo do raisins blancs et uno do noirs; uno poignéo d'avelines ; trois noix ; environ uno douzaino do prunos de Damas ; uno tranche d'ananas confit ; trois figuos ; doux pommos ; un oignon ; uno pêcho ; quelques amandes ; quatro très grosses grappos do raisin ; trois dattes ; une pommo de terro; doux grosses poires ; uno grenado ; doux prunes do Reine-Claudo conflites ; uno poignée do raisins do Corinthe ; un citron et uno grosso grappe de raisins secs, qui, de même que les figues et les ,dattes, étaient dans leurs formes normales, comme s'ils n'avaient jamais été empaquetés et qu'ils vinssent directement des pays chauds.

« J'ai assisté à beaucoup de séances de même genre ; mais j'ai choisi ces deux exemples, parce qu'ils sont tout à fait caractéristiques. Ce qui contribue à l'intérêt du second est le grand nombre des assistants. La médiumnité de Mme Guppy est si puissante, que je ne puis trop regretter qu'elle soit en ce moment en Italie et que vous ne puissiez assister à quelqu'une de ses séances.

« Je vais maintenant entrer dans quelques détails sur la façon dont furent exécutés les dessins que je vous ai présentés. Ce sont des dessins directs, c'est-à-dire exécutés par les esprits eux-mêmes, sans l'intermédiaire d'aucune main d'homme.

« Miss Nicholl tenait chez elle une séance, le 5 dé-, cembre 1867. Il s'y trouvait environ vingt-quatre personnes. Il y avait sur la table deux feuilles de papier à dessin, un crayon, un pinceau de blaireau, un peu d'eau, un tube de couleur à l'eau, rouge foncé, dont miss Nicholl avait fait couler une certaine quantité dans une soucoupe. Dès que le gaz fut éteint, on entendit agiter dans l'air les deux feuilles de papier, qui avaient été mouillées accidentellement. L'une d'elles me fut ensuite donnée et placée entre mes mains, où pendant quelque temps on entendit qu'on la frappait légèrement, comme pour la sécher. Les esprits me la firent ensuite tenir dressée contre moi entre le pouce et l'index de chaque main. On entendit alors le pinceau plonger dans la soucoupe contenant la couleur et parcourir le papier par des mouvements très rapides. Le papier fut ensuite posé à plat sur la table et je craignais que la couleur encore fraîche ne s'étalât sur celle-ci ; néanmoins la feuille fut de nouveau relevée et le travail continué. La lumière fut enfin réclamée et l'on vit le dessin, encore tout humide, de l'*Ange gardien*. A ma grande surprise, je constatai que l'aquarelle avait été peinte sur la face du papier tournée contre moi, comme si l'esprit qui l'avait exécutée avait occupé ma place, ou s'était servi de moi pour travailler. Dans ces conditions, lorsqu'elle fut étalée sur la table, la peinture était bien au-dessus et ne courait aucun risque d'être gâtée, comme je le craignais. Il faut se rappeler qu'il n'y avait qu'une couleur sur la table ; cependant l'aquarelle en contenait deux ; les esprits avaient donc fourni l'autre.

« A la séance tenue le 4 mars 1868 chez Mme Guppy, le premier message obtenu par l'alphabet était ainsi conçu : « Vous devez subir une certaine purification, avant que je puisse dessiner. Je tracerai ensuite l'*Emblème du spiritualisme*. » Mme Guppy et moi fûmes alors largement aspergées de parfums et on nous demanda de chanter tous. On réclama ensuite des plumes et de l'encre et sur une feuille de papier à lettre, dont un des angles était maintenu sous ma main, l'esprit dessina une colombe planant sur le monde, tenant entre ses pattes une branche d'olivier, tandis qu'elle émettait des rayons lumineux, qui semblaient éclairer le monde. On reçut ensuite ce message : « Cette séance est la première d'une série destinée à montrer le passage de la mort à la vie. Je m'efforcerai d'éclaircir et d'expliquer par des dessins la poésie de la vie spirituelle. »

« Dans la séance suivante, tenue le 6 avril 1868, du

papier et des crayons étaient placés sur la table et on ne tarda pas à entendre le travail de nos amis invisibles. Des coups frappés dirent ensuite : « Lisez : *Dying Christian to his soul.* » On se demandait où on pourrait se procurer le livre dans lequel on lirait cette poésie. Mme Guppy nous dit que son père possédait les poésies de Pope dans son cabinet situé au rez-de-chaussée (la séance se tenait au troisième étage) et qu'elle-même en possédait un exemplaire à Hampton Wick. Nous suggérâmes de demander à M. Nicholl d'aller chercher son exemplaire, mais la proposition ne fut pas adoptée et je sentis alors que l'on posait doucement un livre dans mes mains. La lumière fut réclamée. Le livre était bien celui de M. Nicholl, enlevé de son cabinet, et un pli avait été fait à l'angle de la page où se trouvait la pièce de vers, que je lus comme cela était demandé. Le dessin exécuté illustrait d'une façon frappante le poème, car il représentait les esprits s'élançant avec une expression de ravissement dans les yeux, en quittant ce corps terrestre, abandonné comme rendu désormais inutile par la mort.

« Le sujet suivant représentait le même esprit quittant la terre, reçu et salué avec joie dans le monde des esprits par sa famille bien-aimée. Au-dessous était écrit par l'auteur de cette œuvre : « Prêtez, prêtez-moi vos ailes ! Je monte, je vole ! Oh ! Tombeau, où est ta victoire ? O Mort, où est ton aiguillon ? »

« Tous ces faits que je signale sont simplement des manifestations extérieures, destinées à prouver que les esprits nous entourent et à fixer davantage, en quelque sorte, les convictions de ceux qui en sont témoins. Mais je pourrais citer des preuves innombrables de la bienfaisance de ces esprits, de la sollicitude avec laquelle ils veillent sur nous dans les événements de chaque jour et tout spécialement du soulagement qu'ils nous apportent dans nos maladies. Pour ce qui me concerne, je puis dire que, pendant les cinq dernières années de la vie de ma mère, ils lui ont, par mon intermédiaire, prescrit, à toute heure de jour ou de nuit, des remèdes soit allopathiques, soit homéopathiques, selon les besoins du moment. Je serais obligée, pour tout citer, de prendre trop de votre temps ; je désire cependant vous signaler un petit incident, comme preuve de l'identité des esprits, ce qui est un point d'une importance capitale.

« Le 8 décembre dernier, j'étais allée en ville pour affaires. Tandis que j'y étais, je me demandai quels étaient ceux de mes amis invisibles qui m'accompagnaient et j'eus le sentiment qu'il y avait là deux de mes cousins, en outre de mes deux frères. Comme le nombre de mes parents actuellement dans le monde des esprits est considérable, je dus rechercher longtemps quels étaient ceux dont il était question. L'un avait été un homme d'affaires et je pensai qu'il était venu pour m'aider dans mes démarches : l'autre était tout à la fois ma belle-sœur et ma cousine. Dès que je fus entrée, la veuve et les deux sœurs de mon cousin vinrent à moi et me racontèrent qu'elles avaient été poussées à venir vers moi en ce jour. Un peu plus tard, dans la journée, je consultai mon carnet des anniversaires de naissances et je trouvai que c'était celui d'une nièce, ce qui avait porté sa mère à m'accompagner. »

La séance est ensuite levée.

MARDI 25 MAI 1869

Président : M. Henri JEFFERY

Ce soir, M. CROMWELL VARLEY fait une déposition dans les termes suivants :

« Je suis venu ici avec la pensée que mon rôle serait celui d'un témoin répondant à des questions précises. Je n'ai donc préparé aucune déclaration écrite. Je constate ceci pour expliquer le manque d'ordre et de suite dans ce que je vais dire.

« Je dirai donc pour commencer que j'étais sceptique lorsque j'entendis pour la première fois parler de ces questions, en 1850. C'était l'époque où les coups frappés et les mouvements de tables étaient encore considérés comme les résultats d'actions électriques. J'étudiai cette hypothèse et démontrai qu'elle était, tout à fait injustifiée. Aucune force électrique n'aurait pu être ainsi appliquée : il ne peut se dégager des mains d'êtres humains, non isolés, aucune force électrique capable de déplacer la millième partie du poids des tables mises en mouvement.

« Je dois mentionner que je possédais le pouvoir de guérir par le magnétisme. Trois ans après ces recherches, je vins à Londres et entrai en relation avec celle qui, depuis, fut Mme Varley. Elle était sujette à des douleurs de tête de nature nerveuse et j'obtins de ses parents l'autorisation de la magnétiser, dans le but de la guérir. Elle ne fut que momentanément soulagée. Un jour, comme elle était étendue sur son lit, en état de trance, je songeais au moyen d'arriver à une guérison définitive. Elle répondit à

ma pensée. J'en fus fort étonné et lui demandai,
toujours mentalement, si c'était bien à ma pensée
qu'elle répondait. Elle me dit « Oui » et je lui demandai s'il y avait un moyen de rendre sa guérison permanente. Elle répondit : « Oui ; si vous provoquez les
accès en dehors du moment normal de leur retour,
vous romprez leur régularité et je serai guérie. »
Je le fis : en faisant intervenir ma volonté et en provoquant des crises dans les périodes intermédiaires,
je la guéris radicalement. Chaque fois qu'elle était
entrancée, elle s'opposait énergiquement à ce qu'on
la tirât de cet état.

« Voulant m'assurer que je pourrais exercer mon
influence à travers les corps solides, je fis des passes
de l'autre côté des portes fermées. Elle sortit aussitôt et me prit les mains pour me faire cesser. Une
autre fois je fis des passes à travers un mur en briques
et elle en eut instantanément conscience. Je rappelle ces faits, parce qu'ils sont de nature à vous
donner la clef de certains phénomènes présentés
comme spirites. On devra considérer qu'un mur est
capable de se laisser traverser par ce qui sort de mes
mains ou de mon esprit.

« Trois ou quatre ans plus tard, une maladie de poitrine de ma femme prit une marche très grave. Elle
maigrissait beaucoup et on la crut atteinte de consomption. A peine pouvait-elle aspirer les 7/8⁰ d'une
pinte d'air et il fut constaté qu'elle n'avait guère plus
de trois mois à vivre.

« Une nuit, elle me parla d'elle à la troisième personne : « Si vous n'y prenez garde, vous allez la
perdre. » Je demandai : « Qui ? » Elle répondit : :
« Elle, votre femme. » — « Qui donc me parle en ce

moment ? » Voici la réponse, en substance : « Nous sommes des esprits ; non pas un, mais plusieurs. Nous pouvons la guérir, si vous observez ce que nous allons vous dire. Trois abcès se formeront dans sa poitrine. Le premier s'ouvrira dans dix jours, à cinq heures trente-six minutes de l'après-midi. Il est nécessaire que vous ayez alors sous la main tels et tels remèdes. Aucune autre personne ne doit être avec vous ; sa présence serait une cause d'excitation et il faut bien vous garder de lui faire connaître cette communication ; cela lui donnerait une secousse qui la tuerait. » Le dixième jour, je rentrai de bonne heure. J'avais réglé ma montre sur l'heure de Greenwich. A cinq heures trente-six exactement, elle poussa un cri ; ce qui avait été prédit arriva et elle se rétablit.

« La seconde crise fut prédite trois semaines et la troisième quinze jours avant qu'elles se produisissent. La prédiction avait fixé comme date à cette dernière le jour de l'éclipse annulaire, visible à Peterborough. Je lui avais promis de la conduire à Peterborough, mais je m'aperçus que l'abcès devait s'ouvrir précisément pendant qu'elle serait dans le train. Les esprits dirent cependant qu'il ne fallait pas lui causer de désappointement. Je pris donc les médicaments dans ma poche et nous partîmes. Une demi-heure avant le temps marqué elle se trouva indisposée et l'abcès s'ouvrit exactement à l'heure annoncée. Je sortis les remèdes, à sa grande surprise, car elle ignorait tout à fait la prédiction.

« Telles furent mes premières expériences spiritualistes. Ce ne fut pas ma femme, mais les esprits qui me dirent ce que j'avais à faire et, en suivant leurs instructions, elle fut si bien rétablie, que neuf mois plus tard sa capacité d'aspiration avait passé d'une pinte à près d'un gallon et qu'elle devint tout à fait robuste.

« Plus tard, après la naissance de mon fils aîné, je fus, une nuit, éveillé par trois coups formidables. Je pensai qu'il y avait des voleurs dans la maison et je cherchai partout, mais je ne trouvai rien. Je pensai alors : « Ceci pourrait bien se rattacher au spiritualisme. » Les coups répondirent : « Oui. Va dans la pièce voisine ! » Je le fis et trouvai la nourrice ivremorte et Mme Varley rigide, en état de catalepsie. Je fis quelques passes et la ramenai à l'état normal.

« Ces faits me préoccupaient vivement et je résolus de voir s'il y avait quelque chose de vrai dans ce que l'on disait de M. Home. J'allai le voir et lui dis ce que j'avais observé. Un rendez-vous fut pris et je me rendis chez lui avec Mme Varley. Mme Milner-Gibson et deux ou trois autres personnes se trouvaient là. Mme Milner-Gibson dit que son fils, mort, était là. Il donna des coups. Elle portait un corsage blanc (je pense que tel est le nom), qui tout à coup se gonfla sous l'influence de l'esprit de son fils, d'après ce qu'elle dit. On demanda à l'enfant de me toucher. Il répondit qu'il n'osait pas, mais plus tard, au cours de la soirée, il déclara que son appréhension était dissipée : mes mains furent touchées sous la table et mon vêtement tiré trois fois. Je me dis en moi-même : « Ceci n'est pas convaincant, car c'est toujours sous la table. » Aussitôt après, en réponse à mon désir mental, les pans de mon habit furent relevés trois fois à droite d'abord, puis trois fois à gauche. Ensuite, sur mon désir mental, je fus touché très nettement sur le genou et sur l'épaule, le nombre de fois demandé. »

Un membre du Comité : « Cela se passait-il à la lumière ? »

M. Varley: « Oui, à la lumière de cinq becs de gaz. Mme Milner-Gibson et M. Home me prièrent de faire une perquisition complète, de visiter le dessous de la table et de prendre toutes les précautions. Dans le courant de cette soirée, un très grand nombre de phénomènes se produisirent. A maintes reprises la table fut complètement soulevée en l'air et, tandis qu'elle flottait ainsi, elle prit sans hésiter toutes les directions que j'indiquai.

« Mme Varley fit les mêmes expériences et, tandis que j'étais en observation sous la table, elle surveillait le dessus.

« Tels furent les premiers phénomènes physiques que j'observai. Ils m'impressionnèrent, mais j'étais encore trop vivement étonné, pour me déclarer convaincu. Heureusement, au moment où je rentrais chez moi, il survint un incident, qui m'enleva toute espèce de doute. Tandis que, seul dans mon salon, je réfléchissais profondément à ce que je venais de voir, des coups retentirent. Le lendemain je reçus de M. Home une lettre où il me disait : « La nuit dernière, tandis que vous étiez seul dans votre salon, vous avez entendu des bruits : j'en suis fort heureux ! » Il m'affirmait que les esprits lui avaient dit qu'ils m'avaient suivi et avaient pu produire des bruits. J'ai conservé sa lettre, pour montrer que l'imagination n'a rien à voir ici. L'œil est traître et peut tromper : aussi le témoignage d'un seul n'est-il jamais concluant. Ce n'est que lorsque des preuves confirmatives sont produites, que nous pouvons avoir confiance. La réalité des coups entendus par moi fut confirmée par la lettre de M. Home et je veux limiter mes citations aux faits appuyés par des preuves décisives.

« Dans l'hiver de 1864-65, je m'occupais du câble transatlantique. Je laissai à Birmingham un employé chargé d'essayer le câble. Il avait quelques notions du spiritualisme, mais il n'y croyait pas. Il avait eu un frère qu'il n'avait jamais vu vivant. Une nuit, un grand nombre de coups sont frappés avec violence dans ma chambre. Lorsque enfin je me mis sur mon séant, je vis flotter en l'air un homme, un esprit, portant un costume militaire. Je pouvais voir à travers lui le dessin du papier qui tapissait ma chambre. Mᵐᵉ Varley ne le vit pas ; elle se trouvait dans un état singulier et tomba bientôt en trance. L'esprit me parla alors par son intermédiaire. »

Quelqu'un demande à M. Varley comment il suppose que cela puisse se produire.

M. Varley : « Lorsqu'une personne est en trance, l'esprit dirige le corps, parle et agit au moyen de ses muscles et de ses organes. » Il me dit son nom et ajouta qu'il avait vu son frère à Birmingham, mais qu'il n'avait pu lui faire comprendre ce qu'il avait à lui communiquer. Il me demanda d'écrire cette communication à son frère, ce que je fis et je reçus cette réponse : « Oui, je sais que mon frère vous a vu, car il est venu à moi et a pu se faire connaître. » Ce monsieur était, comme je l'ai dit, à Birmingham et moi à Beckenham.

« Cet esprit me fit savoir qu'il avait été tué, tandis qu'il étudiait en France. Ce fait n'était connu que de son frère aîné survivant et de sa mère. On l'avait caché à son père, dont la santé était fort mauvaise. Lorsque je fis ce récit au survivant, il pâlit et confirma le fait.

« Voici le second cas. Ma belle-sœur souffrait d'une maladie du cœur et Mᵐᵉ Varley et moi nous nous rendîmes en province pour la voir, car nous croyions sa fin prochaine. J'eus un cauchemar pendant lequel je ne pouvais contracter un muscle.

Tandis que j'étais dans cet état, je vis l'esprit de ma belle-sœur dans la chambre : or, je savais qu'elle était retenue au lit. Elle me dit : « Si vous ne pouvez bouger, vous allez mourir. » Mais je ne pouvais remuer et elle ajouta : « Si vous voulez vous confier à moi, je vous effrayerai et vous redeviendrez capable de vous mouvoir. » Je refusai d'abord, voulant m'assurer plus complètement que j'étais bien en présence de son esprit. Lorsque enfin je consentis, le cœur avait cessé de battre. Je pensai d'abord que ses efforts pour m'effrayer avaient échoué, lorsqu'elle s'écria tout à coup : « Oh ! Cromwell ! Je me meurs ! » ce qui me frappa d'une telle terreur, que je fus arraché à ma léthargie et que je me réveillai dans mon état normal. Mon cri réveilla Mᵐᵉ Varley et, après avoir examiné la porte et constaté qu'elle était fermée à la clef et au verrou, je lui racontai ce qui venait de se passer ; je remarquai qu'il était trois heures quarante-cinq, lui recommandant de ne rien dire à personne, mais de se borner à écouter le récit de sa sœur, dans le cas où celle-ci ferait une allusion quelconque à ce sujet. Dans la matinée sa sœur nous dit qu'elle venait de passer une nuit terrible : qu'elle était venue dans notre chambre et avait été fortement troublée à mon sujet, car j'avais été bien près de mourir. Il était entre trois heures et demie et quatre heures du matin, lorsqu'elle m'avait vu en danger. Elle ne réussit à m'éveiller qu'en s'écriant : « Oh ! Cromwell ! je me meurs ! » Je lui paraissais être dans un état tel que sans cela l'issue en eût été fatale.

« Tel est le second cas, attesté par plus d'un témoin et je pense qu'on peut le considérer comme parfaitement authentique. Il faut ajouter cette particularité que cela se passait entre vivants.

« Le troisième fait que je puis citer se passa à New-York, en 1867. J'avais un traité avec la Compagnie du câble transatlantique, au sujet d'un appareil de mon invention, et comme plusieurs paiements étaient restés en souffrance, le traité fut rompu : on ne me fit cependant pas connaître cette décision. A ce moment, je tombai malade et consultai trois médiums, afin de voir s'ils se trouveraient d'accord. Ils le furent, quant au fond. L'un était une Mᵐᵉ Manchester ; entre autres choses, elle me fit savoir que j'allais avoir quelques ennuis à propos d'un procès et que, d'ailleurs, des papiers importants concernant cette affaire étaient en route par le bateau-poste. Ceci se passait le lundi et, le mercredi suivant, le paquebot arriva, m'apportant une liasse de papiers d'affaires et une lettre explicative de mes hommes de loi, disant qu'ils se proposaient de demander un bill à la Chancellerie, à cause des agissements de la Compagnie, si je ne leur envoyais pas par câble d'instructions contraires. Il était impossible à Mᵐᵉ Manchester de rien connaître de tout cela et, pour ma part, rien n'était plus loin de ma pensée qu'une instance devant la Chancellerie. J'étais absolument inconnu de ces trois médiums et ne connaissais aucun spirite en Amérique, à cette époque.

« Voici un quatrième cas dans lequel je suis le principal acteur. J'avais fait des études sur la faïence, et les vapeurs d'acide fluorhydrique, dont j'avais fait un large emploi, m'avaient causé des spasmes de la glotte. J'étais très sérieusement atteint et il m'arrivait fréquemment d'être réveillé par une attaque spasmodique. On m'avait recommandé d'avoir toujours sous la main de l'éther sulfurique, pour le respirer et me procurer un prompt soulagement. J'y eus recours six ou huit fois; mais son odeur m'était si désagréable, que je finis par me servir de chloroforme. Je le plaçais auprès de mon lit et, lorsque j'avais besoin de m'en servir, je me penchais au-dessus, dans une position telle, que, dès que l'insensibilité se produisait, je retombais sur le dos, en laissant tomber l'éponge. Une nuit, cependant, je retombai dans mon lit, en retenant l'éponge, qui resta appliquée sur ma bouche.

Mme Varley, nourrissant un enfant malade, était dans la chambre au-dessus de la mienne. Au bout de quelques instants, je redevins conscient : je voyais ma femme en haut et moi-même couché sur le dos, avec l'éponge sur la bouche, dans l'impossibilité absolue de faire aucun mouvement. Par ma volonté, je fis pénétrer dans son esprit la claire notion que je courais un danger. Elle se leva, sous le coup d'une vive alarme, descendit et se hâta d'enlever l'éponge. J'employai toutes mes forces pour lui dire : « Je vais oublier tout ceci, ainsi que la manière dont l'événement est survenu, à moins que vous ne me le rappeliez

demain matin. Aussi, ne manquez pas de me dire ce
qui vous a forcée à descendre et je pourrai alors me
rappeler les détails. » Le lendemain, elle suivit ma
recommandation, mais je ne pûs d'abord me souvenir
de rien. Toute la journée, je fis d'énergiques efforts et
je réussis enfin à me rappeler d'abord une partie et
enfin la scène tout entière. Mon esprit était dans la
chambre près de Mme Varley, lorsque je fis pénétrer
en elle la conscience de mon danger.

« Ce cas m'a aidé à me rendre compte de la façon
dont les esprits se communiquent. Elle vit ce que
mon esprit désirait et elle ressentit les mêmes impressions.

Un jour, étant tombée en trance, elle me dit :
« Actuellement ce ne sont pas les esprits qui vous
parlent : c'est moi-même. Je me sers de mon corps
de la même manière que les esprits, lorsqu'ils parlent
par ma bouche. »

« J'ai observé un autre fait en 1860. J'étais parvenu
à établir le premier câble transatlantique. Lorsque
j'arrivai à Halifax, mon nom fut télégraphié à New-
York. M. Cyrus Field transmit la nouvelle à Saint-
Johnet au Havre ; de telle sorte que, quand j'arrivai, je
fus très cordialement reçu partout et que je trouvai au
Havre un banquet tout préparé. Il fut accompagné
de toasts nombreux et la soirée se prolongea beaucoup. Je devais prendre le steamer qui partait le
lendemain matin et je craignais vivement de ne pas
m'éveiller à temps. Aussi j'employai un moyen qui
m'avait toujours réussi et qui était de vouloir fortement le réveil à l'heure convenable. Le matin arriva
et je me voyais moi-même profondément endormi
dans mon lit. J'essayai de m'éveiller, mais ce fut en

vain. Après un certain temps, comme je cherchais
vivement un moyen suffisamment efficace, j'aperçus
une cour, dans laquelle se trouvait un grand tas de
bois et deux hommes qui s'en approchaient. Ils mon-
tèrent sur cette pile de bois et soulevèrent une lourde
planche. J'eus alors l'idée de provoquer en moi le
rêve qu'une bombe était lancée contre moi, sifflait
en sortant du canon, qu'elle éclatait et me blessait à
la face, au moment où les hommes lançaient la planche
du haut de la pile. Cela m'éveilla, mais avec le souvenir très net des deux faits, le premier consistant
dans l'action de mon être intellectuel commandant à
mon cerveau de croire à la réalité d'illusions ridi-
cules, provoquées par *la force de la volonté*. Sans
perdre une seconde, je me précipitai de mon lit, j'ouvris la fenêtre et constatai que la cour, la pile de
bois et les deux hommes étaient bien tels que mon
esprit les avait vus. Je n'avais aucune connaissance,
des lieux ; il faisait nuit quand j'étais arrivé la veille
dans la ville et j'ignorais complètement qu'il y eût là
une cour. Il est évident que j'avais vu tout cela pendant que mon corps gisait endormi. Pour voir le
bois, j'étais obligé d'ouvrir la fenêtre.

« Tels sont les principaux faits qui ont déterminé
mes croyances spiritualistes.

« J'ai reçu des messages au sujet de mes enfants.
Mon plus jeune, qui est très nerveux et précoce,
tomba malade et le médecin recommandait de ne pas
lui donner à manger ; mais il n'allait pas mieux. Sur
ces entrefaites, Mme Varley tomba en trance et un
esprit nous donna le conseil de ne rien changer au
régime antérieur de l'enfant ; de suspendre le traitement suivi jusque-là et de nous adresser à un magné-

tiseur. C'est ce que l'on fit, et en fort peu de temps l'enfant fut guéri par les passes magnétiques.

« J'eus moi-même à subir l'incision d'un furoncle à la face et pendant plusieurs semaines je souffris de névralgies. Une nuit, je fus informé que les esprits venaient à mon secours et que déjà ils étaient à l'œuvre. Comme j'étais étendu dans mon lit, j'éprouvai une grande chaleur, suivie d'une abondante transpiration et le reste de la nuit fut excellent. Il s'était à peine écoulé quinze secondes depuis que j'avais entendu les mots : « Ils se mettent à l'œuvre, » lorsque je fus inondé de sueur. Le matin, lorsque je m'éveillai, la névralgie avait disparu.

« A New-York, je rencontrai quelques excellents médiums et aussi plusieurs hommes à l'intelligence nette, qui étudiaient le sujet : le Dr Gray, M. C.-F. Livermore, le banquier, Dale Owen, l'auteur de *Incursions sur les frontières d'un autre monde*, et d'autres, parmi lesquels le juge Edmonds.

« J'obtins de ces messieurs de précieux renseignements et je commençai une série d'expériences sur le magnétisme et l'électricité. Le médium était miss Catherine Fox.

« Il y a maintenant plus de douze ans que je me suis familiarisé avec les phénomènes spiritualistes, et pendant longtemps j'ai fait tous mes efforts pour établir quelque chose de bien précis sur les lois qui régissent la production des manifestations physiques, mais, malgré toute cette persévérance, mes résultats sont restés presque tout à fait négatifs. En l'absence de preuves positives bien nettes, il convient de rester sur la négative et de bien limiter le terrain sur lequel

on est obligé de faire des recherches, en quelque
sorte à travers les ténèbres.

« L'esprit qui m'aidait dans mes recherches m'affirmait être Franklin.

« Lorsque je parus pour la première fois avec des
appareils que je venais de régler à l'instant, je fus
accueilli par un concert de bruits tels que pourraient
à peine en produire cinquante marteaux frappant
ensemble à coups redoublés.

« J'ai pu rarement obtenir des médiums, au moyen
desquels se produisaient les phénomènes physiques,
qu'ils consentissent à se prêter à des recherches mi-
nutieuses. En 1867, miss Kate Fox, le médium amé-
ricain bien connu, voulut bien se prêter, à New-York,
à une série d'expériences sur les rapports possibles
entre les forces physiques connues et les spirituelles.
Miss Fox, vous le savez certainement, est le médium
au moyen duquel les manifestations du moderne
spiritualisme se produisirent pour la première fois
aux États-Unis et par la médiumnité duquel les
phénomènes physiques les plus frappants dont j'aie
jamais entendu parler furent constatés par mes amis,
le Dr Gray, physicien distingué de New-York et
M. Livermore, le banquier, tous deux fort sagaces et
d'une intelligence très ouverte.

« M. Livermore, M. et Mme Townsend assistèrent à
mes recherches; M. Townsend, dans la maison duquel
se tenaient nos séances, est sollicitor à New-York.
Une batterie à quatre éléments de Grove, une bobine
de 8 pouces de diamètre, des appareils électro-
magnétiques et autres furent employés par moi.
Voici le plan que je m'étais proposé de suivre : j'allais provoquer une série de phénomènes et les intel-

ligences ou *esprits*, comme on a l'habitude de les appeler et avec raison, selon moi, rapporteraient ce qu'ils voyaient et, autant que possible, expliqueraient les analogies entre les forces dont j'allais me servir et celles qu'ils emploient.

Nous avons tenu huit ou neuf séances dans ce but, mais, quoique les esprits présents aient semblé faire les plus grands efforts pour me faire comprendre ce qu'ils voyaient, tout cela resta inintelligible pour moi. Les seuls résultats positifs que j'ai obtenus furent les suivants :

« Comme nous étions dans l'obscurité et que les manifestations étaient parfois violentes, j'avais pris la précaution de placer la batterie et les commutateurs sur une table voisine et les fils allaient des commutateurs aux appareils placés sur la table autour de laquelle nous étions assis, de telle sorte que je pouvais faire dans l'obscurité les divers essais que je m'étais proposé de tenter.

« Toutes les fois que par hasard mes mains rencontraient un des fils, sans que je pusse savoir lequel je posais la question : « Un courant passe-t-il à travers ce fil ? » S'ils me disaient : « Oui, » je demandais : « Dans quelle direction traverse-t-il ma main ? » Si je ne me trompe, l'expérience fut répétée au moins dix fois. Chaque fois la lumière était faite aussitôt que la direction du courant avait été indiquée, et dans tous les cas je constatai que la réponse avait été exacte, si nous admettons que le courant va du pôle positif au pôle négatif.

« Les expériences avec la bobine furent de deux sortes. Premièrement, je cherchai quelle action avait sur moi la bobine traversée par un courant, lorsque je la plaçais au-dessus de ma tête ? Secondement, lorsqu'une barre de fer ou une aiguille de boussole est placée au centre de la bobine, les esprits peuvent-ils provoquer l'action magnétique de la bobine sur le fer ou l'aiguille ? A plusieurs reprises, lorsque nous étions dans l'obscurité, je saisis l'occasion et plaçai au-dessus de ma tête la bobine traversée par un courant et, chaque fois, les esprits me recommandaient aussitôt de ne pas agir ainsi, parce que cela me nuirait. Cependant je ne pus constater moi-même ni douleur, ni action sensible quelconque. Comme personne autre que moi ne savait ce que j'essayais, ou si je plaçais la bobine sur ma tête, il est absolument clair que la notion du fait était transmise par un moyen quelconque, encore inexplicable pour la science officielle.

« Le résultat de mes recherches dans cette direction me porte à admettre qu'il y a probablement d'autres, agents intervenant dans les manifestations électriques et magnétiques ; que ces agents sont perçus par les esprits, qui les confondent avec ceux que nous appelons électricité et magnétisme. C'est après avoir mûrement réfléchi que je suis arrivé à cette hypothèse.

« Chaque fois qu'un courant traversait la bobine, les esprits déclaraient qu'ils augmentaient ou diminuaient à volonté la puissance du champ magnétique. Cependant mes appareils ne témoignaient pas de telles modifications de puissance. Néanmoins chaque nuit et à chaque essai ils maintenaient l'exactitude de leur affirmation. J'affirmais avec insistance, de mon côté, qu'il ne se produisait aucune action visible. Un soir, comme je répétais mes expériences avec la plus grande attention, mes appareils étant médiocrement sensibles, l'idée me vint de remplacer la petite aiguille aimantée par un cristal de quartz. Les esprits décrivirent le cristal comme un aimant excellent et déclarèrent qu'ils pouvaient à volonté modifier son aimantation.

« Mme Varley put souvent voir sortir du fer magnétique, du cristal de roche et des êtres humains une lumière d'apparence uniforme, mais chez ces derniers elle variait beaucoup en intensité. En réunissant tous ces faits, je pense que ce que les esprits voient autour des corps magnétisés est cette lumière que le baron Reichenbach a nommée la force odique, et non les effluves magnétiques eux-mêmes.

Quant à l'existence d'effluves odiques émanant des corps magnétisés, des cristaux et des êtres humains, j'en ai eu, dans mes expériences avec Mme Varley, des preuves aussi nombreuses que décisives.

« Je me suis servi du terme *esprits*, quoique je sache bien qu'en général le monde ne croit pas que nous avons des raisons suffisantes pour affirmer que nos amis sont capables de communiquer avec nous après la dissolution de leur corps matériel. Ce qui m'autorise à assurer que les esprits de nos parents nous visitent bien réellement est que :

« 1° Je les ai vus distinctement en plusieurs occasions ;

« 2° Dans plusieurs cas, des choses connues de moi seul et des personnes décédées, qui étaient censées communiquer avec moi, ont été correctement rappelées, quoique le médium ignorât absolument toutes ces circonstances ;

« 3° Plusieurs fois des choses connues de nous deux

seuls et que j'avais totalement oubliées, ont été rappelées à ma mémoire par les communications des esprits ; ce n'étaient donc pas des cas de lecture de la pensée ;

« 4° A plusieurs reprises, les communications obtenues étaient des réponses à des questions posées mentalement, et le médium qui était une dame de mes amies, dans une situation sociale indépendante, écrivait les réponses, quoiqu'elle n'eût aucune notion du sens des communications ;

« 5° La date et la nature d'événements futurs, aussi inconnus et imprévus du médium que de moi-même, m'ont été dans plus d'un cas exactement annoncés plusieurs jours d'avance.

« Comme mes correspondants invisibles me disaient la vérité au sujet des événements futurs et affirmaient en même temps qu'ils étaient des esprits ; comme, d'autre part, aucun des mortels présents dans la salle ne connaissait quoi que ce fût des faits communiqués, je ne vois aucune raison de refuser de les croire.

« Mme Varley, spécialement lorsqu'elle est en état de trance, voit fréquemment les esprits et les reconnaît. Elle est un excellent médium à trances ; mais j'ai fort peu d'action sur la production de ces trances. Il m'est donc presque aussi difficile de me servir de sa médiumnité pour faire des expériences que de faire des études sur la production du phénomène naturel, mais extraordinaire et encore fort peu expliqué des météorites, qui se produisent à des moments et en des lieux imprévus, en dehors de tout contrôle humain.

« C'est dans la secte aux idées si étroites des Sandimaniens que j'ai reçu ma première éducation religieuse. Leurs enseignements sur la vie future étaient bien loin de donner une réponse à mes préoccupations. Ce fut pendant que je m'efforçais d'acquérir quelques notions sur les rapports de Dieu et des hommes, en interrogeant quelques esprits, qui étaient certainement plus avancés que moi, que je reçus une communication inattendue sur un autre sujet qui m'a beaucoup tourmenté, c'est-à-dire : « Pourquoi les esprits les plus intelligents ne nous donnent-ils pas des renseignements scientifiques plus avancés que ceux que nous possédons actuellement. »

« Comme j'ai trouvé l'explication bonne et logique, je la rappelle ici, non en vous demandant de l'adopter, mais pour vous ouvrir la voie, lorsque pareille question surgira dans votre esprit.

« Ils me dirent que je savais moi-même par expérience à quel degré les mots sont insuffisants, lorsqu'il s'agit de traduire des idées nouvelles. Les esprits qui se trouvent plus avancés que les plus hautes intelligences terrestres ne se servent pas de mots lorsqu'ils veulent échanger leurs idées, car ils ont la possibilité de communiquer instantanément leurs idées aux autres esprits, à mesure qu'elles naissent et telles qu'elles existent dans leur propre pensée. Lorsqu'ils adressent des messages aux mortels, même par l'intermédiaire des voyants et des médiums à incarnations, qui sont de beaucoup les meilleurs moyens de transmission des messages des intelligences élevées, ils déposent leur pensée dans l'esprit du médium, afin que celui-ci la traduise en paroles au moyen de son cerveau et de sa voix. Aussi, généralement, ce qu'ils donnent n'est qu'une mauvaise interprétation d'une pensée que le traducteur ne comprend pas.

« Les manifestations physiques, quelque merveilleuses et fécondes qu'elles puissent être, sont généralement considérées par les spirites expérimentés comme produites surtout par des esprits moins avancés que la moyenne des habitants des contrées civilisées. Pour moi, je ne conserve aucun doute sur le bien fondé de cette opinion, au moins dans la généralité des cas.

« Je n'ai pu jusqu'ici trouver un médium possédant des notions scientifiques et capable par conséquent de traduire en un langage intelligible les idées d'ordre scientifique. On ne s'en étonnera pas, si l'on veut considérer qu'il existe 3o millions d'Anglais, tandis qu'il n'y a guère plus d'une centaine de médiums connus dans tout le royaume. Encore, bien peu sont-ils très développés ; ce qui nous donne un médium connu du public, sur environ 3oo.ooo personnes. De ces 3o millions, je ne pense pas que plus de 1.ooo soient familiarisés avec la philosophie naturelle et capables d'en raisonner. Donc, s'il n'existe pas plus d'un homme capable de recherches scientifiques sur 3o.ooo, tandis qu'il n'y a qu'un médium sur 3oo.ooo, nous ne pouvons guère compter sur plus d'un médium scientifique dans dix générations. Même si nous supposons qu'il existe en Angleterre 10.ooo philosophes naturalistes bien intelligents, cela ne nous donnera pas plus d'un bon médium scientifique par génération. Si, enfin, on veut réfléchir que la majorité de nos médiums appartient au sexe féminin, qui, étant donnée l'éducation incomplète des femmes anglaises, sont rarement aptes aux recherches sérieuses, on ne s'étonnera plus du peu de progrès faits dans la direction scientifique (1).

« Maintenant que je vous ai expliqué ceci aussi bien que je l'ai pu, je vous dirai que ce que je vous ai attesté est la vérité, toute la vérité et rien que la vérité. Le sujet est vraiment plein de difficultés, car on n'a presque aucune notion sur la nature des forces mises en jeu. Ce qui nous manque, c'est un effort bien combiné dans le but d'étudier la question. Je

(1) Les raisons données ici par M. Varley paraissent assez justes à première vue. Il semble que pour traduire dans le langage terrestre des idées scientifiques transmises par les esprits à l'état de pensées, il est nécessaire que le médium intuitif ait reçu une instruction préalable suffisante. Nous savons cependant qu'il n'en est pas ainsi. Il suffira de rappeler le cas de ce garçon épicier qui, à l'état normal, ne pouvait suivre une idée philosophique même très simple, et qui, en état de trance, soutenait, avec des professeurs, de longues discussions sur les questions les plus ardues de philosophie et de théologie. Cette instruction préalable est encore bien moins nécessaire, lorsque les communications se font par l'écriture automatique ; car alors le médium n'est plus qu'un simple instrument passif. Nous avons vu M⁰ᵉ d'Espérance répondre instantanément pendant de nombreuses séances, au moyen de l'écriture mécanique, aux questions scientifiques de tout ordre, posées par Barkas et ses amis. Il y a selon nous d'autres raisons plus plausibles à cette absence de *révélations* sur des sujets scientifiques, industriels ou autres. Nous ferons remarquer d'abord que celles qui ont été faites dans quelques cas exceptionnels ont été constamment repoussées par les savants officiels, jusqu'à ce que l'un d'eux, bien longtemps après, le plus souvent, ait redécouvert ce qui en faisait l'objet. Enfin la raison capitale est que de telles révélations, si elles se généralisaient, seraient en opposition formelle avec la loi du progrès humain, qui n'est autre que celle de l'*effort* continu. Le rôle des esprits est de nous instruire de nos devoirs moraux ; de nous donner les preuves de l'immortalité de l'âme, de sa perfectibilité indéfinie, que nous ne pourrions acquérir autrement, et non de nous procurer la science et le bien-être matériel, qui ne doivent être acquis que par le travail. (NOTE DU TRADUCTEUR.)

pense que ceux qui présentent les conditions requises pour suivre de telles expériences sont une faible minorité. Pour moi, je me suis bien gardé de rien croire, jusqu'à ce que l'incrédulité fût devenue tout à fait impossible. »

Lorsque M. Varley eut cessé de parler, le président, M. Jeffery, se leva et le remercia de son importante communication.

M. Coleman dit qu'il désirerait savoir de M. Varley s'il se considère comme médium typtologue.

M. Varley répond qu'il ne le croit pas : il ne peut par lui-même obtenir de coups frappés, et il ne se rend pas bien compte de la signification du terme employé par M. Coleman.

M. Jeffery : « M. Varley accepte-t-il la théorie spiritualiste ?

M. Varley : « En me basant sur les faits que je viens de citer, je crois fermement que nous ne sommes pas limités à nos corps. Nous existons aussi bien après qu'avant la mort du corps, et dans certaines conditions nous conservons la faculté de communiquer avec ceux qui sont encore sur terre, mais je crois aussi que beaucoup des phénomènes observés sont souvent causés par les esprits des personnes présentes. Ces phénomènes ne peuvent être attribués ni au magnétisme, ni à l'électricité. Ces forces n'ont rien à voir dans les phénomènes auxquels j'ai fait allusion et il est regrettable que les termes de magnétisme et d'électricité aient été appliqués à ces forces encore inconnues. Quant à notre vie future, je ne pense pas qu'aucun de nous connaisse bien les détails de ce qui nous arrive après la mort. Presque tous les spiritualistes s'accordent à admettre que la partie pensante de l'homme constitue son corps dans l'autre vie ; que nous sommes des êtres pensants et que les idées que nous avons pu nous former dans le cours de cette vie nous restent dans l'autre comme réalités permanentes. Quant à l'électricité, je pense qu'elle est un des composants de la matière et qu'elle se transmet réellement par les fils métalliques, sans être soumise aux lois de la pesanteur ni de la gravitation. La lumière est une vibration de la substance cosmique. Quant à la nature du magnétisme, je l'ignore complètement et n'ai pas l'ombre d'une idée à ce sujet.

« Il me revient à la mémoire un fait arrivé récemment chez moi, où un grand canapé nous emporta tous dans un coin du salon, sans aucun agent visible de locomotion. M. Home étant le médium, nous étions tous autour d'une table et il se mit à trembler. Je regardai au-dessus de son épaule, et je vis une table voisine venir doucement vers nous. Un autre jour, à New-York, quelques amis étaient avec moi assis autour d'une table depuis quelque temps, lorsque tout à coup miss Catherine Fox se leva et se dirigea vers la porte. M. Livermore alla se placer près d'elle et vit distinctement une main, tandis que nous voyions une lueur bleue sortir de dessous ses vêtements. J'ai souvent vu de telles lueurs se produire en sa présence.

M. BRADLAUGH : « Pendant que se produisaient les plus intéressantes de vos expériences, étiez-vous dans un état anormal ?

M. VARLEY : « Non, j'étais calme et lucide. Je pense que le somnambulisme et les trances spirites sont produits par les mêmes moyens et que les forces magnétiques et spirites ne sont qu'une seule et même chose. Elles sont toutes deux la manifestation d'un esprit et, selon moi, toute la différence qui existe entre elles est la suivante : dans la trance magnétique, la force qui domine et entrance le sujet vient du corps humain ; dans la trance spirite, l'agent qui exerce son pouvoir sur le sujet ne vient pas d'un corps humain.

« J'ai consacré beaucoup de temps à l'étude de l'iden-tification des esprits et, dans un cas, le médium, une dame de nos voisines, que nous ne connaissions nullement auparavant, vint à nous dire qu'un esprit désirait se communiquer par moi à son père et me demandait de me rendre près de son père qui était matérialiste. Cet esprit désirait ardemment prouver à son père qu'il n'était pas retourné au néant et qu'il y avait une autre vie. J'avais connu cette personne pendant sa vie terrestre ; c'était un joyeux compagnon, mais si ennemi du vrai, que personne ne pouvait accorder la moindre créance à tout ce qu'il disait. Je lui répondis que, pendant sa vie, il avait toujours été si peu digne de foi, que, s'il voulait maintenant me convaincre de son identité, il fallait qu'il me rappelât quelque circonstance de notre vie de jadis, sortie aujourd'hui de ma mémoire. Il lui fut impossible de me satisfaire sur-le-champ et me donna rendez-vous à quelques jours de là. A la date fixée, il me raconta les incidents d'une promenade en bateau sur la Tamise, rappelant les expressions mêmes dont je m'étais servi et détaillant certaines circonstances qui le concernaient lui-même. Il ajouta qu'il avait été si mauvais sur terre, que son père avait perdu toute confiance en lui et qu'il ne pourrait le convaincre de son identité, comme il l'avait fait pour moi. La

plupart des réponses furent écrites par la dame
dont j'ai parlé plus haut, tandis que je faisais les
questions mentalement.

M. BRADLAUGH : « Je pense que vous avez vu la couleur des vêtements d'un esprit, aussi distinctement
que ses traits.

M. VARLEY : « Oui, et je crois comprendre le but de
cette question. J'ai été profondément stupéfait lorsque
j'ai vu un esprit dans un costume ordinaire. Voici
comment je me l'explique : tous les agents connus
peuvent être considérés comme solides en comparaison d'une autre substance. Un homme trouve que
l'air n'est pas solide du tout. Il peut le traverser aussi
facilement que s'il n'existait pas ; mais s'il vient à
rencontrer un cuirassé, il se trouve arrêté, parce qu'il
ne peut traverser le fer. L'électricité trouve au contraire que l'air est le corps le plus solide possible.
Elle ne peut le traverser, mais elle passe à travers un
cuirassé, comme s'il n'existait pas. Pour l'électricien,
un fil de fer est comme un canal qui lui permet de
faire passer l'électricité à travers l'air qui est pour
elle comme un roc solide. Le verre est opaque pour
l'électricité, mais transparent pour le magnétisme.
Nous pouvons donc conclure qu'un corps est toujours
solide pour un autre et que rien n'est solide pour
toutes les choses sans exception.

« La pensée, qui est aussi un agent, peut prendre une
sorte de consistance, de telle sorte que si vous prenez
un vieux fermier anglais, par exemple, il sera honteux
de paraître sans ses bottes à revers, sa veste à boutons
et son chapeau. Ils sont indispensables à son identité ;
il ne peut se figurer son être sans eux ; ils font partie
de sa personne et, dès qu'il abandonne son corps

pour devenir un homme esprit, les bottes esprits, la
veste esprit et le chapeau esprit font partie de son
individualité (1). »

Un vote de remerciement est adressé à M. Varley
et la séance est levée.

MARDI 8 JUIN 1869

Président : le Dr Edmunds

Pendant cette séance, on entendit M. Shorter, et
voici la substance de sa déposition :

« Mes recherches sur le spiritualisme ont duré environ quinze ans. Toutefois, dans les dernières années,
je me suis surtout occupé de ses rapports avec les
questions historiques, philosophiques et religieuses,
plutôt que de ses phénomènes, car, depuis longtemps
je suis convaincu de leur réalité et de leur origine spirituelle. Mais comme je comprends que c'est surtout
des faits que le Comité veut s'occuper, c'est à eux que
je veux limiter mes constatations, en ne parlant que
de ceux que j'ai observés moi-même et en le faisant dans les termes les plus brefs qu'il me sera pos-

(1) Nous ne savons si beaucoup de nos lecteurs se trouveront convaincus par l'explication donnée par M. Varley, qui
se ressent beaucoup de l'improvisation. Il eût été, selon
nous, bien plus simple de dire que l'esprit qui veut se faire
reconnaître condense la substance cosmique de façon à lui
faire reproduire momentanément toutes les formes et apparences qui le caractérisaient pendant sa vie terrestre et
sous lesquelles il était connu des siens. (Note du traducteur).

sible. Quelques-uns des résultats de mes premières
recherches sur le spiritualisme ont été publiés dans
le *Yorkshire spiritual Telegraph* de 1856 et 1857 et
réimprimés en un volume intitulé : *Confessions of
a Truth seeker*. Je crois que ce fut le premier récit
détaillé d'expériences de ce genre, qui parut dans ce
pays.

« Depuis, j'ai été maintes fois témoin de faits d'un
caractère analogue à ceux racontés dans ce volume
et même de bien d'autres ; mais, comme je ne les ai
pas toujours notés avec le soin scrupuleux que j'apportais au début, lorsque je recherchais leur nature
et leur cause, je parlerai presque exclusivement des
cas observés dans mes premières expériences. Désirant les établir avec le plus grand soin, je pense, si
le Comité y consent, qu'au lieu d'en parler de mémoire, il vaudra mieux recourir à des citations de
mes récits imprimés, que j'ai rédigés lorsque les faits
étaient encore tout frais et vivants dans mon esprit.
Je m'aiderai donc des notes prises sur le moment.

« Lorsque j'aurai donné des détails sur quelques-uns
des incidents remarquables observés au cours de mes
études, je m'efforcerai de condenser en quelques paragraphes les résultats d'un grand nombre d'observations et d'expériences.

« J'ai vu à plusieurs reprises une table s'incliner à un
angle de 45 degrés et au delà : la lampe, la carafe, l'encrier, des crayons, etc., restaient sur la table comme
s'ils en eussent fait partie. D'autres fois, j'ai vu la table
s'enlever *perpendiculairement*, tandis que nos mains
reposaient toutes sur la surface du plateau. J'ai vu le
tapis de table enlevé de dessous nos doigts et lancé
sur le parquet. Un jour, une seule personne touchant

la table du bout des doigts, elle se mit en mouvement ; je sautai sur elle et fus promené dans la
chambre par ce nouveau mode de locomotion. J'ai vu
une table que le médium, femme délicate, ne touchait que du bout des doigts, s'enlever du parquet et
répondre aux questions par des mouvements que
deux hommes solides ne purent arrêter. J'ai obtenu
des réponses d'une table que touchait seul un enfant
de quatre ans. Plus d'une fois, j'ai vu se déplacer
une table que personne ne touchait. A la fin de nos
séances une table que personne de nous ne touchait
nous demanda par coups frappés d'entonner un
hymne religieux. Dès la première note de notre chant,
la table se souleva, en dehors de tout contact humain,
et se mit à battre la mesure, comme un bâton entre
les mains d'un chef d'orchestre, conservant le mouvement jusqu'à la fin, beaucoup plus exactement que
nous ne pûmes le faire nous-même. On m'a donné
les noms et âge de diverses personnes, les dates
d'événements privés et de nature intime, la date et le
lieu du décès de l'esprit qui se communiquait et bien
d'autres particularités de même sorte, transmis correctement par coups frappés. Je ne prétends pas que
ces renseignements furent invariablement justes,
mais j'affirme qu'ils l'ont été souvent, et cela lorsque
ni le médium ni aucun assistant n'en avait connaissance.

« A l'une de ces séances composées de notre famille,
assistait un monsieur, récemment arrivé de la Nouvelle-Orléans. En réponse à ses questions, on lui dit
par coups frappés par la table le nombre d'années
qu'il y avait vécu et depuis combien de semaines il
était en Angleterre, ce que lui seul connaissait. L'es-

prit qui se communiquait se présentait comme un de
ses vieux amis. Il lui donna les initiales de son nom
et dit qu'il était décédé à la Nouvelle-Orléans, dix ans
et demi auparavant. Notre ami certifia que tous ces
détails étaient exacts.

« J'ai vu un grand nombre de fois la table donner des
réponses exactes à des questions posées mentalement. Dans un cas, il y avait douze assistants ; des
parents et amis étaient évoqués tantôt par l'un, tantôt
par l'autre, et la table se dirigeait vers chacun d'eux,
comme pour les assurer de la présence réelle de l'esprit évoqué. Le nombre des mouvements correspon-
dait à l'âge du défunt, ou à l'époque de sa mort ou à
toute autre question mentale. Personne autre que le
questionneur et l'esprit ne connaissait la question
avant que la réponse ne fût donnée.

« A propos de ces faits, je ferai remarquer : 1º qu'ils
ont été observés en pleine lumière, soit du jour, soit
de becs de gaz, dans des pièces bien éclairées ;
2º qu'ils étaient constatés par tous les assistants, qui
affirmaient les voir au même moment et de la même
façon ; 3º qu'aucun médium professionnel ou public
ne fut employé ; que les expériences étaient suivies
par moi et mes amis, chez eux ou chez moi, pour
notre édification personnelle et avec des médiums différents. Quelles que puissent être la valeur et la signification des phénomènes, ces conditions sont, je
pense, de nature à éliminer tout soupçon sur leur sincérité.

« A propos d'un de ces phénomènes qui, je pense,
intéressera tout particulièrement le Comité, les mouvements de table sans contact, qu'il me soit permis
de rapporter un incident qui se présenta à la suite

des expériences racontées et qui est encore tout frais dans ma mémoire.

« Nous avions tenu une séance dans le salon du Dr Dixon, 25, Bedford Row, et nous pensions qu'elle était terminée. Après une courte conversation, le docteur se mit au piano. Dès la première note, la table se souleva, faisant pendant tout le morceau des mouvements rythmés, correspondant à la musique et qui ne cessèrent qu'avec le morceau joué.

« Je n'ai donné qu'une partie de mes observations sur le spiritualisme et j'ai pensé qu'il valait mieux borner ma déposition aux phénomènes les plus élémentaires. Mais, même dans ces manifestations physiques d'agents invisibles, ce qui me paraît le plus digne de remarque et ce sur quoi je tiens spécialement à appeler votre attention, c'est l'incontestable intelligence associée à tous ces phénomènes et qui nous est étrangère. Avant de m'asseoir, je considère, comme un devoir de protester contre ce terme d'*Esprit frappeur* qui a été employé ce soir comme synonyme de spiritualisme et que l'on a cherché à justifier. Ce que l'on a ainsi appelé n'est qu'une des moindres manifestations du spiritualisme. Ces phénomènes en sont en quelque sorte les accessoires, *les incidents et non l'essence*, ils lui apportent des preuves, mais ne sont pas le spiritisme lui-même.

« Le spiritisme est la proclamation que l'homme est un être spirituel, qui, même sur cette terre, peut, dans certaines conditions, entrer en communication avec les esprits qui ont quitté leur enveloppe matérielle. Il comprend toutes les études qui peuvent jeter quelque lumière sur la nature, les forces, les lois qui régissent le monde des esprits et sur ses rapports avec le monde visible ; sur les intérêts, les devoirs et les responsabilités dans l'un comme dans l'autre monde, de l'homme considéré comme être spirituel et immortel. Il s'occupe donc de tous les faits qui tendent à établir ou à confirmer la croyance dans la nature spirituelle de l'homme et dans la continuation de la vie après la mort du corps. Le caractériser par des noms tels que *Tables tournantes* ou *Esprits frappeurs*, comme si cela comprenait toutes ses manifestations, ou indiquait exactement son esprit, au lieu de n'être qu'une simple formule de journaliste, ne peut être que le résultat de l'ignorance ou de l'impertinence et me semble tout à fait indigne d'une enquête aussi sérieuse que celle que, selon moi, votre Comité a entreprise. Ces termes sont insultants et offensants et j'ajouterai aussi niais, que si l'on voulait désigner le Christianisme comme n'étant que la *rupture du pain* ou l'*immersion dans l'eau*. Repoussez le spiritualisme si vous voulez, mais au moins respectez notre droit de le désigner par un terme qui nous semble seul exprimer son vrai caractère et son but. »

Répondant à diverses questions des membres du Comité, M. Shorter dit : « Chez le Dr Dixon, la table s'éleva de 4 à 6 pouces au-dessus du parquet et continua à se mouvoir pendant plusieurs minutes, c'est-à-dire jusqu'à la fin du morceau de musique. C'était pendant une claire soirée d'été ; il y avait sept personnes et les mouvements de la table furent vus distinctement par chacun, la table étant au moins à 3 pieds de distance de tous les assistants.

« J'ai vu un médium répondre par l'écriture automatique à des questions posées mentalement ; j'ai vu

également répondre par coups frappés et par mouvements. Une fois, chez le Dr Dixon, huit ou dix assistants, parmi lesquels je me trouvais, reçurent par
l'écriture chacun une réponse à une question mentale et tous affirmèrent que ces réponses étaient correctes et appropriées.

« Je crois que les faits dont j'ai été témoin sont dus à
des esprits, c'est-à-dire des êtres ne différant de nous-
mêmes qu'en ce qu'ils sont séparés de leurs corps
mortels ; êtres substantiels, mais non matériels. Je sais
que diverses théories et hypothèses ont été proposées,
représentant ces faits comme le résultat de causes
physiques et dépendant de notre monde. Je les ai très
sérieusement examinées et je suis resté convaincu de
leur insuffisance. J'ai rapporté dans mon livre divers
exemples de communications de notions aussi inconnues du médium que de tous les assistants. J'ai cité
le fait d'un ami sur le point de s'expatrier et qui,
d'après les avis reçus des agents d'émigration, s'at-
tendait à partir dans une semaine. Il lui fut annoncé
par mouvements de table qu'il ne s'embarquerait que
dans trente et un jours ; des circonstances imprévues
retardèrent effectivement son départ et il ne s'em-
barqua que trente et un jours plus tard. Dans un
autre cas, à propos d'un de mes amis, alors en Aus-
tralie, je demandai à l'esprit d'un de ses parents, qui
annonçait sa présence, et je reçus en effet plusieurs
renseignements, dont la suite démontra l'exactitude.
Entre autres choses, je demandai, par exemple, depuis
combien de temps cet ami avait quitté l'Angleterre
et on me répondit trois ans et demi. Je soutenais
qu'il ne devait pas y avoir plus de trois ans : mais
l'esprit maintint rigoureusement le terme de trois ans

et demi. Après information, je trouvai trois ans et sept mois, moins une semaine. Sauf moi, aucun des assistants n'avait une notion quelconque sur ce point.

« M. Manuel Eyre pourra vous apporter encore d'autres attestations sur ce sujet, et si je suis venu ce soir, c'est bien plus pour provoquer son témoignage devant le Comité, que pour produire le mien. »

Les questions suivantes furent alors posées :

M. JEFFERY : « A quoi attribuez-vous ces phénomènes ?

M. SHORTER : « Je pense qu'ils sont produits par des êtres *substantiels* mais non *matériels*. Ceux qui connaissent les philosophes allemands comprendront ce que je veux dire.

M. DYTE : « Pouvez-vous nous citer l'exemple d'une réponse qui ne pouvait être dans l'esprit d'aucun des assistants ?

M. SHORTER : « Voici un fait que j'ai déjà rapporté : Un monsieur, devant quitter ce pays, demanda dans combien de temps il pourrait le faire. La table lui répondit : dans trente et un jours. Ceci le fit rire, car il se proposait de partir dans la même semaine. Il arriva cependant que la table eut raison : diverses circonstances imprévues survinrent et il fut retenu jusqu'à l'époque indiquée. Une autre fois, je demandais depuis combien de temps un ami était absent et je reçus une réponse très nette, qui fut trouvée exacte.

M. GANNON : « La table s'est-elle soulevée tout entière, ou seulement sur un pied ?

M. SHORTER : « La table s'enleva complètement à 4 ou 6 pouces du parquet, sans que personne fût près d'elle. »

M. MANUEL EYRE, qui est ensuite entendu, parle ainsi :

« Mes recherches embrassent une période de seize à dix-sept ans. Ce fut une dame de mes amis, habitant Philadelphie, Pensylvanie (U. S.), qui attira la première mon attention sur les phénomènes spiritualistes et m'amena à m'y intéresser. Cette dame, instruite, occupant une bonne situation dans la société (elle était la belle-sœur de l'Attorney-General), ne croyait ni à Dieu, ni à la vie future, et se trouvait très malheureuse dans son incrédulité. Je l'avais perdue de vue depuis de longs mois, lorsque je la rencontrai à Washington, avec quelques amis intimes. Nous fûmes frappés de son expression vive, animée, et du sentiment de bonheur qui semblait la posséder. Le lendemain de cette visite, nous en parlâmes beaucoup. Elle revint et alors amena elle-même la conversation sur le spiritualisme. Tous commencèrent aussitôt à tourner en ridicule elle et ses croyances, qui furent taxées de chose vulgaire et peu distinguée. Voici sa réponse, que je me rappelle comme si le fait était d'hier : *Le ridicule n'est pas un argument et il est indigne du bon sens que je vous connais.* Puis elle en vint à dire : « Vous savez quelles étaient mes opinions et combien mon incrédulité me rendait malheureuse. J'ai expérimenté le spiritualisme, et non seulement j'y crois, mais il m'a rendue parfaitement heureuse par la croyance dans la vie future. J'ai amené ma sœur à partager mes convictions nouvelles et elle est transformée. Au lieu de la jeune fille capricieuse et irritable qu'elle était, elle se montre, depuis qu'elle croit à une autre vie, une personne bonne, sérieuse et réfléchie dans toute sa conduite, aussi bien vis-à-vis de moi que des autres. » Je ne trouvai rien à répondre à ces attestations, mais mon attention fut désormais attirée vers cette question et je ne laissai passer aucune occasion de l'étudier.

« Je l'ai observé sous presque toutes ses formes, non seulement dans les diverses localités de l'Amérique, mais aussi dans ce pays. Je ne vous citerai que quelques exemples, parmi les faits très nombreux dont je fus témoin. Je ferai remarquer que la plupart et surtout les plus remarquables furent obtenus dans des cercles privés.

« Pendant une visite que je faisais à Buffalo, New-York, chez un de mes amis, tandis que je causais avec sa femme, un grand piano à queue, placé au milieu du salon, à 15 pieds de distance de toutes les personnes présentes, commença à se soulever, puis à se reposer et finalement quitta complètement le parquet, pour retomber avec une telle violence, que vous l'auriez cru brisé. Cependant il commença aussitôt à faire entendre un morceau de musique, aussi parfaitement joué qu'il eût pu l'être par un artiste consommé. Plus tard, Mme C... me raconta que le même fait s'était reproduit si souvent, que, craignant de voir démolir son piano, elle avait prié les esprits de cesser ; ce qu'ils avaient fait.

« Je vais maintenant citer un fait qui, je pense, prouve l'intervention d'une intelligence étrangère à tous les assistants. Le but de ma venue dans ce pays était de retrouver, si c'était possible, l'acte de baptême d'une personne née en Angleterre et morte en Amérique au siècle dernier. D'après mes informations, j'avais été amené à penser que je le trouverais dans le Yorkshire ou le Cambridgeshire. Je consacrai plus de trois mois à rechercher dans ce sens et me donnai beaucoup de mal sans aucun résultat. Je reçus d'Amérique un message spirite, m'annonçant que, si je voulais trouver le document en question, je devais m'adresser à un médium de ce pays. J'en consultai plusieurs sans autre résultat que l'assurance que j'arriverais à mon but. Enfin un message m'adressa à Mme Marshall. Peu confiant dans les médiums publics, je résolus d'apporter la plus grande circonspection dans la suite de mes recherches. Je vins chez Mme Marshall dans le cours de l'hiver de 1862. Je ne lui dis ni qui j'étais ni quel était le but de ma visite et je m'assis dans un coin d'un vaste salon. Mme Marshall occupait le coin opposé près d'une fenêtre. Je causais avec Mme Marshall, lorsque la table, une grande et lourde table rónde, vint en bondissant à travers le salon, dont elle occupait le côté opposé à celui où je me trouvais et arriva à s'appuyer sur mes genoux. Il n'y avait personne près d'elle et c'était en plein jour. Elle nous transmit alors par ses mouvements et l'alphabet plusieurs communications. Elle ne me dit rien touchant le but de ma visite, mais, au moment de mon départ, elle m'engagea à revenir. Je le fis quelques jours plus tard. Avant de partir de chez moi, j'avais inscrit et numéroté une douzaine de questions, parmi lesquelles était la suivante : « Où pourrai-je retrouver l'acte de baptême que je recherche ? » Le papier contenant les questions fut plié et placé sous une épaisse enveloppe que je fermai. Lorsque nous fûmes assis, je lui posai quelques questions et je dis ensuite : « Les esprits voudraient-ils répondre aux questions que j'ai inscrites et mises dans ma poche ? » — « Oui, » fut-il répondu par coups. Je demandai si je devais déposer sur la table, tel qu'il était

sous enveloppe, le papier contenant les questions.
« Oui, » fut-il encore répondu. Je pris donc l'enveloppe dans ma poche et la déposai sans l'ouvrir sur
la table. Je pris une feuille de papier et j'y inscrivis,
dans l'ordre de leurs numéros, les diverses réponses à
mesure qu'elles étaient données. Quand vint la question au sujet de l'acte de baptême, la table répondit : *Stepney Church* et en même temps Mme Marshall
aînée laissa tomber de la façon qui lui était particulière le mot Stepney. Comme j'étais étranger à
Londres, je ne connaissais aucun lieu portant ce nom.
J'ouvris alors l'enveloppe contenant les questions ; je
constatai que les réponses faites à chacune d'elles
étaient exactes. Quelques jours plus tard, je me rendis à Stepney Church et, après quelques jours de
recherches, je trouvai enfin l'acte de baptême comme
cela m'avait été dit.

« Un autre fait qui a quelques traits de ressemblance
avec le précédent et qui se complique de la prédiction d'événements à venir, se produisit, il y a environ dix ans, à Cleveland, Ohio. Nous avions formé
un cercle entre amis. Après quelques communications et quelques phénomènes physiques, Mme Macready, l'artiste dramatique bien connue, et une dame
que j'appellerai Mme N... demandèrent si elles se
reverraient un jour. La réponse, donnée par un esprit
qui prenait le nom de Queenah, fut : « *Oui, vous vous
reverrez en Angleterre et dans des conditions très pé-
nibles et douloureuses. A cette époque, Mme N... sera
veuve.* » Toute cette scène s'était effacée de la mémoire de Mme Macready et de la mienne et était tout
à fait oubliée. Cependant, lorsque Mme Macready vi-
sita l'asile des aliénés de Camberwell et offrit une

collation aux malades, l'une des premières questions que lui posa le médecin fut : « Connaissez-vous Mme N... ? Elle dit qu'elle vous a connue en Amérique et elle vous réclame depuis qu'elle sait que vous êtes arrivée. » Mme Macready répondit : « Non : ce n'est qu'une de ses visions. » Lorsque la collation fut terminée, le docteur dit de nouveau à Mme Macready : « Mme N... affirme avec insistance qu'elle vous a connue et me prie de vous dire : Queenah-Cleveland. » La séance qui avait eu lieu dix ans auparavant revint alors à la mémoire de Mme Macready, et comme elle saluait les malades, Mme N... fondit en larmes et se précipita vers Mme Macready en s'écriant : « Ne vous souvenez-vous pas de moi ? » et répétant sans cesse : « Queenah-Cleveland ! » Mme N... avait perdu son mari ; elle avait subi de grands revers de fortune, ce qui l'avait rendue folle et c'était bien là la rencontre prédite.

« Une autre classe de manifestations spiritualistés que j'ai observées et que je crois dignes de fixer votre attention est celle de l'écriture sur la peau; en voici un exemple.

« J'étais à Wankeegan, village près de Chicago, et j'en profitai pour me rendre chez un médium, une dame Seymour. C'était une pauvre femme médium à incarnations. Tandis qu'elle parlait à l'état de trance, elle avança un bras, puis avec un doigt de l'autre main tenue en l'air, à une distance de plus d'un pied, elle dessina de rapides mouvements comme pour écrire. Quelques minutes après, tandis qu'elle était encore entrancée, elle releva sa manche, qui était large et flottante, et l'on vit sur le bras la signature spéciale de l'esprit qui avait donné la communication, tracée assez distinctement pour être lue de toutes les parties de la pièce. Le nom écrit ainsi était celui d'un proche parent de la dame qui m'accompagnait. Cette dame et moi étions absolument étrangers dans cette ville et tout à fait inconnus du médium.

« J'habitais encore dans le voisinage de ce médium, lorsque la grande notoriété des phénomènes produits par son intermédiaire devint telle, qu'on forma pour les étudier un comité composé du maire, de quelques médecins et d'un certain nombre des principaux habitants de Milwaukee, la ville la plus proche. Mme Seymour parut plusieurs fois devant eux, mais le comité ne put arriver à formuler aucune conclusion au sujet de la cause des phénomènes et se sépara sans rédiger aucun rapport. »

On pose alors à M. Eyre les questions suivantes au sujet de sa déposition :

M. GEARY : « Connaissez-vous quelques cas d'imposture se rapportant au spiritualisme ?

M. EYRE : « Oui, je connais des cas d'imposture.

M. GEARY : « Existe-t-il des moyens qui permettent aux assistants de distinguer les phénomènes produits par fourberie de ceux qui sont dus aux esprits ?

M. EYRE : « Oui, sauf dans le cas de séances obscures. Lorsque les faits se passent en pleine lumière, la plupart des spectateurs peuvent faire la distinction. Tout d'abord, les frappements produits par la table sous l'influence des esprits ont un cachet particulier, et lorsque c'est le médium qui provoque les secousses, il ne peut imiter les mouvements ondulés réellement dus aux esprits. Il arriva qu'une femme, qu'on appelait la *Squatter*, devint médium. Elle s'était retirée dans un village éloigné de l'Ouest et son genre de médiumnité consistait dans l'écriture sur son bras, des noms des esprits qui communiquaient avec elle. Mme Macready, moi-même et quelques amis nous nous rendîmes près d'elle et la trouvâmes occupée à sa lessive. Elle tomba aussitôt en trance, avança son bras, se mit à parler et, découvrant immédiatement ce bras, nous montra le nom du mari de Mme Macready, écrit en lettres rouges, avec son paraphe particulier. Un comité se forma sur place pour l'étudier, sous la présidence du maire; mais finalement ils en vinrent à cette conclusion qu'ils ne savaient ce qu'ils devaient en penser. Elle parlait beaucoup pendant ses trances, et ce qu'il y avait de tout particulier dans ce cas, c'est que les marques persistaient pendant cinq à dix minutes sur son bras. Les lettres formaient un relief et on voyait, écrites ainsi, les signatures de personnes dont le médium n'avait jamais entendu parler. »

Le capitaine Webber dit qu'il sait que des lettres peuvent être écrites ainsi par des moyens naturels sur les bras et la poitrine.

M. Eyre : « Dans le cas ci-dessus, le médium n'a pas touché son bras, qui était recouvert par la manche, tandis que l'écriture se produisait.

Mme Honywood : « Quant à cette écriture sur la peau, lorsqu'elle est due aux esprits, elle disparaît en général au bout de dix minutes, tandis qu'elle persiste beaucoup plus longtemps, lorsqu'elle est tracée par un instrument quelconque.

M. Wallace : « Avez-vous connu un imposteur qui ait pu tromper pendant toute une année, avant d'être découvert ?

M. EYRE : « Je n'ai jamais vu d'imposture durer aussi longtemps. »

M. Lévy dit qu'on lui a affirmé que l'écriture sur la peau, dans les conditions décrites plus haut, est un fait assez ordinaire dans les *Revivals* du Nord de l'Irlande.

M. LOWENTHAL vient ensuite faire la déposition suivante :

« Je ne suis d'aucune façon un spiritualiste professionnel, mais un négociant. J'ai mes bureaux à Fenchurch-Street, et je m'oppose à ce que mon nom soit publié dans les journaux. Entrant un jour dans une des salles d'un établissement hydrothérapique, j'y fus suivi par un monsieur, vers lequel je me sentis attiré et auquel j'adressai la parole. J'éprouvai aussitôt toutes sortes de malaises. Je le fis asseoir et commençai à marcher autour de lui, en lui faisant des passes dans tous les sens. Je lui posai un certain nombre de questions et il se déclara largement soulagé.

Un membre : « Ceci n'est que du magnétisme.

M. LOWENTHAL : « Le magnétisme n'a rien à faire ici. Tous ces actes étaient involontaires et tout à fait spiritiques. Je ne fis aucune passe magnétique. Mes mouvements étaient si grands, que plusieurs personnes croyaient que j'allais tomber.

« Je suis souvent poussé à parler une langue étrangère. Je pense que c'est une langue des Indiens. Ma bouche émet des sons que je ne comprends pas et qui n'ont aucun sens pour moi. Je suis porté à croire que c'est le langage de quelque tribu du Nord-Amérique. C'est un monologue et j'éprouve en moi-même l'impression, l'idée que je dois agir de telle ou telle façon. Une voix articulée, mais que je ne perçois pas par les oreilles, m'engage à agir. J'ai vécu long-temps au milieu des Indiens et les sons que j'émets me rappellent leur idiome.

M. SERJEANT COX : « Leur langue a pu rester gra-vée dans votre esprit.

M. LOWENTHAL : « Oh ! non ; pas du tout. Je parle avec une grande volubilité, mais je ne puis dire que j'aie jamais parlé une langue que je n'ai jamais entendue. Ces communications me donnent des informations que je ressens au fond de moi-même. Tandis que je les émets, je ressens une grande joie, comme si je me trouvais sous une influence agréable. Je reçois quelquefois des avis, mais c'est toujours dans ma propre langue. Les paroles prononcées par ma bouche sortent involontairement. J'ai vu des per-sonnes, et des plus considérées dans la société, se comporter avec autant de sans-gêne et aussi peu de retenue que les Indiens sauvages dans leurs forêts, imitant la vie des camps, les danses guerrières et parlant des langues étrangères. Ceci, je crois, avait pour but de les assouplir et de les préparer à recevoir les connaissances spiritualistes. Un jour, me trouvant avec un monsieur, je tombai sur ses genoux, en lui adressant les paroles les plus affectueuses. Lorsque je revins à l'état normal, il m'expliqua que je venais de lui causer une profonde satisfaction, en personni-fiant une sœur bien-aimée, actuellement dans le monde des esprits et qui, dans sa conviction, venait de s'incarner en moi, pour lui prouver sa présence et lui parler comme si elle était encore sur cette terre. »

M. HOCKLEY fait ensuite sa déposition :

« Je suis spiritualiste depuis quarante-cinq ans et

je possède un nombre de faits considérable. Voici un cristal entouré d'un cercle d'argent, comme pourrait l'être tout cristal ordinaire. Autrefois,on avait l'habitude d'inscrire sur des cercles de ce genre les quatre noms de la Divinité en hébreu.

« J'ai connu une dame qui était une admirable voyante et obtenait parfois, par le moyen des cristaux, des réponses extraordinaires. La personne qui a les facultés de voyante remarque d'abord une sorte de nuage au centre du cristal, puis la réponse ou le message paraît sous forme de caractères imprimés. Sans aucune hésitation, elle les lit aussi nettement que dans un livre. Dès qu'elle a prononcé les mots qu'elle voit, ceux-ci disparaissent et d'autres les remplacent. J'ai trente volumes contenant plus de douze mille réponses reçues de la sorte et je les garde soigneusement sous clef. Un cristal dont on fait usage d'une façon spéciale peut être consacré à un esprit. Il y a quelque temps, je fus présenté au lieutenant Burton par le comte Stanhope et il m'exprima le désir de posséder un cristal consacré à un esprit. Je lui donnai aussi un miroir tout noir et il s'en sert de la même façon que vous le feriez d'un cristal.

«,Vous invoquez la personne que vous désirez voir apparaître : le voyant regarde dedans, la décrit complètement, pose des questions et reçoit les réponses. Le lieutenant Burton sortit vivement impressionné.

« Un jour, ma voyante l'appelle au miroir. Elle le reconnaît parfaitement, quoique hâlé par le soleil et costumé en Arabe. Elle décrit tout ce qu'il fait en ce moment. S'étant pris de querelle avec une troupe de Bédouins, en Arabie, il leur parle en arabe avec une grande violence. Enfin un vieux Bédouin tire son poignard et le lieutenant son revolver, lorsqu'un cavalier se précipite et les sépare. Longtemps après, le lieutenant Burton étant venu me voir, je lui racontai la scène observée par la voyante et lui en lus tous les détails. Il m'assura que le tout était exact jusque dans les moindres incidents et contresigna aussitôt le récit que j'avais écrit, certifiant que tout était vrai.

« Ces livres sont sous clef ; personne ne peut les voir. De temps à autre, si je pose des questions que je ne me rappelle pas avoir déjà faites, on me renvoie au livre dans lequel la réponse est déjà inscrite.

« Les voyants sont généralement des femmes et il est impossible de dire d'après les apparences extérieures si une personne possède ce don. J'ai connu une voyante qui pesait 19 stones (266 livres). Le seul moyen de découvrir si une personne est voyante est d'essayer. Il peut arriver que deux personnes voient la même chose en même temps. Un jour une dame regardait dans le cristal ; dès que le nuage est dissipé, elle voit son mari qui causait avec une dame de ses amis, puis un domestique paraît. Un ami qui regardait par-dessus son épaule, au moment où elle quittait le cristal, pour laisser reposer ses yeux, vit exactement la même chose. Quoique je possède un cristal depuis 1824, je n'ai jamais rien vu moi-même. Ma voyante était en état de santé parfaitement normal et jouissait de toutes ses facultés. Elle avait l'habitude de donner des réponses aux questions métaphysiques et de résoudre toutes autres difficultés, quoiqu'elle fût incapable de les comprendre.

« Je possède près de mille volumes sur les sciences occultes. Je ne pense pas que le magnétisme ait rien à voir ici. Je place un cristal entre les mains d'une spirite : elle tombe aussitôt en catalepsie et je suis obligé de lui faire des passes avant qu'elle puisse voir. Quelques dames sont obligées de regarder pendant cinq minutes, d'autres dix ou quinze, avant de rien voir ; mais s'il se produit un nuage, le phénomène ne tarde pas à se développer. Les mots paraissent sur le miroir de la même façon que dans le cristal. La voyante se place en face et vous posez une question. La réponse paraît sur la glace, plutôt en caractères d'imprimerie qu'en écriture, et dès qu'elle a lu les mots, ils disparaissent. Elle n'a vu d'écriture courante que dans le miroir.

« Des personnes viennent et me disent : « Je voudrais bien voir mon esprit-guide. » La voyante voit et décrit l'apparition. L'esprit se présente comme s'il était vivant. Il m'est parfois arrivé de paraître malgré moi dans le miroir ; c'est ce que je puis appeler mon double et j'en étais fort ennuyé. La voyante disait : « Vous voici dans le miroir. — Comment suis-je habillé ? — Comme vous l'êtes actuellement — ou — comme vous l'étiez la semaine dernière, » selon les cas. Alors s'engage un dialogue entre la voyante et mon double, pendant tout le temps qu'il reste dans le miroir. » *White's Life* de Sweedenborg exprime bien mes vues sur ce point.

Un membre : « C'est sûrement plus qu'un double et serait plutôt un triple. Je ne comprends pas.

M. HOCKLEY : « Il y a dans ces phénomènes beaucoup plus de choses que vous n'en pouvez comprendre. Je ne crois pas que j'aie deux esprits, mais un esprit, un corps et une enveloppe fluidique, en outre de mon corps, et que dans ce cas c'est cette enveloppe qui n'est plus en moi, mais avec mon esprit, et je pense que c'est elle qui servira d'enveloppe à mon esprit dans la vie future et qui, dans certains cas, se rend visible à d'autres. Une fois, un homme parut dans le petit cristal, tenant un livre que la voyante déclara splendide, mais trop petit pour être lu. Je lui donnai une loupe d'une grande puissance et elle put lire, car les caractères étaient devenus plus grands.

M. SERJEANT COX : « Croyez-vous que les esprits soient pour quelque chose dans tout ceci ?

M. HOCKLEY : « Oui.

M. SERJEANT COX : « Vous croyez que les esprits apparaissent dans la glace ?

M. HOCKLEY : « Je ne puis affirmer que ce sont les esprits qui sont là. Je pense que ce sont des manifestations spiritualistes, car j'ai reçu des réponses que la voyante eût été incapable de me faire.

M. SERJEANT COX : « Existe-t-il une preuve que ces manifestations sont objectives et non subjectives ?

M. HOCKLEY : « Oui. Ainsi le livre dont j'ai parlé était trop petit pour être lu, et lorsque je lui donnai la loupe, la voyante put le lire.

M. ATKINSON : « Un livre a été vu ; admettez-vous que c'était un livre réel qui était dans la glace ou l'esprit d'un livre ?

M. HOCKLEY : « Oui, je suppose que c'était l'esprit. Pourquoi n'admettrai-je pas que chaque chose a son esprit ? Je pense que si, moi ou un homme quelconque ayant fait un chèque, l'avait ensuite brûlé, ma voyante aurait pu le voir.

M. SERJEANT COX : « Même dans le cas où elle n'en aurait jamais entendu parler ?

M. Hockley : « Ce serait la même chose.

M. Serjeant Cox : « Croyez-vous que l'esprit est dans la glace ou dans la pensée de la voyante ?

. M. Hockley : « Je ne connais aucun moyen de me faire une opinion sur ce point.

M. Serjeant Cox : « Alors pourquoi|croyez-vous que les esprits sont pour quelque chose dans tout cela ?

M. Hockley : « Parce que la voyante parle hébreu et d'autres langues qu'elle ignore complètement et, en outre, parce que des événements qui se passent au moment même sont décrits avec exactitude dans leurs moindres détails.

Dr Edmunds : « Vous croyez que ces faits sont de nature spirituelle, parce qu'il n'y a aucun moyen de les expliquer autrement. Si j'avais un chèque dans ma poche, la voyante pourrait-elle le lire ?

M. Hockley : « Non.

M. Atkinson : « Cela pourrait arriver.

M. Hockley : « Cruikshank et d'autres ont soutenu des discussions sur les vêtements des esprits. Quelqu'un a-t-il jamais lu dans l'écriture qu'un esprit ait paru sans vêtements ? Il n'est pas bon de faire des phrases sur des questions fantastiques, si vous voulez arriver à la vérité. »

Des livres, des cristaux sont présentés et la séance est levée.

MARDI 22 JUIN 1869

Président: le Dr Edmunds

M. D. D. Home, en réponse à l'appel du président, dit qu'il ne s'est pas préparé à faire une déposition ;

que ce serait plutôt le rôle de ceux qui ont vu les phénomènes, dont beaucoup se sont produits tandis qu'il était inconscient.

Il se fera cependant un plaisir de répondre à toutes les questions qui pourront lui être posées.

Le Président : « Pouvez-vous spécifier dans quelles conditions se produisent les phénomènes ?

M. HOME : « On ne peut rien déterminer. J'ai souvent assisté avec d'autres personnes à des séances, sans que rien se produisît. Tandis que des manifestations éclatent parfois sans qu'on les attende, ou dans une pièce autre que celle où je me trouve, ou encore tandis que je dors dans la maison. Je dois dire que je suis extrêmement nerveux et affligé d'une fort mauvaise santé. Je suis Écossais et la seconde vue s'est développée de bonne heure chez moi. Je ne me laisse pas entraîner par l'imagination ; je suis plutôt sceptique et porté à douter même des choses qui se passent sous mes yeux. Je m'efforce de les oublier, car l'intelligence pourrait se troubler, si je me laissais trop aller à y penser. Aussi je vais au théâtre et dans les concerts, pour en détourner mon attention.

Le Président : « Voudriez-vous nous donner quelques renseignements sur les manifestations physiques, telles que la lévitation des tables et des personnes ? Tombez-vous en trance ?

M. HOME : « Certains phénomènes ne se produisent que lorsque je suis en trance. Mais la trance n'est pas nécessaire à la production de tous les phénomènes. La condition la plus indispensable est que l'harmonie règne entre les assistants. Dans certains cas, je fus éveillé la nuit par une apparition dans ma chambre et les esprits me disaient ce qui se faisait dans une autre pièce. J'en prenais note aussitôt et le tout se trouvait être exact.

M. Bennett : « Quelles sont vos sensations lorsque vous tombez en trance ?

M. Home : « Je tombe pendant deux ou trois minutes dans un état de rêverie, puis je me sens tout à fait étourdi et je perds connaissance. En m'éveillant, j'ai les pieds et les jambes froids et j'ai de la peine à rétablir la circulation. Lorsque l'on me raconte ce qui s'est passé pendant ma trance, cela m'est absolument désagréable et je demande aux assistants de ne me rien raconter lorsque je m'éveille. Je doute moi-même de ce que l'on me dit et n'ai pour ma part aucune notion de ce qui a pu se passer pendant ma trance.

« L'impression d'*harmonie* est simplement ce que vous éprouvez lorsque vous pénétrez dans une société et que vous avez conscience que tout le monde sent comme vous.

« Les manifestations se produisent par tous les temps, pendant un orage, lorsque je suis malade et souffre de la fièvre, même lorsque je suis sous le coup d'hémorragies pulmonaires. Le scepticisme n'est pas un obstacle ; il n'en est pas de même de la présence d'une personne antipathique. Le sexe n'a aucune influence. Quant aux médiums, ils sont généralement très nerveux. Depuis que je suis né, on n'a jamais cru que je vivrais, mais j'ai trouvé que les manifestations me faisaient du bien, lorsqu'elles n'étaient pas poussées trop loin. Cela me calme. A l'âge de six ans, je n'étais pas encore capable de marcher. J'ai été condamné par le D' Louis, de Paris. Les esprits me dirent que j'irais mieux. A l'époque de mon procès avec Mme Lyon, je fus frappé d'une congestion cérébrale. J'étais paralysé, j'avais perdu la mémoire. Ils me dirent que je me rétablirais et c'est ce qui arriva. »

M. Atkinson demande au témoin quelle est la différence entre les manifestations pendant et en dehors de la trance.

M. Home : « Pendant la trance, je vois les esprits qui s'intéressent aux personnes présentes. Ces esprits prennent possession de moi : ma voix ressemble à la leur. Comme vous pouvez le voir, mes traits sont tout particulièrement mobiles et, dans certains cas, je m'identifie avec les esprits qui se communiquent par moi. J'attribue aux esprits la mobilité de ma physionomie, qui n'est pas naturelle. Lorsque je suis éveillé, je suis le plus souvent distrait. Dans l'état de trance, il m'est arrivé souvent de prendre dans la main des charbons ardents. Je ne voulais pas le croire et lorsque j'essayai, à l'état normal, d'en prendre un, je me fis une ampoule. Je n'ai jamais été plongé dans le sommeil magnétique et je ne puis pas endormir les autres. J'ai un pouvoir excessivement doux et j'aborde les autres avec une douceur infinie, que je sois malade ou bien portant, et ils aiment mon voisinage. Je dois signaler qu'après les élongations je me trouve excessivement faible. Étant à Paris, je vis la forme de mon frère, qui était dans la mer du Nord. Je vis tomber ses doigts et ses orteils. Six mois après, on apprit qu'on l'avait retrouvé mort dans les glaces et que le scorbut lui avait fait perdre les doigts et les orteils.

M. Coleman : « M. Home peut-il se rappeler les faits qui se sont passés en présence de Mme Trollope ?

M. Home : « J'étais en séance chez Mme Trollope, à Florence.

M. Coleman : « Non : je veux parler de ce qui se passa à Ealing.

M. Home : « Je ne me rappelle rien. »

M. Coleman dit qu'il a lu une lettre dans laquelle Mme Trollope raconte qu'elle a reçu des preuves presque quotidiennes de la présence d'esprits de sa famille et spécialement de ses enfants.

De son côté, il rappelle qu'il a vu chez lui M. Home enlevé de sa chaise, transporté dans une pièce voisine, rapporté dans la première pièce et déposé sur la table. M. Home avait conscience de ce qui arrivait, car il demanda un crayon et écrivit au plafond.

M. Home : « Oui, je me rappelle parfaitement cela. Je me rappelle toutes les lévitations, en quelque endroit qu'elles aient eu lieu. Un jour que je me trouvais au château de M. Ducos, ministre de la Marine, j'ai été enlevé d'un demi-pied en l'air. Le mouvement fut si doux, que je ne m'en étais nullement aperçu. Je me levai de table pour voir si le phénomène se produirait tandis que je serais debout, et il se produisit. La salle était plus longue que celle-ci et je fus transporté jusqu'à son extrémité. Le comte de Bourmont, sénateur, était présent. Ce soir-là j'avais mis des souliers ; il les saisit, tandis que j'étais en l'air ; ils lui restèrent entre les mains et je continuai à flotter.

« Un dimanche soir, on dit à lord Adare de placer des fleurs en dehors de la fenêtre et nous avons vu rapporter ces fleurs dans la pièce où nous nous trouvions. Le seigneur de Lindsay était présent, ainsi que lord Adare. Au lieu de la lévitation de mon corps, on eut le transport des fleurs d'une fenêtre à l'autre. Je ne me rappelle pas être passé par une fenêtre, pour rentrer par une autre, car j'étais en trance ; mais de nombreux témoins l'ont vu.

« Une fois j'eus une élongation de 8 pouces. Un homme me tenait les pieds. Dans un cas je fus étendu sur le parquet ; lord Adare tenait ma tête et le seigneur de Lindsay tenait mes pieds. Les élongations ne portaient pas seulement sur les jambes, car je m'allongeais beaucoup depuis la ceinture.

« J'ai vu une table s'élever en l'air, tandis que huit hommes se trouvaient dessus et que deux ou trois autres seulement restaient dans la pièce.

« J'ai vu s'ouvrir et se fermer une fenêtre, à 7 ou 8 pieds de distance de tout assistant ; des rideaux furent tirés et des objets transportés au-dessus de nos têtes. Chez M. et Mme S.-C. Hall, une table fut enlevée en l'air à une telle hauteur, que nous ne pouvions plus la toucher.

« J'ai vu une main prendre un crayon et écrire sur une feuille de papier, en présence de l'empereur Napoléon. Nous étions dans une grande salle, le salon Louis XV : l'empereur et l'impératrice s'y trouvaient. La table se souleva à un angle de plus de 45 degrés. On vit alors venir une main. Elle était tout à fait élégante. Il y avait des crayons sur la table ; elle en prit un, non le plus près d'elle, mais le plus éloigné. On entendit le bruit de l'écriture et on la vit écrire sur la feuille de papier. La main passa devant moi, vint à l'empereur et il l'embrassa ; elle alla ensuite vers l'impératrice, qui se recula pour ne pas la toucher, mais elle la suivit. L'empereur dit : « Ne craignez rien : embrassez-la ! » Elle le fit et la main disparut. Je dis que j'aurais bien voulu l'embrasser. On eût dit qu'elle appartenait à une personne qui pensait et se disait : « Le ferai-je ? » Enfin elle revint vers moi et je l'embrassai. La sensation éprouvée au toucher et à la pression était bien celle d'une main naturelle. Elle semblait tout à fait aussi matérielle que l'est actuellement la mienne. L'écriture était un autographe de l'empereur Napoléon Ier. La main était la sienne, petite et bien faite, comme on sait qu'elle l'était.

« Chez M. Bergheim, un flacon de parfum, placé sur la table, commença à trembler, comme si une main très agitée s'en était emparée, et se mit à arroser toute la table ; cela dura au moins une minute. Il y avait là trois personnes qui en furent témoins. Aussitôt après, je tombai en trance et je dis qu'un espr.' nommé James était présent. J'appris dans la suite que M. James était atteint d'un fort tremblement des mains.

« L'empereur de Russie a vu des mains, comme l'empereur Napoléon. Il en a tenu une, qui semblait flotter en l'air.

« Je n'ai jamais vu apporter des objets matériels dans une chambre dont les portes et les fenêtres étaient fermées. Des fleurs ont été apportées d'un parterre dans une salle, mais les esprits demandèrent toujours que les fenêtres restassent ouvertes. D'autres assistants ont vu des têtes. Un témoin pourra certifier qu'il a vu des têtes sur ses genoux, pendant la nuit. Elles étaient lumineuses et il en sortait comme une flamme.

M. MEYERS : « Avez-vous connu le contenu du message de Napoléon Ier à Napoléon III ?

M. Home : « Je ne puis rien dire sur ce point. La main était comme de l'albâtre. Je n'ai pas vu de main sortir de la boîte des frères Davenport et je ne puis dire comment ces mains se formaient. »

M. Jeffery demande si M. Home peut donner quelques renseignements sur l'état et la manière d'être des êtres humains décédés ?

M. Home dit que, d'après ses informations, il est porté à croire que nous nous réveillons dans l'autre monde tout à fait tels que nous nous sommes endormis dans celui-ci : les wesleyens restent wesleyens, les swedenborgiens restent swedenborgiens et les mahométans restent mahométans. L'esprit d'un certain pacha, qui se manifesta un jour, était resté fermement mahométan.

M. Dyte : « Et quant aux peines et récompenses futures ? »

M. Home dit que les mauvais esprits sont constamment en présence des conséquences de leurs mauvaises actions, et dans certains cas on en a vu chercher à les réparer en révélant où des papiers étaient cachés. Les esprits conservent et montrent des marques spéciales d'identité.

Le Président : « Supposez qu'un homme meure en sortant de prison : restera-t-il ce que l'on appelle vulgairement *tondu ?*

M. Home : « Je n'ai jamais vu un prisonnier. Mais lorsque Henry Clay fut brûlé en Amérique, c'était tout à fait le cas. — Je vis Jackson Downing se tenant devant moi avec une profonde blessure au front. Je dis : « Jackson Downing est perdu ! — Non, répondit le D\u02b3 X..., il est bien portant ; il se baigne sur la plage avec M\u1d50\u1d52 Downing. » M\u1d50\u1d52 Downing était alors à l'hôtel et elle devint inquiète, lorsqu'elle vit que son mari ne reparaissait pas. Elle dit qu'elle l'avait vu rester sur la plage, après le bain qu'ils avaient pris ensemble. On apprit alors qu'il s'était de nouveau jeté à la mer, pour sauver quelqu'un, et qu'un mât tombant par-dessus bord lui avait fendu le crâne, juste au moment où je le vis. Les esprits obéissent à la loi du progrès ; beaucoup ne reparaissent pas tels qu'ils étaient autrefois.

Le Président : « Conservent-ils toujours les traces de blessures, comme celui que vous venez de décrire ?

M. HOME : « Non ; ils ne les montrent que comme preuves d'identité, tout à fait comme dans certains cas nous voyons les jaquettes bleues et les boutons métalliques.

M. GANNON : « Avez-vous quelquefois vu des esprits de personnes vivantes ? M. Varley parle de cas de ce genre.

M. HOME : « Non, ceci est de la seconde vue, ce qui est tout à fait différent. Mais j'ai vu l'individu lui-même et non son esprit. Un frisson mortel me saisit, un voile passa sur mes yeux et non seulement je vis les personnes, mais j'entendis les conversations, qui avaient lieu à distance.

Le Président : « Les esprits ont-ils des cheveux, des yeux, un nez, etc. ?

M. HOME : « Oui.

Le Président : « Sont-ce bien des cheveux et des yeux de même matière, si je puis ainsi dire ?

M. HOME : « Je ne sais, ne les ayant jamais disséqués.

Le Président : « Les esprits restent-ils hommes et femmes ?

M. HOME : « Oui.

Le Président : « Sont-ils sujets aux passions et aux affections ?

M. Home : « Ils en ont.

D' Roberts : « Ont-ils des enfants ?

M. Home : « Je ne pense pas.

M. Bennett : « La forme humaine est-elle la forme ordinaire des esprits ?

M. Home : « Oui.

M. Levy : « Avez-vous vu l'esprit d'un animal inférieur, l'esprit d'un chien, par exemple ?

M. Home : « Non, mais j'ai vu quelque chose qui pouvait en être un. Je ne puis dire cependant si ce n'est pas le résultat de l'imagination. Dans mon opinion, les animaux ont une autre vie ; mais ce n'est qu'une théorie. J'ai vu des oiseaux.

Le Président : « Et des poissons ?

M. Home : « Non, je n'ai pas vu de poissons.

Le Président : « Avez-vous vu l'apparition d'objets inanimés ; d'un encrier, par exemple ?

M. Home : « Non, ma faculté est limitée aux êtres vivants. J'ai vu une fleur et elle disparut.

Le Président : « Dès qu'une fleur peut apparaître, ne peut-il pas en être de même d'un légume, d'une pomme de terre, par exemple ?

M. Home : « Je n'en ai pas vu. Je me rappelle maintenant avoir vu apparaître une bouteille, je pense que c'était une bouteille d'eau (1). »

(1) Les questions posées à M. Home et les réponses qu'elles ont provoquées montrent que le célèbre médium, si largement favorisé au point de vue des facultés physiques, laissait beaucoup à désirer à celui des notions intellectuelles. Elles prouvent surtout qu'il arrive souvent à des hommes, aussi distingués que les membres de la Société dialectique, de poser des questions qu'un peu de réflexion rendrait

M. Home ajoute que le spiritualisme est, ou une gigantesque imposture, ou un sujet digne des recherches les plus approfondies et il espère que l'étude actuelle sera conduite sans aucune arrière-pensée de jeter le ridicule sur cette question. Quant à lui, il n'est qu'un pauvre homme et n'a pas d'autre but que de mettre sous les yeux de la société le résultat de ses expériences.

M. Volckman : « Avez-vous accompli des guérisons ?

M. Home : « Je préférerais que ceux qui ont été guéris vinssent répondre à cette question. »

Mme Cox, de Jermyn-street, se présente alors et affirme qu'elle a assisté à des lévitations. Elle a vu M. Home s'élever graduellement dans l'air et faire avec un crayon une croix au plafond. Elle l'a vu transporté dans un jardin, comme miss Jones l'a décrit à une précédente séance. Elle a vu une table à jeu portée sur une autre table et de là sur un canapé, sans que personne ne la touchât. Ceci se passait chez elle-même, à Jermyn-Street. Elle a touché la forme spirituelle de sa fillette et aurait pu croire qu'elle était encore vivante. Elle confirme tout ce que M. Home a dit des mains et formes d'esprits. Elle a été guérie

inutiles. Ni les uns ni les autres ne se sont dit que le progrès étant la loi de l'humanité, aussi bien dans l'*au-delà* que sur cette terre, les wesleyens, les mahométans, etc., passés à l'état d'esprits, sont appelés à voir leurs opinions se transformer ; que les organes matériels des sens sont aussi inutiles aux esprits qu'aux médiums en somnambulisme ; que la constitution des sexes, n'ayant d'autre but que la reproduction des corps, n'a pas de raison d'être lorsque le corps est supprimé, et enfin que les *passions,* conséquences de la fonction non permanente, du reste, de reproduction, doivent être inconnues, lorsque cette fonction elle-même n'existe pas. (Note du Traducteur.)

par le contact d'un esprit. Il y a treize ans, elle souffrait d'une douleur continue dans le côté, une main
d'esprit se posa sur le point douloureux et elle demanda à M. Home d'y joindre son action. Sur le conseil des esprits, elle eut recours à une décoction de
houblon et fut complètement guérie. Elle a vu jouer
un accordéon et un piano restant fermé joua par
l'action de l'esprit de sa fille.

On trouve chez les esprits des instructions du
caractère le plus élevé et elle croit que leurs conseils
l'ont rendue meilleure.

M. Damiani fait alors la déposition suivante :

« Je suis relativement un novice en spiritualisme,
car il n'y a que quatre ans que j'expérimente ses
phénomènes et que j'étudie sa littérature. Je ne suis
pas médium et je ne crois pas que je le devienne.
Mais j'ai été mis en relation avec une centaine d'entre
eux, dont trois seulement étaient médiums professionnels et payés, et j'ai assisté à plus de deux cents
séances en Angleterre, en France ou en Italie. J'en-
tretiens des relations personnelles avec la plupart des
spirites notables de l'Europe, à propos desquels je
puis hardiment déclarer qu'en moyenne ils ne sont
certainement pas d'une capacité intellectuelle inférieure à la moyenne de toute autre espèce de savants
que j'ai eu jusqu'ici l'avantage de rencontrer.

« Parmi les nombreux phénomènes que je pourrais
vous signaler, je veux me borner à vous en citer
quelques-uns seulement, qui seront bien suffisants
pour faire justice de toutes les théories de *cérébration inconsciente*, *d'aberration mentale*, *d'hallucination collective* et autres pitoyables infirmités, mises
en avant par les philosophes les plus en vue de notre

époque, pour expliquer et interpréter de façon sans réplique ces phénomènes dans lesquels ils ne peuvent se refuser à voir quelque chose d'anormal.

« Abordons maintenant les faits. Au printemps de 1865, je fus amené par un ami à prendre part à ma première séance. Je me rappelle que ce fut au n° 13, Victoria Place, Clifton, et que le médium était Mme Marshall. J'avais été jusque-là un sceptique déterminé en matière de spiritualisme. Imbu d'idées positivistes, je considérais l'homme tout au plus comme un singe très intelligent, *simia gigantis stupenda*, pour employer des termes scientifiques, et je ne jugeais guère la vie que comme une farce courte, mais assez souvent désagréable. Telles étaient alors mes convictions, qui indiquaient peut-être en moi un certain défaut d'équilibre.

« Je trouvai réunis à cette séance environ quarante messieurs, avocats, médecins, clergymen, journalistes, sans compter un brillant groupe de dames. Un médecin bien connu des environs de Bristol, le Dr Davey, de Norwood, présidait. Tout d'abord je refusai de prendre place à la grande table où les manifestations devaient se produire, car j'étais et je suis toujours profondément convaincu de la sincérité et de la parfaite véracité des récits de la presse quotidienne. Certains commentaires de journaux étant encore présents à mon esprit, j'avais résolu d'exercer une étroite surveillance sur les mouvements du médium. Je m'y appliquais de mon mieux, *intentaque ora tenebam*, lorsque j'entendis distinctement des bruits qui ne ressemblaient à rien de ce que je connaissais et qui me paraissaient venir du plafond, à environ 4 mètres au-dessus du médium, autant que je pouvais en juger. Ces bruits descendaient le long du mur, suivaient le parquet et, pénétrant par les griffes du pied de la grande table ronde, venaient éclater en plein centre de celle-ci. Ces particularités auraient dû me convaincre tout au moins que le jeu des orteils du médium n'avait rien à faire dans l'occasion. Mais le parti pris des incrédules est une cuirasse si épaisse contre les traits de la vérité, que je persistai à surveiller les pieds du médium sous la table, comme un chat guette sa proie.

« Le président fut le premier à engager la conversation avec nos visiteurs spirituels supposés. Peu après ce fut à mon tour de causer avec les esprits : « Qui est là ? — Ta sœur, fut-il répondu par des coups. — Laquelle ? — Marietta. — Je ne vous connais pas. Ce nom n'existe pas dans notre famille. Ne vous trompez-vous pas ? — Non, je suis ta sœur. » C'était trop fort ! J'abandonnai la table avec dégoût.

« Cependant ces coups partant du plafond m'avaient intrigué et excitaient ma curiosité. Aussi, lorsque la réunion se fut dissoute, je restai pour découvrir, si c'était possible, le *modus operandi*. Je m'invitai, avec la proverbiale assurance des sceptiques, à prendre le thé avec Mme Marshall et son hôtesse. Après quoi je sollicitai une séance particulière. « Maintenant, pensais-je, je vais vous attraper ! » Les coups ne manquèrent pas de se produire, aussi distincts et sonores que précédemment. « Qui êtes-vous ? — Marietta. — Encore ! Pourquoi ne vient-il pas une sœur dont je puisse me souvenir ? — Je vais vous en envoyer une. » Et l'on entendit les coups s'éloigner, devenant de plus en plus faibles, jusqu'à s'éteindre tout à fait, comme par l'effet de la distance. Au bout

de quelques secondes, des coups redoublés, rappelant
le trot d'un cheval, se firent entendre, se rappro-
chant, frappant le plafond, le parquet et finalement
la table : « Qui est là? — Ta sœur Antonietta. »
Voilà, pensai-je, qui est deviné juste. « Où es-tu
morte ? — A Chieti. — Quand? » Trente-quatre
grands coups bien distincts répondirent. Chose
étrange! ma sœur Antonietta était effectivement
morte à Chieti, trente-quatre ans auparavant. « Combien de frères et de sœurs avais-tu alors? Peux-tu
me donner leurs noms ? » Cinq noms, tous exacts,
furent donnés et tous correctement en italien. De
nombreuses autres preuves se produisirent encore et
amenèrent ce remarquable résultat, que je me retirai
convaincu de m'être trouvé avec ma sœur.

« Si ce n'était pas réellement ma sœur, pensai-je,
il faut admettre qu'il existe dans la nature quelque
chose de plus étonnant encore et de plus mystérieux
que l'existence et l'immortalité de l'âme. »

« Ce qui s'était produit à ma séance de début produisit un tel effet sur mon esprit, que je résolus de poursuivre mes recherches jusqu'à ce que je fusse arrivé
à une conclusion acceptable sur ce sujet. Pendant
la quinzaine que Mme Marshall passa à Clifton, je fré-
quentai chaque jour ses séances, y consacrant quatre
heures en moyenne par jour. J'évoquai les esprits les
uns après les autres, et ils établirent tous leur identité par les preuves les plus décisives. Ayant ainsi
constamment réussi, je n'en fus que plus intrigué au
sujet de Marietta. Aurais-je été mystifié dans son cas
et dans celui-là seulement ? Enfin, j'écrivis à ma mère,
habitant alors la Sicile, lui demandant si, parmi les
neuf enfants qu'elle avait mis au monde et perdus,

il y en avait un nommé Marietta. Par retour du courrier, mon frère, Joseph Damiani, habitant Palerme, me répondit ce qui suit : « En réponse à votre question, ma mère me charge de vous dire que, le 2 octobre 1821, elle donna le jour dans la ville de Messine à un enfant du sexe féminin, qui vint au monde dans un tel état de faiblesse, que la sage-femme, usant du droit qui lui est reconnu en pareil cas, se hâta de la baptiser. L'enfant expira six heures après sa naissance et la sage-femme nous déclara qu'elle l'avait baptisée sous le nom de Maria, dont le diminutif est Marietta. J'ai vérifié sur le registre de famille la naissance et le décès de cette sœur. »

« Vous voudrez bien admettre, Messieurs, que dans ce cas la *cérébration inconsciente* ne trouve pas un terrain où poser le pied.

« Pour continuer ma déposition, je dirai que j'ai assisté à des séances dans lesquelles une feuille de papier blanc et un crayon furent placés sous la table et relevés quelques secondes après. On trouva plusieurs phrases écrites sur le papier. Comment puis-je savoir que ce ne sont pas les orteils du médium qui les ont écrites ? pourrez-vous me demander. Eh bien ! tout ce que je puis vous répondre, c'est que dans un cas pareil il faudrait que le médium possédât les orteils les plus extraordinaires.

« Tout récemment, tandis que j'étais en Sicile, un poème de 200 vers, très bien composé, en dialecte sicilien, ainsi que de nombreuses communications en allemand, en français, en latin et en anglais, furent transmis en ma présence, par un médium tout à fait illettré, appartenant à la classe ouvrière.

« Je me suis trouvé à Clifton avec un jeune médium

de dix à onze ans, qui écrivait de longues dissertations sur des sujets de philosophie spiritualiste. Les sujets et la façon dont ils étaient traités étaient tels qu'ils eussent pu être signés par un écrivain expérimenté et d'âge mûr, bien au courant de toutes ces questions. Pendant une séance, je mis le célèbre Gavazzi en présence de ce jeune médium. Le subtil polémiste posa au médium, ou à l'esprit qui se manifestait par lui, diverses questions sur des sujets abstraits de métaphysique et de théologie et il en reçut des réponses si profondes et si savantes, qu'il resta convaincu qu'il ne se trouvait nullement devant un cas d'*enfant prodige*. Ce jeune médium, dont les écrits rempliraient bien 12 volumes, traçait des caractères d'écriture différents, selon l'esprit qui s'emparait de lui, le dirigeait et écrivait parfois en diverses langues mortes.

« Je connais un autre médium, âgé de quinze ans, habitant également Clifton, qui, sous l'influence des esprits, donne des réponses écrites en vers, si distinguées pour la forme autant que pour le fond, qu'il n'est pas possible à ceux qui le connaissent de conserver dans l'esprit le plus petit soupçon qu'il ait pu les faire de lui-même et sans être assisté.

« Pendant mon séjour à Paris, il y a quelques semaines, j'assistai à plusieurs séances chez l'ex-zouave Jacob, le médium guérisseur. J'ai vu des malades entrer dans la salle avec des béquilles et en sortir parfaitement guéris. En touchant les malades Jacob leur citait invariablement, et à leur grande stupéfaction, toutes les drogues qu'ils avaient prises : « Vous vous êtes fait empoisonner avec de l'opium et de l'aconit, et vous vous êtes nourri de porc salé et de viandes saignantes, » lui ai-je entendu dire dans un cas : « Oui, Monsieur ! » répondait le patient. « Taisez-vous, je n'ai pas besoin que vous me le disiez, puisque je le sens ! » répliqua-t-il brusquement.

« En assistant à certaines séances, j'ai entendu des instruments rendre des sons et jouer parfaitement en mesure, avec des accords parfaitement harmoniques, tandis que dans la salle personne, excepté moi, ne connaissait quoi que ce fût de la musique et, certes, ce n'était pas moi qui jouais en cette occasion.

« A Clifton, dans un domicile particulier, j'ai entendu des bruits comme produits par le choc de lourds marteaux sur les murs, de telle sorte que toute la maison tremblait jusque dans ses fondations. Les bruits de pas allant d'une extrémité de la pièce à l'autre ont été entendus par moi à plusieurs reprises, en plein jour, dans des cas où il ne se trouvait dans le salon que le médium et moi-même. J'ai vu une lourde table se lever tout entière du parquet, tandis que les doigts du médium et les miens la touchaient à peine ; elle s'élevait de telle façon et à une telle hauteur, que le *soulèvement par les pieds* devenait matériellement impossible. Souvent pendant une séance, lorsque j'étais assis, il m'est arrivé de me sentir reculer à plus d'un pied de la table avec la chaise sur laquelle je me trouvais.

« J'ai vu une dame enlevée avec sa chaise, au moins à un bon pied du parquet, et maintenue ainsi pendant plusieurs secondes, sans que personne touchât ni elle ni sa chaise, le médium lui-même restant à une grande distance.

« J'ai souvent tenu dans mes mains des mains d'es-

prits, en tout cas c'étaient des mains qui n'appartenaient à aucun corps. Le toucher de ces mains diffé-
rait si complètement de celui des mains humaines,
que je ne trouve aucune analogie à présenter, aucune
comparaison à faire. Elles n'étaient pas aussi chaudes
que des mains humaines, et ordinairement, mais pas
toujours, leur texture était plus molle. En général,
leur contact faisait passer dans tout mon corps un
frémissement comparable à celui d'une légère dé-
charge électrique. Ces mains fondaient et se dissol-
vaient dans les miennes. J'ai souvent vu les mains.
Elles sont généralement de forme élégante, avec des
doigts effilés, comme ceux que Canova donne à ses
nymphes idéales et à ses déesses. Tantôt elles paraissent blanchâtres et opaques, d'autres fois roses
et transparentes.

« J'ai assisté à plusieurs séances données par les
frères Davenport, les hommes les plus maltraités de
ce monde, excepté peut-être D. Home. Pendant leur
dernier séjour en Angleterre, en 1868, je fus de ceux
que l'on chargea de les lier à leur siège, dans leur
cabinet bien connu. Aussitôt qu'ils furent ainsi atta-
chés, cinq mains roses et transparentes se montrèrent
rangées perpendiculairement derrière la porte. Je
plaçai ensuite ma main dans la petite fenêtre du cabinet et je sentis chacun de mes cinq doigts saisi nettement par autant de mains distinctes et, tandis que
ma main était ainsi tenue, cinq ou six autres mains
s'avancèrent par la lucarne vers mon poignet. Lorsque
je retirai ma main de l'ouverture, un bras la suivit,
mais un bras de si énormes proportions, que s'il eût
été en chair et en os, je suis convaincu que, mis dans
la balance, il l'eût emporté en poids sur le corps

entier du plus jeune des Davenport. A la séance dont
je viens de parler assistaient, entre autres, M. Goolden
Perrin, de Westmoreland Place, Camberwell ; M. Robert Cooper, de la Terrace, Eastbourne, Sussex ; ainsi
qu'un célèbre docteur magnétiseur, dont le nom ne
me revient pas actuellement à la mémoire.

« J'ai assisté à des séances où, les portes et les fenêtres étant closes, des fleurs *fraîches* furent répandues sur l'assistance, au moment de la séparation.
Ce fut chez le baron Guldenstubbé, à Londres, en 1867,
que se produisit le premier fait de ce genre, que je
me rappelle. Les fleurs auraient rempli une grande
malle. Elles étaient *parfaitement fraîches* et parfumées, ce qui, en dehors de l'incontestable honorabilité du médium, exclut de manière absolue tout
soupçon de *crinoline* ou de *tour de mains*.

« Ce médium était Mme Guppy, née Nicholl, qui ne
nous avait pas quittés pendant les deux heures qui
précédèrent la séance. Je ne dois pas oublier de mentionner qu'en examinant les fleurs, dont quelques-unes sont restées en ma possession, nous remarquâmes que les extrémités des tiges étaient noircies
et comme brûlées. A nos questions, les intelligences
invisibles répondirent que la raison de cet état était
qu'ils avaient eu recours à l'électricité comme
sécateur.

« Dans le cours de l'année 1866, pendant une séance
obscure tenue à Londres, au Lycée spiritualiste, je
vis distinctement miss Nicholl enlevée de terre sur sa
chaise par un agent invisible et déposée sur la table
autour de laquelle j'étais assis avec plusieurs autres
personnes. Une fente dans une porte à deux battants
laissait filtrer assez de lumière pour me permettre, du

point où j'étais assis, de la voir distinctement transportée dans l'air avec une grande douceur.

« J'eus l'occasion d'observer personnellement une autre série de phénomènes intéressants. Je veux parler des séances de *voix*, pendant lesquelles j'entendais les voix des esprits et je causais avec eux. Ayant assisté à bon nombre de ces séances tenues avec différents médiums, et en présence de nombreux témoins, j'ai causé *pendant des heures entières* avec des voix qui ne pouvaient, dans aucune de ces occasions, provenir de personnes vivantés et se trouvant dans la salle où nous étions alors assemblés. Ces voix variaient de ton, de caractère, de force, allant du ton le plus hautement déclamatoire à la parole à peine soupirée. On me demandera sans doute comment je puis être certain qu'il n'y eût pas là un simple fait de *ventriloquie?* Je vais énumérer les raisons que je crois aptes à justifier mon opinion :

« 1° Trois de ces voix médiums étaient personnellement connues de moi-même ; elles se produisaient dans un milieu respectable, et si elles avaient été reconnues frauduleuses, l'auteur de la stupide mystification, consistant à imiter les *esprits*, aurait eu tout à perdre et rien à gagner.

« 2° Les voix qui se sont adressées à moi chez des médiums non payés m'ont suivi également dans les séances particulières tenues chez Mme Marshall, en présentant les mêmes caractères de ton, d'expression, de volume et de prononciation que dans les premiers cas.

« 3° Ces voix se sont entretenues avec moi de choses connues de moi seul et d'une nature tellement personnelle et privée, que je suis parfaitement certain

qu'aucun assistant à ces diverses séances, en dehors
de moi, n'en pouvait avoir connaissance.

« 4° Les voix m'ont souvent annoncé un certain
temps à l'avance des événements qui se sont invariablement réalisés.

« Ces séances obscures dont j'ai parlé se terminaient
généralement par la production de lueurs bleues ou
rouges au-dessus des têtes des spectateurs et par une
large distribution de délicieux parfums. Sur moi,
qui vous parle, se répandit souvent une odeur de
violettes.

« Encore quelques faits et j'aurai fini. Le vendredi
23 juin 1869, m'étant rencontré par hasard avec
M. Gardner, spiritualiste, collaborateur au *Magazine
spiritualiste*, appelé *Human Nature*, celui-ci me pro-
posa de me présenter à M. F. Herne, médium à
trances, de Great Coram Street, Russell Square.
J'acceptai : nous nous y rendîmes ensemble et il me
laissa seul avec M. Herne, avec lequel je tins une
séance en tête-à-tête. M. Herne tomba en trance, et
tandis qu'il était dans cet état, cinq voix me parlèrent
par sa bouche. Trois m'étaient inconnues, mais je
reconnus aussitôt les deux autres, comme si elles
avaient encore appartenu à des êtres vivants. L'une
était la voix de l'ami et parent le plus cher que j'aie
jamais eu. Elle m'entretint d'affaires de famille si
intimes et, je puis dire, d'un caractère si sacré, que ce
serait faire insulte à mon sens commun d'admettre
un seul instant qu'elles aient jamais pu parvenir par
un moyen quelconque à la connaissance de M. Herne,
que je n'avais jamais vu auparavant, ou de toute
autre personne. En sortant de sa trance, M. Herne
se plaignit de vives douleurs dans le dos et fit l'obser-

vation que l'esprit qui venait de le quitter devait avoir souffert en ce point pendant sa vie. C'était parfaitement exact; l'excellent ami, auquel je suis absolument certain d'avoir parlé en cette occasion, avait, depuis le berceau jusqu'à la tombe, toujours souffert de douleurs aiguës au niveau des trois premières vertèbres dorsales.

« J'ai connu à Bristol une dame dont la vue était si basse, que, même avec les verres les plus puissants, elle avait beaucoup de peine à lire les plus gros caractères d'imprimerie. Depuis quatre ans, étant devenue médium écrivain, elle était poussée, comme elle le disait, par l'esprit de sa mère à écrire à ce sujet les mots suivants : « Fuis les spectacles ; aie la foi, et tu ne tarderas pas à recouvrer la vue. » Elle suivit ces conseils et le résultat fut presque immédiat. Depuis lors, je l'ai souvent vue poursuivant, à la lueur d'une bougie, les ouvrages de broderie les plus délicats et les plus minutieux.

« Chez cette même dame, les dents de devant de la mâchoire supérieure faisaient avec la perpendiculaire un angle de près de 45 degrés. Dans les quelques jours qui suivirent un message attribué au même esprit, les dents reprirent une direction absolument normale, sans l'intervention d'aucun dentiste. J'ai demandé à cette dame l'autorisation de citer son nom à l'appui de ces faits, mais elle me l'a refusée, donnant pour raison la nature ridicule du dernier phénomène. Je n'aurai pas l'indélicatesse de passer outre à une telle défense, mais je puis donner les noms de deux ou trois messieurs qui ont, comme moi, connu personnellement les faits que je viens de citer. Je puis nommer MM. Watson,

Blackwell et John Beattie, tous de Bristol ou de Clifton.

«Ces faits ne sont qu'une bien faible partie de ceux que j'ai observés pendant quatre ans d'études persévérantes. Après de telles preuves, données dans des conditions si extraordinaires, je mériterais de déchoir de l'état d'homme et de tomber dans celui du *Simia gigantis formosa* ou même du *Gorilla lilliputiana stupidissima*, si je permettais au moindre doute d'entrer dans mon âme au sujet de la cause qui produit de tels effets. Quant à la philosophie du spiritualisme, une philosophie vraiment nouvelle et comprenant déjà un vaste ensemble de productions en toutes langues, dans lesquelles la profondeur et la variété des pensées sont sans égales, je renverrai le Comité à la liste d'ouvrages que lui a cités M. William Howitt.

«Je prie instamment le Comité de prendre une connaissance aussi parfaite que possible de la philosophie du spiritualisme, avant de rédiger et de publier son Rapport. Quant à ces hommes si étonnants par leurs lumières, qui, abordant un sujet avec une magnifique désinvolture, déclarent après une demi-heure d'examen qu'il n'y a là qu'imposture, traitant de naïfs ceux qui y croient, qu'il me soit permis de leur rappeler qu'il n'y a pas de pire forme de crédulité que de persister à soutenir la non-existence de choses qui existent réellement. Dans toutes leurs diatribes et leurs objurgations contre le spiritualisme, ces personnes n'ont montré en réalité qu'une crédulité dont on a peine à se rendre compte. »

En réponse à une série de questions, M. Damiani dit que les esprits enseignent que dans l'autre monde il n'y a pas de distinctions de rangs. C'est une république parfaite, une démocratie. Plus notre vie se prolonge ici-bas, plus nous devenons mûrs pour l'autre vie ; et lorsque nous quittons notre corps, nous entrons dans une nouvelle période de progrès indéfini. Les méchants sont obligés de réparer ; ils souffrent mentalement et se repentent, mais les souffrances physiques n'existent pas. Les esprits s'attachent à l'étude des choses divines. Dans la vie future les peintres restent peintres et les sculpteurs font des statues. Ils ne façonnent pas l'esprit du marbre, mais, ainsi qu'il le comprend, un esprit marbre. Il n'a pas vu d'esprits chevaux, mais il en a entendu parler. Les chiens sont immortels comme les hommes. Les formes des arbres ne périssent pas plus que celles des autres créatures vivantes.

M. Volckman : « Les esprits mangent-ils ? Connaissent-ils la faim ?

M. Damiani : « Dans l'autre monde, chaque chose est organisée de telle sorte que cela est impossible, ou que, du moins, on n'y connaît rien d'analogue au trouble éprouvé ici. J'ai tenu dans ma main des mains d'esprits. Elles diffèrent des nôtres en ce qu'elles sont moins chaudes ; mais certaines sont très belles, roses et transparentes. L'homme est beaucoup plus beau à l'état d'esprit. Je vous ai parlé d'une dame de Clifton, dont les dents étaient devenues presque horizontales et furent redressées par les esprits et qui fut rendue très belle dans l'espace d'une seule nuit. Plusieurs personnes connaissent le fait et je suis autorisé à donner sous le sceau du secret le nom de la dame au secrétaire.

M. Meyers : « Existe-t-il de mauvais esprits ? .

M. Damiani : « Oui, et il y en a aussi de menteurs. J'en connais un cas remarquable à propos de Livingstone. Vous vous rappelez que pendant deux ans environ on crut à la mort de Livingstone. Assistant à une séance chez Mme Marshall, je demandai : « L'esprit de Livingstone est-il ici ? » Un esprit répondit : « Oui, je suis le Dr Livingstone. » Je demandai alors comment il avait été tué, et il entra dans les plus petits détails. Il dit que les sauvages s'étaient avancés derrière lui en rampant, lui avaient asséné un coup de massue sur le crâne et l'avaient tué net. Je demandai ce qui s'était passé ensuite. Il répondit que les sauvages avaient fait bouillir son corps et l'avaient mangé. « C'était horrible ! lui dis-je. Vous avez dû être frappé d'horreur, en voyant bouillir et manger votre corps. » — « Non, dit-il, je n'ai éprouvé aucune horreur, car nous devons tous être mangés. » Comme vous pouvez le penser, je fus vivement impressionné par ce fait. J'écrivis un compte rendu de là mort de Livingstone et racontai que son corps avait été bouilli et mangé. Je le mis sous enveloppe et le confiai à un monsieur, lui recommandant de le garder et de ne l'ouvrir que quand je le lui dirais ; à l'époque où l'on aurait des nouvelles certaines sur le sort de Livingstone. Aujourd'hui nous savons tous que Livingstone ne fut pas tué et que l'esprit en question était tout simplement un menteur.

Le Président : « Comment pouvez-vous distinguer entre un médium imposteur et un esprit mystificateur ?

M. Damiani : « Nous ne pouvons pas faire cette distinction. Dans le cas actuel, c'était l'esprit qui mentait. Mme Marshall n'avait aucune raison de me conter une histoire absurde sur Livingstone, en le décrivant comme assassiné, bouilli et mangé. L'explication que les esprits nous donnent de ce fait est la suivante: « Lorsque vous venez ici, disent-ils, poussés par une vaine curiosité, vous trouvez des esprits légers, tout disposés à s'amuser à vos dépens. C'était tout simplement une niche imaginée par un esprit mystificateur.»

M. GLOVER décrit alors divers phénomènes qu'il a observés en présence de M. Home. Il a vu jouer un accordéon ; une table est devenue si légère, qu'on l'enlevait sans effort, puis elle fut rendue si lourde, qu'il était impossible de la soulever. Son bras fut frappé si violemment sur la table, qu'il lui en resta une contusion. Il prit un crayon et l'esprit lui fit écrire le nom de son grand-père. Il écrivit un vers d'un hymne religieux sur l'air du *God save The Prince of Wales ;* une fois, après avoir entendu jouer l'air de *The Last Rose of summer,* il dit que les esprits n'auraient pas dû jouer un air profane, et aussitôt il fut joué un hymne admirable et tout à fait inédit. Il a cherché à savoir l'époque à laquelle viendrait le Seigneur et on lui apprit que ce serait au mois d'août. Les esprits s'appuyaient sur des textes de la Bible. Il fit une croix dans un cercle et demanda au nom du Père, du Fils et du Saint-Esprit si les communications étaient de Dieu, et la réponse fut : « Non. » Il demanda alors si elles étaient du diable et on répondit : « Oui. » Il croit que Satan fait tout ce qu'il peut pour tromper les hommes (1).

(1) Il est à peine besoin de faire remarquer que le monde des esprits, comprenant les mêmes éléments que le nôtre, les naïfs y trouvent toujours les mystificateurs pour lesquels ils sont une proie tout indiquée. (NOTE DU TRADUCTEUR.)

M. Coleman : « Lorsque le spiritualisme pousse les sceptiques à croire à une autre vie, croyez-vous qu'il fasse encore œuvre diabolique ?

M. Glover : « Oui. Car le but du diable est de nous amener à nier la Rédemption. Cet enseignement est contraire à l'Évangile, donc il ne peut venir que de Satan. »

M. Levy appelle l'attention du comité sur trois propositions contenues dans une lettre de M. Varley à l'*Eastern Post* et dit que les spiritualistes pourraient utilement chercher à les établir. Ces propositions peuvent se résumer ainsi : 1° ceux qui sont décédés sont encore vivants et peuvent se manifester à ceux qui sont restés sur terre ; 2° la prochaine période d'existence sera une période de progrès ; 3° dans l'autre monde un homme est incapable de cacher sa vraie nature.

La séance est levée.

MARDI 6 JUILLET 1869

Président : le Dr Edmunds

M. J.-L. Meyers, remplissant les fonctions de secrétaire, lit la note suivante adressée par le seigneur de Lindsay :

« La première fois que je rencontrai M. Home, ce fut chez Mme G..., que nous connaissions tous deux. En quittant la réunion je lui demandai de venir chez moi, à Grosvenor Square, fumer un cigare, etc. Dès qu'il fut entré dans la pièce, j'entendis un roulement de coups retentir dans la maîtresse poutre qui soutenait le plafond. Ce bruit rappelait les pas précipités d'un troupeau de moutons sortant de l'étable. C'était la première fois que j'entendais pareille chose ; naturellement cela m'intéressa, j'en demandai davantage, mais en vain. Rien d'autre ne survint et nous sortîmes.

« Le dimanche suivant, je fus invité par M. Jencken à aller dîner chez lui à Norwood et à assister ensuite à une séance. J'y allai et, tandis que nous étions à table, en pleine lumière du jour, une chaise bondit avec violence sur la table, d'une distance de plus de douze pieds. Home en fut fort effrayé et cela le troubla tellement, qu'il dut sortir de la salle. Pendant son absence et à son retour on entendit de faibles coups. Nous étions à manger, lorsque tout à coup la table se mit à vibrer avec force, puis se souleva soudain, et, comme j'étais assis, le bord de la table arriva au niveau de mon nez. J'estime que cela répond bien à un soulèvement de quatorze à quinze pouces. Elle resta ainsi en l'air pendant trente secondes, puis se reposa doucement. Je pense que cette table est en acajou et a plus de quatre pieds de largeur. Pendant toute la durée du phénomène, des coups se faisaient entendre dans toutes les parties de la table.

« Une autre fois chez M. Jencken, je vis une boule de cristal, placée sur la tête de M. Home, lancer des rayons de lumière colorée, se suivant dans l'ordre des raies du spectre. Le cristal étant sphérique n'aurait pas pu donner les couleurs du prisme. Après cela le phénomène se modifia et nous eûmes tous une vue de la mer, comme si on l'observait du haut d'une falaise élevée. Il semblait que l'on fût vers le

soir, lorsque le soleil couchant ressemble à une boule
de feu, répandant sa lumière en longues traînées sur
les petites vagues. La lune était à peine visible vers le
sud et parut dans tout son éclat dès que le soleil fut
couché. On aperçut aussi quelques étoiles, puis tout
à coup tout s'évanouit, comme si on fermait la trappe
d'une lanterne magique et le cristal s'éteignit. Toute
cette apparition dura dix minutes et nous émerveilla
autant par la nature exceptionnelle du phénomène,
que par la beauté des effets de lumière qui avaient
charmé nos yeux.

« La pièce était éclairée par deux bougies et par un
feu bien clair. Nous avons remarqué que tantôt la
flamme de ces bougies était atténuée, comme si
quelque vapeur les avait entourées, tandis que dans
d'autres moments leur éclat était accru.

« J'ai vu un grand piano à queue enlevé de quatre
pouces en l'air, sans aucun bruit, puis tout à coup
les notes résonnèrent, quoiqu'il fût fermé et la clef
enlevée.

« Dans une autre occasion, j'ai vu M. Home, en état
de trance, subir une élongation de 11 pouces. Je l'ai
mesuré debout contre le mur et j'ai fait un trait ; non
content de cela, je l'ai placé au milieu de la pièce et
j'ai tenu devant lui une bougie, de façon à projeter son
ombre sur le mur et je fis également un trait. Lorsqu'il sortit de sa trance, je le mesurai à l'état normal,
directement, puis au moyen de son ombre et les résultats furent identiques. Je puis jurer qu'il posait
bien sur le parquet et n'était pas soulevé sur la pointe
des pieds, car je voyais ses pieds tout entiers et,
en outre, un des assistants avait appuyé son pied
sur le cou-de-pied de Home, une main sur

l'épaule et l'autre entre les fausses côtes et le bassin.

« Ce soir-là, je manquai le dernier train pour Crystal-Palace et je dus rester à Norwood, où j'improvisai un lit sur un sophà de la chambre de Home. J'étais sur le point de m'endormir, lorsque je fus réveillé en sentant retirer mon oreiller de dessous ma tête. Il me semblait que je sentais comme un poing ou une main sous cet oreiller, faisant effort pour l'écarter : puis tout cessa. Je vis alors, au pied de mon sopha, la forme d'une femme que je voyais *de profil*. Home, à qui je demandai s'il voyait quelque chose, me répondit : « Je vois une femme qui me regarde. » Nos lits, disposés à angle droit, étaient éloignés d'environ 12 pieds. Je distinguai parfaitement les traits et les fixai dans ma mémoire. Elle semblait vêtue d'une longue draperie tombant des épaules et sans ceinture. Home me dit alors : « C'est ma femme ; elle vient souvent me voir. » Elle parut alors s'évanouir. Peu après je vis sur mon genou une langue de feu d'environ 9 pouces de haut. Je passai ma main à travers et cela continuait à brûler au-dessus et au-dessous d'elle. Home se retournant dans son lit, je regardai de son côté et je vis alors ses yeux briller d'un vif éclat. Cette vue produisait un effet des plus désagréables. Depuis lors, je n'ai plus constaté qu'une seule fois ce phénomène : une dame qui était là en fut fort effrayée et j'en fus moi-même sérieusement troublé. La flamme qui s'était élevée au-dessus de moi s'éloigna, traversant la chambre à une hauteur de 4 pieds environ au-dessus du parquet et atteignit les rideaux du lit de Home. Ceci prouve qu'il ne se trouvait là aucun obstacle, car elle se dirigea en ligne droite, se posa un instant sur sa tête et disparut. Nous pûmes alors nous endormir. Les fenêtres n'avaient ni contrevents, ni grands ni petits rideaux. La neige couvrait la terre et la lune luisait. C'était une des plus belles nuits que j'aie jamais vues.

« Depuis cette époque, j'ai été souvent témoin des élongations de Home, mais jamais, je pense, à un degré aussi prononcé que cette nuit-là.

« Le lendemain, avant de retourner à Londres, je regardais des photographies et je reconnus les traits de l'apparition de la nuit. Je demandai à Mme Jencken quelle était cette photographie, et elle me répondit : « C'est celle de la femme de M. Home. »

« J'ai souvent vu M. Home à l'état de trance se diriger vers le foyer, prendre de gros morceaux de charbons ardents, les porter çà et là dans ses mains, les poser sur sa chemise, etc. Huit fois j'ai moi-même pris des charbons ardents dans mes mains, sans en souffrir, tandis que je m'échaudais la figure lorsque je portais les mains à son niveau. Une fois je voulus voir s'ils brûlaient réellement ; je le dis et touchai un charbon avec le bout du doigt médian de la main droite et j'y gagnai une phlyctène de la largeur d'une pièce de six pences. Je lui demandai aussitôt de me donner le charbon ; il prit le morceau qui venait de me brûler, le mit au milieu de ma main, où il resta trois ou quatre minutes sans le moindre inconvénient pour moi.

« Il y a quelques semaines, j'assistai à une séance avec huit autres personnes. Parmi nous, sept prirent un charbon ardent sans en souffrir, mais les deux autres ne purent en supporter l'approche. Sur les sept, quatre étaient des dames. Le même soir, Home se mit au piano et commença à jouer. Il nous de-

manda de nous tenir autour de lui et du piano : je
me trouvais contre lui. Je posai une main sur sa
chaise et l'autre sur le piano. Pendant qu'il jouait, sa
chaise et le piano s'élevèrent tous deux de 3 pouces,
puis redescendirent.

« Je ne veux présenter aucune théorie pour expliquer ces faits, car je pense que le Comité est surtout
désireux de prendre connaissance des phénomènes
que j'ai observés personnellement. »

Mᵐᵉ Honywood, répondant au Dʳ Edmunds, dit
qu'elle n'a jamais vu M. Home donner un charbon
ardent à quelqu'un. En sa présence, il en a mis un
dans une petite sonnette ; il l'a posé ensuite dans sa
main, sur un morceau de papier, puis il l'a présenté à
Mᵐᵉ Marshall et à une autre dame et on a constaté
que le papier n'avait nullement été atteint.

Miss Douglass vient ensuite confirmer le témoignage du seigneur de Lindsay. Elle aussi a vu les
élongations et le maniement des charbons ardents :
c'était chez M. Home, à Ashley Place.

M Swepstone : « A propos de ces élongations,
comment avez-vous pu vous assurer que M. Home ne
se dressait pas sur le bout des pieds ?

Miss Douglass : « Il se tenait au milieu de la pièce
et tout le monde pouvait le voir.

Le capitaine Webber : « Quelle partie du corps su-
bissait l'élongation ?

Miss Douglass : « Je ne pourrais vous le dire.

Dʳ King Chambers, médecin du prince de Galles :
« Est-ce que les vêtements s'allongeaient en même
temps que le corps ? »

Un monsieur répond qu'il se produisait un écartement visible entre le gilet et le pantalon.

Miss Douglass continue : « M. Home tint le charbon ardent dans sa main, jusqu'à ce qu'il fût redevenu presque noir. Il le plaça ensuite entre son gilet et sa chemise et ni l'un ni l'autre n'en furent roussis. Je le touchai alors et je sentis d'abord une brûlure, puis aussitôt après il me parut froid comme du marbre.

En réponse à M. Wallace, Miss Douglass dit qu'elle n'avait sur les mains aucune préparation, lorsqu'elle toucha le charbon.

M. Rowcroft fait ensuite sa déposition : Il dit qu'il a vu une main jouant d'un accordéon suspendu bien en vue dans l'espace. C'était chez M. Jones, où il rencontra M. Home. Les assistants étaient M. Jones, un de ses amis et le témoin lui-même, ainsi que M. Home, tous réunis autour d'une table et les coups se firent entendre au bout de dix minutes. Ces coups indiquaient que M. Rowcroft était médium et que s'il restait cette nuit, sa médiumnité se développerait. Les initiales suivantes furent alors obtenues : A. E. R., et, en posant de nouvelles questions aux esprits, ceux-ci donnèrent en toutes lettres Albert, Edward, Rowcroft. M. Home tint l'accordéon, qui joua un très beau morceau de musique. Lorsque ce morceau fut fini, l'accordéon quitta la main de M. Home et vint sous la table. Je dis : « Je vois une main. » L'instrument tourna alors autour de la table et vint derrière M. Home. Le témoin pense que la force qui agit ainsi était spirituelle, car aucun des assistants n'aurait pu produire un tel phénomène. Il ajoute : « Cette séance fut la première à laquelle j'assistai, mais depuis lors j'ai pris part à beaucoup d'autres expériences et, au sujet de messages donnant des renseignements, je puis dire que j'avais une sœur qui devait venir d'Amérique, mais je ne savais encore à quelle époque. Je le demandai à la table, qui me répondit que ce serait dans la première semaine de juillet. Au moment où je questionnai la table, ma sœur n'était pas encore partie. La prédiction s'accomplit exactement.

En réponse à M. Gannon, le témoin dit qu'il savait que le mois de juillet était favorable à une traversée de l'Atlantique.

M. Wallace : « A propos de l'accordéon, je vous demanderai si la lumière était suffisante pour le voir bien clairement ?

M. Rowcroft : « On était largement éclairé par six becs de gaz. J'ai vu la main pendant plus d'une minute. Elle accompagna l'instrument, lorsqu'il fit le tour des chaises. Parmi les neuf assistants, je vis seul le phénomène. Pendant que M. Home tenait l'accordéon, je vis celui-ci s'ouvrir et se fermer ; le médium criait à chaque instant : « Ils le tirent ! » et il était obligé d'employer toute sa force pour résister aux joueurs invisibles. La main libre de M. Home reposait sur la table et tous les assistants virent l'accordéon flotter en l'air. Sur la proposition de M. Jones, on entonna un hymne ; l'accordéon donna le ton et, après une pause, il nous accompagna.

« Pendant la même soirée, j'ai vu quelque chose comme une main glisser entre le tapis et la table ; j'ai senti distinctement les doigts. Mon ami vit aussi la forme et chaque assistant la toucha. »

Quant aux apparitions, le témoin dit : « Une seule fois j'ai vu au pied de mon lit une forme : elle était très belle ; c'était un esprit.

M. George Jacob Holyoake : « Pourquoi dites-vous que c'était un esprit ?

M. Rowcroft : « Parce que je ne puis pas penser que c'était autre chose. Aucune autre personne n'était dans la chambre et la porte était fermée. Cette forme était opaque, je ne pouvais voir à travers.

M. Holyoake : « Resta-t-elle longtemps ?

M. Rowcroft : « Environ deux ou trois minutes.

M. Holyoake : « Vous n'avez pas découvert cette main qui se glissait entre le tapis et la table ?

M. Rowcroft : « Non.

M. Holyoake : « Pourquoi ne l'avez-vous pas fait ?

M. Rowcroft : « Je ne saurais le dire. Lorsque j'entrai chez M. Jones, j'étais absolument incrédule et je tournais en ridicule la foi de son fils dans les phénomènes.

M. Jones, qui est ensuite entendu, confirme les attestations du témoin précédent, au sujet de l'accordéon. Il dit : « J'essayai de donner le ton de l'hymne, mais les esprits me corrigèrent, car j'étais d'un demi-ton trop bas. » Il ajoute : « Je vis une fois une main d'esprit dans une séance tenue chez un ministre d'État, où se trouvaient plusieurs personnes de marque. Une dame était assise au milieu de nous ; il sortit entre son corsage et son fichu noir une main que l'on vit très nettement. La dame parut reconnaître la main ; des larmes lui vinrent aux yeux et elle dit que c'était celle d'un neveu qu'elle avait perdu. Le salon était bien éclairé. J'ai vu fréquemment se dessiner sous un tapis de table des formes ressemblant à des mains. Je les ai touchées et, lorsque je les prenais, elles semblaient toujours se dissoudre sous cette pression. J'ai été souvent touché ; la sensation est toute particulière ; elle paraît produite par un gant gonflé d'air. Dans une occasion, je recouvris ma main avec un mouchoir de poche ; il me fut enlevé et, quand je le regardai, je trouvai qu'un petit nœud avait été fait dans un coin.

« Lorsque je me trouve en présence de phénomènes de ce genre, combinés avec des réponses intelligentes et dignes de foi, il m'est impossible de ne pas croire à l'action des esprits.

« J'ai vu des lévitations de M. Home. Je l'ai vu s'enlever et passer horizontalement devant une fenêtre. Tout le monde l'a vu bien nettement. Il passait en ligne droite, tout à fait comme le ferait une personne flottant sur l'eau. A ma demande, il repassa de la même façon. Les rideaux de la fenêtre furent alors secoués sans aucun contact visible. Il semblait que cela eût pour but de régler l'éclairage. Je puis ajouter que tout ceci se passa chez M. Milner Gibson.

M. Jones présente alors un mouchoir auquel un nœud a été fait par les esprits. Il dit : « Ce mouchoir était plié lorsque je le pris dans le tiroir de ma femme. Pendant la séance qui eut lieu le même soir, je le laissai tomber à mes pieds. Peu après je regardai et vis que le mouchoir avait disparu. Il était sous le milieu de la table. Je le relevai et trouvai qu'on y avait fait un nœud spécial (*a country girl's knot*). »

M. JONES ajoute : « J'ai entendu la musique dont M. Rowcroft a parlé et j'affirme qu'aucune main d'homme ne touchait l'accordéon. Je n'ai pas vu la main d'esprit. Je ne me rappelle pas avoir vu l'accordéon, mais j'ai entendu la musique. Je sais que M. Rowcroft l'a vu, mais pas moi.

Dr EDMUNDS, à M. Rowcroft : « L'accordéon était-il placé de telle sorte que les autres pussent le voir ? »

M. Rowcroft décrit la position de l'instrument, d'où il résulte qu'il se trouvait au niveau de la table.

Il ajoute pour compléter sa déposition : « Mon ami, M. Milne, ne vit pas la main, quoiqu'il fût assis contre moi. Elle était au-dessus de l'accordéon et par conséquent à un niveau supérieur à celui de la table.

M. HOLYOAKE : « Si l'instrument a fait le tour de la table, tout le monde a dû le voir ?

M. ROWCROFT : « Certainement.

M. HOLYOAKE : « Mais il n'en a pas été de même pour la main ?

M. ROWCROFT : « Non.

M. JONES est rappelé; il dit : « Après que ce remarquable morceau de musique eût été joué, quelqu'un réclama le *God save the Queen*. L'esprit dit : Oui, et s'adressant à moi, il ajouta : « Mais, vous, chantez ! » Je chantai donc et il m'accompagna d'une façon parfaite. Dans ce cas, l'instrument était tenu par M. Home, près du parquet, et tout le monde put comme moi le voir s'élever et s'abaisser.

« M. Home était obligé de faire un effort énergique pour résister à la traction exercée par les esprits. Sa main libre était sur la table. L'accordéon appartenait à M. Milner Gibson.

M. VOLCKMAN : « Quelqu'un voyait-il les pieds de M. Home?

M. JONES : « Je ne pourrais le dire.

D' ELLIS : « M. Home croit-il que tout ce qui se produit est le fait des esprits?

M. JONES : « Oui.

M. JONES dit ensuite : « J'ai payé cinq guinées une séance particulière des Davenport. Je les considérais comme des imposteurs et je fis de mon mieux pour les démasquer. On tint une séance obscure. Je voulus attacher moi-même les médiums et je plaçai sous leurs pieds une feuille de papier sur laquelle je marquai avec un crayon le contour de ces pieds. Il y avait une pile d'instruments sur la table. Je me procurai de l'huile phosphorée que je répandis autour d'eux. Mes amis tenaient les mains des médiums. L'huile brilla, les instruments flottèrent çà et là dans la salle, et la lumière produite par l'huile était suffisante pour permettre de voir tous les assistants. Je demandai *mentalement* d'être frappé sur la tête et je reçus un vigoureux coup de guitare. Quelque attention que j'aie pu apporter, il ne me fut pas possible de découvrir aucune imposture. Les pieds des deux jeunes gens n'avaient pas bougé de l'épaisseur d'un cheveu. »

M. Swepstone, s'adressant au seigneur de Lindsay, demande si les élongations dont il a parlé dans sa note se faisaient dans le tronc ou les jambes du médium ?

Le seigneur de Lindsay : « Il se produisit un écartement entre le bassin et les fausses côtes. Chez M. Home, cet espace est exceptionnellement étroit. Il n'y eut pas d'écartement des vertèbres. L'élongation ne peut se comparer à l'expansion des parois de la poitrine par l'entrée de l'air. Les épaules restèrent immobiles. M. Home semblait tiré par le cou et les muscles présentaient un notable état de tension. Il se tenait droit et ferme au milieu de la pièce et, avant que l'élongation ne commençât, je posai mon pied sur son cou-de-pied. Je puis affirmer que ses talons n'ont pas quitté le parquet. Lorsque l'élongation eut lieu contre le mur, lord Adare posa son pied sur le cou-de-pied de M. Home, et je fis une marque sur le mur. Je l'ai vu une fois soumis à une élongation tandis qu'il était étendu à terre. Lord Adare était présent. Home sembla s'allonger par les deux extrémités et repoussa lord Adare en même temps que moi.

« J'ai vu des lévitations, mais à une faible lumière. Dans un cas, Home était assis près de moi. Au bout de quelques minutes, il me dit : « Restez calme, je m'élève. » Son pied vint toucher mon épaule. Je sentis ensuite contre ma figure le contact d'un objet couvert de velours et, en regardant en l'air je constatai avec surprise qu'il entraînait avec lui un fauteuil à bras, qu'il tenait fortement avec la main, et qu'il flottait de la sorte tout autour de la pièce, dérangeant les tableaux de leurs places en longeant les murs. Ils étaient tout à fait hors de l'atteinte d'une personne qui se serait tenue debout. La lumière était suffisante pour me permettre de le voir nettement.

« Je vis les lévitations de Victoria Street, lorsque Home sortit par la fenêtre. Il fut d'abord pris d'une trance et marchait avec peine ; puis il passa dans le hall et, tandis qu'il y était, une voix murmura à mon oreille : « Il va sortir par une fenêtre et rentrer par une autre. » Je fus alarmé et préoccupé à l'idée du danger d'une pareille expérience. Je dis à la société ce que je venais d'entendre et tout le monde attendit le retour de Home. Peu après il entra dans la salle et j'entendis la fenêtre se soulever, mais je ne pus pas le voir, parce que j'étais assis, le dos tourné de ce côté. Cependant je vis son ombre projetée sur le mur en face. Il sortit par cette fenêtre dans une position horizontale, puis je le vis flotter en l'air en dehors de l'autre fenêtre, qui s'ouvrait dans la pièce voisine. C'était à 85 pieds au-dessus du sol. Il n'y avait pas de balcon sous les fenêtres, mais seulement une étroite corniche d'un pouce et demi de largeur. Chaque fenêtre formait une petite saillie, mais elles n'étaient nullement reliées l'une à l'autre.

« Je ne connais pas de théorie qui puisse expliquer de tels faits. J'ai essayé de me rendre compte de leur mode de production, mais plus j'y réfléchis, plus je suis convaincu qu'on ne peut les expliquer par l'intervention d'aucune disposition mécanique. Les plus grandes facilités m'ont toujours été données dans mes recherches. J'ai vu une fois, *en pleine lumière*, M. Home se tenir debout à 17 pouces de terre.

Dr EDMUNDS : « Avez-vous reçu des informations qui n'avaient pu être connues ni du médium ni d'aucun des assistants? Je dois dire que j'ai reçu un grand nombre de lettres de personnes qui me sont totalement étrangères et qui demandent au Comité si nos amis les esprits ne peuvent les aider à retrouver des testaments perdus, des actes de naissance ou de baptême. Connaissez-vous quelque fait de cette nature ?

Le seigneur DE LINDSAY : « J'en connais un que je puis vous rapporter. Un de mes amis désirait très vivement retrouver le testament de sa grand'mère, morte depuis quarante ans et dont il n'avait encore pu découvrir le certificat de décès. Je l'accompagnai chez Mme Marshall et nous tînmes une séance. Dès que nous fûmes assis devant la table, les coups se firent entendre. Mon ami posa sa question *mentalement* et tint lui-même l'alphabet; je le pris aussi de temps à autre, sans connaître la question. On nous dit que le testament avait été emporté par un certain William Walker, habitant Whitechapel. On nous donna le nom de la rue et le numéro de la maison. Nous

16

sommes allés à Whitechapel, nous y avons trouvé l'homme et plus tard, grâce à son aide, mon ami obtint une copie de l'acte. Il nous était inconnu et n'avait pas toujours vécu dans ce quartier, car il avait connu des temps meilleurs. Il était absolument impossible au médium de connaître ces détails, et quand même il en eût eu connaissance, cela ne lui aurait guère servi, puisque la question était posée *mentalement*.

Dr EDMUNDS : « Avez-vous quelquefois vu des apparitions de personnes décédées ?

Le seigneur DE LINDSAY : « La première fois que je vis Home, ce fut à une séance. Il était trop tard pour le train ; je passai la nuit chez lui sur un sofa, dans sa chambre à coucher. Il n'y avait pas de rideaux aux fenêtres et la terre était couverte de neige, qui réfléchissait la lumière de façon à permettre de voir distinctement tout ce qui se trouvait dans la chambre. J'étais couché depuis vingt minutes, lorsque des coups se firent entendre et mon oreiller fut secoué d'une étrange manière. Ceci pouvait encore être l'effet de mon imagination : mais au bout de quelques minutes je vis paraître une espèce de colonne de vapeur, comme une ombre indistincte d'abord, qui peu à peu prit une forme définie, et je vis alors le corps d'une femme se tenant de profil par rapport à moi. Elle était debout entre Home et moi. Je distinguai suffisamment ses traits pour pouvoir la reconnaître n'importe où. Elle semblait vêtue d'une longue robe flottante, sans ceinture, qui tombait de ses épaules. La forme paraissait tout à fait solide et je ne pouvais voir à travers elle. J'adressai la parole à Home et il me dit qu'il la voyait nettement et que c'était

l'apparition de sa défunte femme, qui venait souvent
le voir. Elle se déplaça et se tint près de lui. Elle suivit le côté droit du lit, puis alla vers le pied, sans se
trouver jamais hors de portée de ma vue et finalement s'évanouit doucement comme une vapeur.

« Le lendemain, ayant trouvé un album, je le par-
courus avec attention et je tombai sur une photographie reproduisant exactement les traits de l'apparition. Mme Jencken me dit que c'était le portrait de la
femme décédée de M. Home.

M. EDMUNDS : « Avez-vous quelquefois vu des apparitions d'arbres ou d'animaux inférieurs ?

Le seigneur DE LINDSAY : « Jamais. Un jour j'ai
éprouvé une singulière illusion d'optique. Il m'est arrivé de voir le spectre d'un chien noir. Il semblait
passer en glissant ; mais je ne le vis jamais marcher.
Il m'arriva souvent de me diriger sur lui et de le traverser avec ma canne. C'était le résultat d'un surme-
nage : à ce moment, je me livrais à des études mili-
taires et je lisais seize heures par jour.

Dr KING CHAMBERS : « Existe-t-il dans votre famille
des personnes sujettes à la seconde vue ?

Le seigneur DE LINDSAY : « Oui, on a observé des
faits de ce genre dans ma famille.

Dr EDMUNDS : « Qu'entendez-vous par seconde vue ?

Le seigneur DE LINDSAY : « La seconde vue est la
connaissance par intuition d'un événement qui se
passe au même moment dans un autre lieu, ou encore
d'événements à venir. Je vous en citerai un exemple
dont je puis vous garantir l'authenticité. Une dame
de ma connaissance épousa un officier en activité,
qui fut envoyé dans l'Inde avant l'insurrection. Un
soir, dans un salon, elle poussa un cri et s'évanouit.

En reprenant ses sens, elle dit qu'elle avait vu son mari tué. La date fut notée et on reçut l'avis que l'officier avait été tué au moment précis où se produisit la vision. Je ne l'ai pas appris sur le moment, mais beaucoup de personnes en ont eu connaissance et je suis absolument certain de sa réalité.

« Je n'ai jamais vu d'apparitions d'arbres ni de fleurs. Une fois j'ai vu Home poser un vase de fleurs sur l'appui d'une fenêtre et s'éloigner. Peu après les fleurs furent lancées dans la pièce. »

Le Dr Chambers dit qu'en posant une question au sujet de la seconde vue, son but était de savoir si les médiums étaient voyants.

Dr Edmunds au Dr Chambers : « Avez-vous quelquefois observé des faits de seconde vue ?

Dr Chambers : « J'ai un oncle qui voit très souvent des formes. Une fois qu'il se trouvait avec un de mes cousins, celui-ci lui dit qu'il voyait un fantôme étrange, un homme dans le costume de l'époque de Charles II, mais avec des bottes à revers. Son père, éloigné d'un mille, vit la même chose, au même moment. C'est le cas le plus remarquable de seconde vue qui soit venu à ma connaissance. Je ne connais aucun cas du genre de ceux que signale le seigneur de Lindsay.

Le seigneur DE LINDSAY, rappelé : « Je ne puis citer aucun cas de seconde vue de nature prophétique. »

M. PERRIN affirme que, lorsque sa sœur mourut, un clergyman, éloigné de 24 milles, la vit apparaître au moment même de son décès.

La séance est ensuite levée.

MARDI, 20 JUILLET 1869

Président : le Dr EDMUNDS

M. CHEVALIER, le premier témoin entendu, affirme qu'il connaît le spiritualisme depuis dix-sept ans, mais que ce n'est qu'en 1866 qu'il a commencé à expérimenter avec la table. Il a obtenu les phénomènes ordinaires, tels que coups frappés, soulèvements de table et réponses aux questions posées. Dans un cas, la réponse obtenue étant incontestablement erronée, il demanda péremptoirement pourquoi il n'avait pas obtenu de réponse exacte, et l'esprit lui répondit : « Parce que je suis Beelzebut. »

M. CHEVALIER ajoute : « Je continuai mes expériences jusqu'à ce que j'entendisse parler de l'Athénée spiritualiste. Vers ce temps je perdis un enfant et ma femme me dit qu'elle était en communication avec son esprit. Je la mis en défiance et cependant j'étais bien désireux d'entrer aussi en communication avec lui. Je posai un doigt sur la table ; elle remua et me donna le nom de mon enfant. C'était un nom français. Je racontai à un ami ce qui venait de se passer et il se moqua de moi. Quoique sceptique, il vint néanmoins, posa une main sur la table, fit des questions *mentales*, qui toutes reçurent leur réponse. Il demanda quelle école mon fils avait fréquentée, ce qu'il ignorait lui-même et reçut pour réponse : « Fenton. » Ce qui était encore exact.

« Depuis lors j'ai souvent reçu des communications en français et en anglais et les messages étaient bien ceux qu'un enfant peut adresser à ses parents.

« Pendant mes repas, je laissais toujours reposer ma main sur une petite table, qui semblait prendre part à la conversation. Un jour la table se tourna à angle droit et se dirigea vers un coin de la salle. Je demandai : « Êtes-vous mon enfant ? » sans obtenir de réponse. Je dis alors : « Venez-vous de la part de Dieu ? et la table continua à garder le silence. Je m'écriai alors : « Au nom du Père, du Fils et du Saint-Esprit, je vous ordonne de me dire si vous venez de la part de Dieu ! » Un grand coup, signe de négation, me répondit alors. « Croyez-vous, lui dis-je, que le Christ soit mort pour nous sauver du péché ? » — « Non. » — « Esprit pervers, quitte cette chambre ! » Alors la table traversa la chambre, entra dans la pièce voisine en précipitant sa marche. C'était une petite table à jeu. Elle semblait marcher de côté. Elle s'approcha de la porte, heurta la poignée et je l'ouvris. La table s'engagea dans le couloir ; je renouvelai mon adjuration et elle amena la même réponse. Fermement convaincu d'avoir affaire à un esprit pervers, j'ouvris la porte de la rue et la table se tut aussitôt ; il ne se produisit plus ni mouvement ni coups. Je revins dans le salon et demandai s'il y avait encore un esprit présent. Aussitôt j'entendis de l'autre côté de la porte le bruit de pas d'enfant ; j'ouvris et la petite table retourna dans le coin qu'elle occupait auparavant, exactement comme le faisait mon enfant lorsque j'avais dû le gronder. Ces manifestations se reproduisirent, jusqu'à ce que j'eusse recours à l'adjuration, et, chaque fois, je constatai qu'elles se modifiaient ou cessaient tout à fait dès que le nom de Dieu était prononcé.

« Un soir, comme j'étais seul dans mon salon, j'entendis un grand fracas en haut de la maison. Une bonne qui l'avait entendu entra toute effarée. Je me rendis dans la nursery et constatai que les bruits venaient d'un point situé près du lit. Je prononçai l'adjuration et tout cessa aussitôt. Les mêmes bruits se firent encore entendre dans la cuisine et je parvins à ramener le calme comme auparavant.

« En réfléchissant à ces faits singuliers, je résolus de pousser plus loin mes recherches et de m'assurer d'une manière absolue qu'ils avaient bien l'origine que je leur soupçonnais. Accompagné de trois hommes intelligents, nullement disposés à s'en laisser imposer, je me rendis chez Mme Marshall. Je lui étais tout à fait inconnu : nous prîmes place à une table et la séance commença. Mme Marshall me dit le nom de mon enfant. Je posai plusieurs questions à l'esprit et prononçai l'adjuration. Nous entendîmes tous un bruit de pas qui semblaient monter le long de la muraille. Quelques secondes après, tout bruit avait cessé et, quoique Mme Marshall évoquât coup sur coup, aucun esprit ne répondit et elle nous dit qu'elle ne se rendait pas compte de ce phénomène. Dans cette circonstance, j'avais prononcé mentalement l'adjuration et personne ne savait ce que j'avais fait.

« Comme j'assistais à une séance chez un de mes amis, des manifestations se produisirent. On me savait hostile à ces expériences et on me pria de ne pas intervenir. Je restai simple spectateur pendant deux heures. Enfin je demandai le nom de l'esprit et on me donna celui de mon enfant. « Au nom du Père, du Fils et du Saint-Esprit, êtes-vous l'esprit de mon enfant ? » — « Non ; » et le mot *diable* fut ensuite épelé.

Dr Edmunds : « Comment les noms étaient-ils donnés ?

M. Chevalier : « Les pieds de la table frappaient lorsque l'on appelait les lettres. Mme Marshall tenait elle-même l'alphabet et la table frappait lorsqu'elle arrivait sur les lettres voulues.

Mon opinion sur ces phénomènes est que l'intelligence qui entre en communication avec nous est celle d'un être déchu. C'est celle du diable, le prince des puissances de l'air. Je pense que nous commettons le crime de nécromancie, lorsque nous assistons à ces séances spiritualistes.

Dr Edmunds : « Qui appelait les lettres de l'alphabet quand le nom de Beelzebut vous fut donné ?

M. Chevalier : « Moi-même.

M. Bergheim : « Est-ce votre foi chrétienne qui vous fait croire que ces manifestations viennent du diable ?

M. Chevalier : « A l'Athénée spiritualiste, j'ai vu ces mots écrits comme un avertissement : « Éprouvez les esprits ! » Je me suis rappelé ce conseil, je l'ai suivi et j'ai trouvé que ces esprits ne viennent pas de Dieu. Je m'en rapporte au Nouveau Testament. Aucun esprit rejetant la rédemption ou refusant de croire à la Trinité ne peut venir de Dieu. Lorsque nous prononçons le nom de Dieu, nous devons toujours entendre le Dieu en trois personnes. »

Répondant au Dr Charles-Maurice Davies : « J'ai quelquefois refusé de prononcer l'adjuration pour chasser les esprits et mettre fin aux manifestations, lorsqu'il ne me semblait pas évident que les faits en question fussent réellement dus aux esprits.

A M. Gannon : « Je ne les ai jamais arrêtées par le seul effort de ma volonté et je n'ai jamais prononcé l'adjuration sans réussir à les arrêter aussitôt.

M. Hain Friswell : « Je puis hautement confirmer tout ce que vient de dire le témoin au sujet de l'efficacité de l'adjuration, pour mettre fin aux manifestations. »

La comtesse de Pomar, au sujet de l'affirmation de M. Chevalier, qu'un esprit qui ne croit pas au Christ ne peut être que mauvais, dit qu'il est difficile d'admettre que les bons mahométans et autres non-chrétiens ne puissent pas avoir des âmes vertueuses (1).

Miss Anna Blackwell dit que sa sœur était tout à fait incrédule et ne voulait pas croire le moins du monde au spiritualisme. Néanmoins elle devint elle-même ce que l'on appelle médium écrivain. L'esprit se servait de sa main pour transmettre les communications qu'il avait à faire. Les esprits écrivent aussi bien de bonnes que de mauvaises choses. L'un éprouva le besoin de signer Satan ou Beelzébub ;

(1) Après la lettre d'un savant tel que M. Huxley, déclarant, à la suite d'une seule mauvaise séance, que le spiritualisme n'est que mensonges, fourberies ou contes de vieilles femmes, on se sent porté à l'indulgence envers le crédule M. Chevalier, qui, mystifié par un esprit mauvais plaisant, affirme au nom de la Bible que toutes les manifestations viennent du diable et que les formules d'adjuration ont par elles-mêmes la vertu de le chasser infailliblement.

Peut-être cependant s'il avait connu les récits de ces séances d'exorcisme, où pendant de longues heures les esprits obsesseurs se moquaient des formules les plus terribles, des aspersions d'eau bénite, etc., sa confiance dans la vertu des mots eût-elle été quelque peu ébranlée.

Enfin lorsque l'on voit des sociétés constituées soi-disant pour étudier les phénomènes psychiques n'admettre comme membres que ceux qui font au préalable adhésion complète à tous les dogmes de l'Église catholique, apostolique et romaine, on comprend combien la voix de la logique et du sens commun a de peine à se faire entendre de ceux que dominent les préjugés et le parti pris, qu'ils appartiennent à la science officielle, au protestantisme ou au catholicisme.

(Note du Traducteur.)

mais ma sœur, ne croyant pas à l'existence d'un tel esprit, dit : « Non, si on vous a permis de venir à moi, ce n'est pas pour nous imposer de si odieux mensonges. Si vous continuez à vouloir me tromper, je vous empêcherai d'écrire. » J'ai souvent assisté à ces petites altercations. Elle ne voulait pas céder à l'esprit, et dès qu'elle voyait se former une S majuscule ou venir le mot Satan, elle refusait d'aller plus loin et enlevait la main pour empêcher d'écrire le mot. L'esprit lui disait alors : « Je vous hais, car je ne puis arriver à vous tromper. »

« Dans plusieurs cas, j'ai entendu des coups éclatants retentir dans mon salon, dans l'air, sur les murs, sur le parquet, tandis que personne n'était près des meubles. Nous n'avons jamais commencé de séance sans prier. Nous disions aux esprits que nous leur demandions de ne pas nous tromper : « Chers esprits, nous sommes tous imparfaits ; nous nous efforcerons de vous faire profiter de nos lumières, lorsqu'elles seront supérieures aux vôtres. » Quelquefois ils cherchaient à renverser ou à briser la table, et cependant nous arrivions à les rendre meilleurs par notre douceur. Nous n'avons jamais songé à les accuser d'être des *esprits pervers*. De l'un d'eux, qui s'était montré spécialement violent et m'avait même frappée, nous avons reçu des messages témoignant ses progrès et montrant combien il s'était amélioré. Ils nous ont souvent adressé des messages, nous disant : « Nous sommes entrés dans la voie du progrès ; grâce à votre assistance, nous avons rompu les chaînes de la terre et nous vous quittons ! » Lorsque ma sœur voyait paraître l'S ou le B de Beelzébub, elle disait avec douceur mais fermeté : « Cher esprit, il ne faut pas nous tromper. Ce n'est pas pour de telles plaisanteries, mais dans le but de faire le bien qu'il vous est permis de venir à nous. »

D⟨r⟩ Edmunds : « Comment pouvez-vous distinguer entre un esprit qui cherche ainsi à vous tromper et un démon, un bon diable, si je puis me servir de ce mot?

Miss Blackwell : « Je ne crois pas au diable, comme être distinct, mais les esprits imparfaits sont, en quelque sorte, des démons. »

En réponse à une autre question, miss Blackwell dit qu'elle ne croit pas que les esprits tantôt avancent, tantôt reculent, passant de l'homme aux animaux et réciproquement. Mais elle croit que l'acte de la création, qui a donné naissance à tout ce qui existe, est tel que tout progresse, des gaz aux cristaux, des animaux à l'homme. Il y a une volonté qui décide que telle chose sera du cresson et telle autre une fleur.

D⟨r⟩ Edmunds : « Ainsi, selon votre théorie du progrès, l'esprit qui anime un homme peut avoir animé jadis un cheval ?

Miss Blackwell : « Non, ce n'est pas cela. Un cheval reste un cheval. Il est susceptible de recevoir une certaine éducation, mais il ne peut apprendre les mathématiques. Néanmoins tout progresse et les esprits qui ont accompli des progrès peuvent devenir plus purs et organisés de façon à monter à un degré supérieur.

M. Hain Friswell : « Je veux être très bref dans la déposition que je vais faire et je la ferai précéder d'une remarque également courte. Je suis un membre indépendant de l'Église anglicane, assez sceptique au sujet des fraudes spiritualistes et porté à admettre la théorie de M. Chevalier. Je fus un jour chargé par un journal bien connu d'étudier certains faits. Je dépensai 10 livres, 20 livres et je ne découvris rien du tout. En passant près de la demeure de Mme Marshall, je songeai que je ferais peut-être bien de voir de ce côté et j'entrai. La table était tellement entourée, que je ne pus y trouver place, ce dont je fus fort heureux, car je préférais rester simple spectateur et je m'assis près de la cheminée. La table s'agita furieusement et se dirigea vers moi. Au-dessous de cette table, on trouva un papier sur lequel étaient écrits ces mots : « Que l'écrivain vienne à la table. » J'y pris donc place. Les assistants étaient sous le coup d'une sorte de catalepsie, prononcée surtout chez les femmes. Elles avaient l'écume à la bouche et se frappaient entre elles. Elles commencèrent bientôt à prononcer des paroles sans suite, puis à prophétiser. Pour moi, désirant mettre un terme à cette scène et pensant qu'il y avait là quelque chose d'analogue à ce que les apôtres avaient vu et que l'on trouve décrit dans Tertullien et autres auteurs, je posai ma main sur la table et je dis : « Êtes-vous l'esprit qui s'était emparé d'Ananias, le sorcier ? » Il fut répondu : « Oui. »—« Au nom de Dieu, dis-je, pars, va-t-en ! » Il partit et l'écrivain en fit autant.

M. BENNETT : « Connaissiez-vous quelqu'une des personnes présentes ?

M. HAIN FRISWELL : «Aucune, excepté Mme Marshall, à qui j'ai payé bien des demi-couronnes.

M. BERGHEIM : « Lorsque vous avez posé la main sur la table, vous aviez bien la volonté de mettre fin aux phénomènes ?

M. HAIN FRISWELL : « Oui.

M. BERGHEIM : « Ne savez-vous pas que les manifestations peuvent être suspendues par la force d'une volonté hostile, sans le secours d'aucune adjuration ?

M. Hain Friswell : « Je n'en sais rien. J'ai toujours eu recours à l'adjuration et je n'ai jamais manqué de mettre fin aux phénomènes.

M. Shorter : « Ne faut-il pas rester passif pour rendre possibles les manifestations?

M. Hain Friswell : « Oui. »

M. Bergheim dit qu'il est incontestable que bon nombre de cas d'épilepsie supposée ne sont autre chose que des cas de possession. Il cite un exemple dans lequel il vit un décrotteur frappé d'un accès dans la rue. Il fit éloigner ceux qui entouraient l'enfant et dit à l'esprit : « Va-t-en, toi ! » sans avoir recours à aucune adjuration et l'enfant se réveilla aussitôt en bon état (1).

M. Hain Friswell dit qu'il a toujours eu recours au nom de la Trinité.

A M. le Dr King Chambers : « Je ne puis dire si chez Mme Marshall on a eu recours aux passes pour provoquer des attaques cataleptiques. Je n'y avais jamais rencontré rien de semblable avant cette époque. Une

(1) L'épilepsie, du moins dans certaines de ses formes, n'est pas la seule maladie nerveuse justiciable du traitement médianimique. Outre les malades par altérations matérielles du cerveau, vices de conformation, empoisonnement par l'alcool, etc., que renferment les asiles d'aliénés, on y trouve encore une très importante catégorie de malheureux, classés sous le nom d'*hallucinés*, que des observations déjà nombreuses nous permettent de considérer comme des obsédés, sur lesquels des esprits exercent leurs vengeances. Nous avons l'intime conviction que le jour où des médecins, médiums eux-mêmes, ou aidés par de bons médiums, s'attacheront à les distinguer des autres malades, beaucoup de malheureux sortiront guéris des asiles ou éviteront d'y entrer.   (Note du Traducteur.)

ou deux personnes commencèrent d'abord à s'agiter, puis le mouvement se répandit et gagna tous les assistants. Je crois à la possession diabolique, parce qu'elle nous est affirmée par Notre-Seigneur et que les esprits ont toujours été chassés par les mêmes moyens.

D' EDMUNDS : « Nous voyons souvent dans les salles de malades, l'attaque d'hystérie de l'une d'elles suivie par des crises semblables chez un grand nombre d'autres. Si on lance un seau d'eau à la tête de l'une d'elles, toutes les autres sont aussitôt guéries. Il n'est pas douteux que l'action d'une volonté énergique puisse également les guérir.

M. HAIN FRISWELL : « Je n'ai jamais connu un médecin qui, posant la main sur un malade au milieu d'une violente attaque, l'ait guéri par son simple contact. Beaucoup sont fort distingués, mais aucun n'est capable d'un tel fait.

D' EDMUNDS : « Je pense que les médecins présents dans cette salle confirmeront mon assertion, lorsque je dis que l'énergie de volonté de la part d'un médecin peut arriver à produire ce résultat.

M. D.-H. DYTE : « Posiez-vous votre main sur la table, lorsque vous vouliez faire cesser les phénomènes ?

M. HAIN FRISWELL : « Oui, j'appliquais doucement la main sur la table, et je répétais mentalement à plusieurs reprises la formule d'adjuration.

M. DYTE : « Est-ce que la formule d'adjuration a quelque chose à voir ici ?

M. HAIN FRISWELL : « Comme chrétien, je le crois. La gouvernante de mes enfants, une de mes filles et une autre dame étaient assises à une table et des coups répondaient à des questions futiles. J'arrêtai le tout par une adjuration. »

MARDI, 23 DÉCEMBRE 1869

Président : M. H.-G. Atkinson

M. William Faulkner, chirurgien, 40, Endel Street, W.-C., vient ce soir donner quelques renseignements au sujet de certains aimants, dont il a parlé dans une lettre au *Standard* et qu'il a l'habitude de procurer à diverses personnes, pour produire des coups frappés, dans des séances spiritualistes. Il dit que depuis plusieurs années il a fréquemment fourni des aimants, qui sont construits de telle sorte qu'en pressant un petit bouton de cuivre des coups peuvent être produits à volonté. Quelques-uns de ces aimants, comme par exemple celui qu'il a apporté ici, ont été faits pour être dissimulés dans les vêtements. D'autres, au contraire, sont construits pour être adaptés à diverses pièces de l'ameublement. L'aimant est mis en rapport par des fils avec une batterie électrique, tandis que d'autres fils mettent cet aimant en rapport avec le bouton de cuivre.

En réponse à MM. Atkinson, Bergheim et Wallace, M. Faulkner déclare qu'il ne pense pas qu'il soit possible de construire un appareil quelconque, capable de soulever une table. Lui-même n'a jamais adapté d'aimants dans une maison et il n'en connaît qu'une seule, celle de M. Addison, où il existe une installation de ce genre. Il affirme également qu'il n'a pas livré un seul de ces aimants dans le cours de ces trois dernières années.

CORRESPONDANCE

Parmi le très grand nombre de lettres reçues par le Comité, on a choisi les suivantes, soit parce qu'elles contiennent des attestations précises au sujet des phénomènes soumis à l'enquête, soit parce qu'elles viennent de personnages dont la grande notoriété donne aux opinions exprimées une valeur toute particulière.

DE M. W.-M. WILKINSON

Oakfield, Kilburn, N. W., 7 février 1869.

Monsieur,

J'ai lu la lettre par laquelle vous informez le public qu'un comité, constitué par la Société dialectique, se propose d'instituer une enquête complète et approfondie sur les manifestations du soi-disant spiritualisme, dans le but d'arriver à une explication satisfaisante des phénomènes. Vous demandez à ceux qui croient d'aider le Comité à arriver à une conclusion saine et juste.

Je crois à la réalité des faits, autant par suite de mes propres observations, qu'en considération des témoignages reçus. Cette dernière source est, certes, de beaucoup la plus abondante, car elle renferme les observations de tous ceux qui, non seulement à notre époque, mais aussi dans le cours de tous les siècles, ont pu observer les phénomènes. Aussi la somme de tout ce qui a été vu est-elle infiniment plus grande que tout ce qu'un homme quelconque pourrait contrôler par lui-même. Je considère les témoignages comme étant de première importance, pour des faits qui, s'ils sont réels, ne peuvent, en vertu de leur nature même, être reproduits à volonté, ni être soumis à un contrôle préalablement organisé. Les lois de leur production ne sont pas connues, pas plus que les conditions dans lesquelles ils surviennent. S'il en était autrement et si les phénomènes attendaient pour se manifester le moment où vous diriez : « Maintenant nous sommes prêts, » ils cesseraient par le fait même d'être ce qu'ils sont évidemment.

La première chose à faire, dans une étude de ce genre, est de ne prendre aucun engagement, pas même celui du Comité : « D'élucider d'une façon satisfaisante la question de ces phénomènes. » Jusqu'ici, aucun comité ne l'a fait. Un comité de professeurs d'*Harward University*, qui comptait Agassiz parmi ses membres, après avoir fait son étude, ne jugea pas opportun de publier son rapport, quoiqu'il eût annoncé son intention de le faire et qu'on l'en eût souvent et publiquement sollicité.

Je ne pense pas qu'un comité, cherchant des phénomènes probants, puisse arriver à une conclusion inattaquable, s'il ne connaît pas tous les faits contenus dans les livres, en même temps qu'il étudie avec soin les témoignages de ceux qui viennent déposer sur les faits qui sont à leur connaissance personnelle.

Il existe une longue série de témoignages tant imprimés que verbaux, de premier ordre et de la plus grande valeur. Le comité peut facilement obtenir la collaboration de 20, de 50 ou même 100 témoins dont la réputation est établie dans la littérature, les sciences et les professions diverses et qui répondront à son appel. Ce témoignage ne prend toute son importance que par la considération que le rapport du comité, après sa publication, entrera lui-même dans la catégorie des témoignages. Il serait illogique de réclamer pour celui-ci un crédit plus grand que pour tout autre document émanant d'une source digne de foi. Un témoignage digne de foi a déjà été appuyé sur des milliers de faits analogues.

Votre Comité va en ajouter un à tous ceux qui existent. Si le rapport est favorable aux phénomènes, personne ne le croira ; s'il leur est contraire, les faits n'en continueront pas moins à se produire, comme on en trouve à travers toutes les histoires aussi bien sacrées que profanes.

Les phénomènes de ce que l'on appelle le spiritualisme appartiennent, en fait, à l'histoire du surnaturel (en donnant à ce mot sa signification ordinaire). Il y a là pour votre Comité un champ d'études aussi vaste qu'important. Si votre rapport a pour résultat de résoudre la grande question de l'humanité, je serai heureux de proclamer son aptitude pour une telle œuvre. Vous devriez avoir au moins un archevêque parmi vous, pour représenter le côté religieux de la question, en même temps que les professeurs De Morgan et Tyndall, pour représenter les mathématiques pures et appliquées, et vous devriez connaître jusqu'au bout des doigts toute l'histoire et l'ensemble des témoignages. Autrement je prendrai, quant à moi, la liberté de repousser votre rapport, qu'il soit favorable ou contraire.

Pour donner à votre rapport une valeur *même négative*, une chose est essentielle, c'est que vous constatiez avec rigueur toutes les conditions dans lesquelles a été faite chacune de vos investigations, car, en agissant ainsi, vous montrerez au moins les conditions dans lesquelles les phénomènes ne se produisent pas.

Je souhaite que vous ayez plus de succès que je ne le prévois et, si vous êtes fidèles au très excellent programme de votre Société, vous acquerrez, en poursuivant votre œuvre jusqu'au bout, le droit à la plus profonde reconnaissance de tout le monde.

Je suis, etc.,

W.-M. WILKINSON.

DU Dr DAVEY

Northwoods, Bristol, 7 février 1869.

CHER MONSIEUR,

C'est avec une grande satisfaction que je constate que la question du spiritualisme va être sérieusement étudiée par des juges compétents. Je me suis livré à l'étude, étude pratique, du spiritualisme depuis l'été de 1862. Pendant six ou sept ans, j'ai tenu un grand nombre de séances et je me suis convaincu non seulement de la stricte réalité des faits du spiritualisme, mais aussi de son grand et merveilleux pouvoir pour le bien, au double point de vue moral et religieux. Les communications directes et positives qui m'ont été accordées par un très grand nombre de mes parents et amis les plus proches et les plus chers ont été pour moi aussi agréables qu'étonnantes. Non seulement elles m'ont enlevé tous les doutes que je pouvais avoir, mais elles m'ont encore convaincu, au sujet de l'avenir réservé aux hommes, de grandes et solennelles vérités que, jusqu'à 1862, j'ignorais complètement ou que je considérais à peine comme des contes de nourrices.

Votre tout dévoué,

J.-G. DAVEY, M. D.

DE M. WILLIAM HOWITT

The Orchard, Esher, 26 février 1869.

CHER MONSIEUR,

Vous me demandez de vous transmettre les quelques conseils que je crois propres à vous aider dans votre enquête. Très volontiers, mais ce qui m'effraye, c'est la pensée qu'il me sera plus facile, à moi de donner qu'à vous de suivre l'avis le plus essentiel, qui est de dégager votre esprit de toute prévention à propos du sujet à l'étude.

Si vous voulez obtenir de bons résultats, il faut vous mettre dans les conditions reconnues indispensables. Si, au contraire, vous suivez l'exemple de MM. Faraday et Tyndall ; si vous prétendez dicter vous-même des conditions dans une question sur laquelle vous ne savez rien, votre échec est inévitable. Il faut que vous l'abordiez avec impartialité et la volonté d'étudier avec soin les lois et les particularités que présente le problème qui vous est soumis. Selon qu'ils ont suivi ou abandonné ce principe, les sociétés ou les petits groupes d'hommes désireux d'arriver à la vérité sont arrivés, dans les recherches de cet ordre, tantôt au succès, tantôt à un échec.

Le résultat de recherches faites dans de telles conditions est qu'en présence de sociétés et de comités qui abandonnent la question sans avoir rien pu obtenir de positif et même avec une tendance à conclure qu'il n'y a rien de vrai là dedans, on rencontre de petites réunions et même des individus isolés, qui obtiennent des phénomènes spiritualistes les plus incontestables aux yeux des vingt millions de croyants que compte le spiritualisme. Aussi apprend-on de temps à autre qu'il est démontré d'une façon indiscutable qu'il n'y a dans le spiritualisme que des contes et de la duperie ; qu'il est mort et enterré ; que les Davenport et autres médiums ont été démasqués et écrasés, etc. ; tandis qu'en réalité les Davenport continuent à se montrer réellement médiums ; que le spiritualisme poursuit sa marche en avant, progressant et étendant chaque jour son champ d'action, sans se laisser troubler par les insuccès, les calomnies, les rapports mensongers ou la sottise des hommes.

Avec mes meilleurs souhaits pour la réussite de l'œuvre que vous avez entreprise,

Je reste, cher Monsieur, votre bien dévoué,

WILLIAM HOWITT.

DE M. J. ENMORE JONES

Enmore Park, S. Norwood, le 28 février 1869.

CHER MONSIEUR,

Je vous prie de vous reporter au récit, publié dans le *Spiritual Magazine* (Voyez plus haut la séance du 11 mai 1869) des incidents qui se sont produits chez moi. Ma famille et moi nous sommes prêts à faire devant un magistrat une déclaration authentique sur son exactitude. Ma mère, qui fut enlevée en l'air avec sa chaise, est encore vivante et bien portante, à l'âge de quatre-vingt-quatre ans.

Je ne puis que sourire en pensant que votre Comité se propose de réunir le plus grand nombre possible de faits, tant parmi les anciens que chez les modernes. Vous pourriez, au préalable, vous munir d'un ou deux tombereaux.

La Bible en est pleine ; les Vies de Plutarque fourmillent d'exemples ; les Vies de tous les Pères de l'Église ne proclament que la direction des Esprits. Il vous suffirait de consulter leurs biographies, même en éliminant la masse des incidents présentés comme surnaturels.

Procurez-vous les neuf volumes du *Spiritual*

Telegraph, publié à New-York ; l'appendice du gouverneur Talmadge à *Linton's Healing of the Nations ;* l'introduction du juge Edmonds à son livre *Spiritualism; Foot Falls on te boundaries of another World*, de R. Dale Owen; *Mystic Hours*, de Redman ; vous aurez ainsi un ensemble de preuves capable de convaincre tous les comités extraordinaires que des phénomènes sont produits par des êtres invisibles, qui nous voient, scrutent nos pensées et qui, comme nous ne pouvons les voir, ont le pouvoir de nous faire échec ou de nous aider, chaque fois qu'ils voudront s'en donner la peine.

Pour concourir dans une certaine limite à votre œuvre, je vous adresse un exemplaire de mon livre, *Natural and Supernatural*. Les chapitres relatifs au surnaturel pourront vous être de quelque utilité. Je me porte garant des incidents signalés et dont vous trouverez la liste à la face interne de la couverture.

Puisque vous agissez à titre de comité, je me permets de vous recommander avec insistance la seule ligne de conduite qui puisse vous permettre d'obtenir des faits pour votre édification personnelle, surtout si vous assistez à une séance avec M. Home.

Soyez très vigilants ; défiez-vous beaucoup, *mais n'en laissez rien voir ;* agissez en hommes bien élevés. Si vous avez des soupçons, ne les formulez que *mentalement* et il y sera répondu clairement. En agissant ainsi, vos *pensées* seront perçues par... qui ? Par des êtres intelligents et raisonnables.

Je suis, Monsieur, sincèrement vôtre,

J. ENMORE JONES.

DE M. W. M. WILKINSON

44 Lincoln's Inn Fields, London, W. C.

12 mai 1869.

Cher Monsieur,

Il ne m'est pas possible de me rendre devant votre Comité, mais, au lieu de mon témoignage oral, je vous envoie une attestation écrite dont je vous garantis la sincérité. Comme beaucoup de personnes attribuent une plus grande valeur aux témoignages donnés sous la garantie du serment, je puis vous rappeler ma déposition sous serment, dans le procès entre M. Home et M\ume\ Lyon, de même que les attestations de MM. Robert Chambers, Gerald Massey, Cromwell F. Varley, D\r\ Gully, M. et M\me\ S. C. Hall. Vous les trouverez dans le numéro de juin dernier du *Spiritual Magazine*, avec le témoignage du professeur de Morgan et une note instructive sur la façon dont le spiritualisme est considéré par le professeur Tyndall et quelques autres. Ce numéro est épuisé, mais quelques membres de votre Comité l'ont sans doute. Je recommande à toute votre attention ces dépositions assermentées.

Lorsque votre Comité nous donnera son rapport sur la question de l'existence d'un monde spirituel et sur les faits surnaturels qu'il aura pu observer, je crains que la question reste absolument au même point qu'avant. Si votre rapport est favorable, le public pensera que vous êtes une réunion d'imposteurs. Si vous concluez autrement, je penserai, moi, que vous n'êtes guère intelligents. De toute façon, la tâche que vous entreprenez n'aura pour vous rien d'agréable, si vous avez le moindre souci de ce que l'on pourra dire ou penser de vous.

Sincèrement vôtre,

W. M. WILKINSON.

M. LOCKHART ROBERTSON, M. D.

Hayward's Heath

(Extrait du *Spiritual Magazine,* avril 1860.)

Les exemples suivants des manifestations physiques de ce que l'on appelle le spiritualisme sont survenus dans la maison de celui qui écrit ces lignes, pendant les soirées des 25 et 26 février 1860, en présence de deux de ses amis et de lui-même, par la médiumnité de J. R. M. Squire, Esq. de Boston U. S., pendant son séjour en Angleterre. L'auteur de ce récit donne solennellement sa parole d'honneur de sa stricte et littérale exactitude, ainsi que de la sévère critique faite par lui et ses amis de chacune des constatations qui y sont contenues.

Il a dressé une classification des phénomènes physiques dont il a été le témoin dans ces deux occasions, afin d'en rendre le récit plus rapide qu'en observant l'ordre chronologique.

1° *Coups.* — Les coups sur la table à manger étaient forts, fréquents et intelligents, c'est-à-dire qu'ils répondaient au désir du médium, imitant ses coups, frappant le nombre demandé, et donnant par l'alphabet des réponses aux questions posées.

L'auteur affirme que les tentatives de M. Squire, pour produire artificiellement des coups de même nature que ceux entendus, n'eurent aucun succès.

2º *Mouvements de tables.* — Une grande et lourde table à manger, de 5 pieds sur 7, a été fréquemment soulevée et déplacée dans la pièce, et cela, sans le concours d'aucune des quatre personnes présentes. En outre, une table-bureau, sur laquelle les quatre témoins s'étaient assis, a été deux fois renversée avec une merveilleuse facilité et ils ont été jetés sur le parquet.'

L'auteur se rend bien compte que ces deux ordres de faits, les coups et les mouvements, ne seront guère acceptés que par ceux qui ont confiance dans la sincérité de ses attestations, dans ses facultés d'observation et sa capacité pour découvrir les fraudes. Ce qui suit réclame seulement la confiance dans la véracité de son récit.

3º *Écriture par un agent invisible.* — M. Squire tient d'une main sous la table une feuille de papier sur laquelle repose un crayon. On entend écrire rapidement et la feuille, brusquement arrachée de la main, est lancée à travers la pièce. Sur un côté de la feuille est écrit le nom de l'auteur de ce récit et sur l'autre : *O tarry thou* (sur le chambranle de la cheminée de la salle à manger il y a une carte coloriée avec ces mots tirés du Psalmiste : *O tarry thou, the Lord's leisure*, etc.).

Ensuite, l'écrivain place à deux reprises sous la table une feuille de papier blanc et un crayon. Le feu, en partie alimenté par du bois, brille vivement. Les quatre assistants forment un cercle, en se tenant les mains sur la table. On entend distinctement écrire sur le papier. En l'examinant, on trouve d'abord le mot « Dieu » écrit trois fois d'une écriture informe, puis le prénom de l'écrivain.

Aucun des assistants n'aurait eu la plus faible possibilité même de toucher le papier soit avant, soit après qu'il eût été posé sous la table par le témoin.

4° Une sonnette tinte. On joue de l'accordéon. Un crayon est brisé. — Sous la table, on place une petite sonnette sur une feuille de papier, tandis que les mains des quatre assistants sont placées, comme ci-dessus, en cercle sur la table. La sonnette sonne fréquemment et avec force. Un agent invisible la fait sonner le nombre de fois demandé, la transporte à travers la chambre et la jette sur la table. Un accordéon, placé comme la sonnette, joue sans l'intervention d'aucune force humaine ; il s'enlève ensuite sans contact et joue tandis qu'il est tenu par la main de l'auteur. La sensation qu'il produit alors ressemble à la secousse imprimée à une ligne par un fort poisson. La sonnette est jetée, secouée et on joue avec elle, comme un singe pourrait le faire, finalement elle est enroulée dans un mouchoir de poche qui se trouvait à terre. Sur le désir exprimé par moi, le crayon est brisé en deux et une moitié est jetée sur la table. Les chaises et un livre sont emportés à travers la chambre et déposés aussi mollement qu'un vêtement. Tandis qu'on jouait avec la sonnette, le témoin est très nettement touché cinq fois au genou, sous la table. La sensation est très désagréable. À ce moment et autant qu'on peut en juger dans l'obscurité, par la direction de la voix, M. Squire est enlevé à environ 2 pieds en l'air. Ce phénomène produit un tremblement très prononcé et une exaltation nerveuse.

5° *Poids soulevé et fracture d'une grande table.* — Une lourde table ronde en bouleau, solidement construite, est enlevée en l'air, culbutée et jetée sur le lit, tandis que la main gauche de M. Squire pose seule sur sa surface, la main droite du médium étant tenue et ses jambes attachées à la chaise sur laquelle il est assis. La table est ensuite enlevée deux fois au-dessus de la tête du témoin et de celle de M. Squire. Pour produire un tel résultat, il eût fallu saisir le bord du plateau dans la partie située en face et développer une force énorme, ce que ne pouvait faire M. Squire, à cause de sa position, puisqu'il était contre le témoin et que ses mains étaient attachées. Les efforts du témoin pour s'opposer à la lévitation de la table ont été sans résultat contre cette étrange force invisible, qui est parvenue à soulever la table malgré la résistance qui lui était opposée.

A la demande du témoin, la table est ensuite brisée, démolie et un de ses fragments est lancé à travers la pièce. La table étant tenue cette fois par le témoin et M. Squire, il ne fallut qu'une demi-minute pour que le phénomène s'accomplît. L'auteur a ensuite, mais vainement, employé toute sa force pour briser un des pieds restants. Dans celui qui a été brisé, la rupture des fibres a eu lieu dans le sens transversal. Le fracas de cette table lancée et frappée contre le parquet par une force invisible, *tandis que le témoin tenait les mains de M. Squire*, a été réellement effrayant et impressionnant. Il est absolument impossible que M. Squire ait pris la moindre part à cet acte.

Ces phénomènes se sont tous passés dans l'obscurité, avec un écran devant le feu et en présence de toute la société. De temps à autre, on allumait une bougie. Les mains de M. Squire étaient tenues par l'écrivain qui affirme, aussi énergiquement que peut le faire un témoin, que M. Squire n'a et n'aurait pu aider en rien à la production de ces phénomènes.

6° *Médium écrivain.* — Pour se rendre compte de la soudaine prise de possession de la main du médium par le besoin d'écrire et de la façon elle-même dont se produit l'écriture, il faut en avoir été témoin.

L'auteur veut se borner à ajouter à ce récit trois des messages écrits dans ces conditions et déchiffrés ensuite, non sans peine. Ils ne paraissent nullement dignes de l'origine spirituelle qui leur est attribuée par M. Squire et les spiritualistes, mais il n'est pas moins impossible de les considérer comme une fraude. L'écrivain est convaincu qu'ils ont été écrits par la main de M. Squire, dont l'esprit n'avait aucune conscience de l'œuvre accomplie.

Premier message. — « Messieurs, je ne veux pas m'imposer à vous, mais un jour viendra où il me sera possible de contribuer à élargir notablement vos idées sur ces phénomènes et je le ferai sûrement.

Deuxième message. — « Je sais fort bien ce que peut surtout exiger un esprit orné de science et, pour ma part, je suis fier d'ajouter que j'ai peut-être pour de tels esprits plus de considération que mon ami l'Attorney. Je porte ces sentiments au fond du cœur, comme vous pourrez le constater si nous avons le plaisir de nous revoir. »

Troisième message. — « Chers Messieurs, voulez-vous me permettre de vous remercier de votre attention soutenue et de regretter la destruction de votre table. Puisse la divine Providence vous guider, vous protéger et vous maintenir dans la voie de Jésus-Christ. »

Tandis que ces pages étaient sous presse, l'auteur eut, dans la soirée du 16 mars, une autre occasion de constater la réalité de ces phénomènes, dans le cabinet d'un avocat au Temple. Deux témoins indépendants s'étaient joints à lui et à M. Squire. Qu'il suffise de dire ici que les divers phénomènes de coups frappés, de mouvements de table, d'écriture par un agent invisible, de contacts perçus, d'agitation de sonnette, et d'écriture par un médium, furent produits de nouveau et soumis au plus rigoureux examen.

L'auteur ne peut que renouveler l'expression de son inaltérable conviction que de tels phénomènes furent produits par un agent invisible et qu'il était absolument au-dessus du pouvoir de M. Squire, quelques artifices qu'il eût pu employer, de les provoquer par la prestidigitation. Qu'il lui soit permis d'exprimer la conviction que tous ceux qui connaissent M. Squire seront unanimes à déclarer qu'il est incapable de commettre une imposture semblable. Du reste, ceci importe d'autant moins, qu'on ne lui laissa jamais l'occasion de le tenter.

J. LOCKHART ROBERTSON.

« J'étais présent chez le D\u02b3 Robertson lorsque les phénomènes décrits ci-dessus se sont manifestés et j'affirme l'exactitude de son récit. L'autre personne présente était M. Critchett, le secrétaire adjoint de la Société des Arts. »

W.-M. WILKINSON.

DE M. F. FUSEDALE

8, Southampton Row, Holborn,

London W. C., 9 juillet 1869.

CHER DOCTEUR EDMUNDS,

Lorsque j'ai vu votre nom cité dans les récentes discussions sur les phénomènes spiritualistes, auxquels je m'intéresse vivement, j'ai pris la liberté de vous adresser mes idées sur ce sujet. Je déclare que je m'occupe de spiritualisme depuis huit ou neuf ans et que je l'ai suffisamment étudié sous ses différents aspects, pour avoir pu me convaincre de sa réalité. Mais je veux limiter cette communication à ce qui s'est passé dans ma propre famille, il y a deux ou trois ans. Depuis de longues années, ma femme possède la faculté de voir les esprits et elle continue à les voir encore ; mais les faits que je vais rapporter se sont passés à l'époque que je viens de citer.

Ils eurent lieu en présence de ma femme, de ma sœur, jeune fille de onze ans environ et de mes trois enfants, un garçon de onze ans et deux fillettes de cinq et huit ans. Ces manifestations extraordinaires commencèrent par le déplacement des meubles de la chambre à coucher, à l'étage supérieur de la maison, pendant que nous étions couchés. Les tables, le lavabo, la glace étaient en mouvement continu dans la chambre ; la glace et ce qui l'entourait, jetés d'abord sur le lit, furent ensuite repris et remis en place, sans être le moins du monde endommagés. Des coups retentirent ensuite sur les marches de l'escalier, sur les chaises et les tables, dans toutes les parties de la pièce. Puis ce furent divers petits objets de ma femme et de mes enfants, qui furent pris, cachés et finalement rendus. Mes enfants et ma femme purent voir les objets enlevés, en particulier une broche de ma femme, traverser sous leurs yeux des substances solides, tels que murs et portes, lorsqu'on les leur prenait. A plusieurs reprises, des objets tenus par mes enfants leur furent enlevés des mains, comme par manière de plaisanterie, puis cachés et enfin rendus au bout d'un certain temps.

Une autre série de phénomènes se produisit ensuite. Tous commencèrent à voir des esprits : il est à remarquer qu'ils en voyaient de bons et de mauvais : les premiers étaient brillants et les seconds obscurs. Je ne crois pas être au-dessous de la vérité, en disant que, dans l'espace de six mois, nous n'avons jamais pris place à la table, pour nos repas, sans avoir des preuves sensibles de leur présence, soit par des coups frappés dans la table ou dans les chaises sur lesquelles nous étions assis et qui nous répondaient oui ou non, selon le mode convenu, à toutes les questions que nous leur posions. Les esprits montraient souvent aux enfants des dessins sur les murs et les faisaient disparaître, dès qu'on les avait vus. Parfois les scènes semblaient se passer dans des pays lointains et ils écrivaient ce qu'elles représentaient. Quelquefois les sujets appartenaient au monde des esprits. J'oubliais de vous dire que nous avons quatre enfants dans l'autre monde, dont l'aînée une fille, qui, au moment où les faits se passaient, aurait eu au moins douze ans, paraissait se tenir constamment près de nous et sa mère affirmait qu'elle la reconnaissait parfaitement. Ma propre mère, qui est dans le monde des esprits depuis trente ans, était aussi toujours présente. Ils avaient pris l'habitude de provoquer l'apparition de scènes dans un cristal, ou, pour être plus exact, sur une boule argentée, empruntée à un arbre de Noël. A plusieurs reprises, ils reproduisirent les divers incidents de la Parabole de l'Enfant prodigue, telle que la rapporte l'évangile de Luc. J'ai vu souvent les enfants absorbés pendant une demi-heure par la contemplation des scènes qui se déroulaient sans trêve. J'avoue qu'au début je restais un peu sceptique devant leurs récits ; mais nos amis spirituels me dirent qu'ils me feraient voir dans le cristal une scène qui me convaincrait de la vérité de ce que les enfants rapportaient. Ils tinrent parole, en déroulant sous mes yeux une scène des régions arctiques, un navire bloqué dans les glaces, les hommes à bord, les ours se dirigeant vers eux sur la glace : mes enfants voyaient la même scène en même temps que moi.

Le soir, avant le début de tout phénomène, ils indiquaient à mes enfants le passage des écritures qu'ils devaient lire, et celui qu'ils désignaient de préférence était le chapitre de la Parabole de l'Enfant prodigue, et, quand le lecteur faisait des fautes de lecture, ils le corrigeaient. Ils guidaient aussi les mains des enfants assis autour de la table, leur faisaient tracer du bout des doigts, sans crayons, des caractères d'écriture et, si les autres personnes assises à la table cherchaient à lire les mots ainsi tracés, ceux-ci leur apparaissaient en lettres lumineuses sur la table. Ma femme vit aussi divers objets sur cette table.

Quoique je n'aie jamais rien vu moi-même, en

dehors de ce que j'ai raconté plus haut, j'ai obtenu des esprits des communications intelligentes, au moyen de coups frappés et de l'alphabet et tandis que nous étions réunis autour de la table, j'ai entendu sur et sous cette table des coups tellement forts et distincts, qu'il eût fallu les efforts de cinq ou six personnes pour les produire. J'ai vu la chaise, sur laquelle mon fils était assis, se déplacer selon les désirs exprimés. Une forte lampe nous éclairait ; ses pieds ne touchaient pas le parquet, et, sans aucun effort de sa part, sans qu'aucun être humain fût près de lui, car nous étions tous immobiles autour de la table, il parcourut plus de la moitié de la longueur de la pièce.

Je pourrais citer encore bien des faits, mais je crois en avoir assez exposé, pour prouver que ce que j'ai observé doit être admis comme faits réels, sans imposture ni tricheries. Ces faits, à mon avis, sont de nature à montrer comment nous sommes entourés par le monde des esprits ; comment et avec quel plaisir nos amis invisibles aiment à nous rendre leur présence sensible, à nous aider efficacement dans notre voyage vers ce monde meilleur et si brillant. Ils nous montrent, jusqu'à l'évidence la plus incontestable, l'immortalité de l'âme et son progrès indéfini, après le départ d'ici-bas. Ils suppriment ainsi l'aiguillon de la mort, lui arrachent la victoire et nous donnent une conviction plus absolue de la vérité du christianisme et de l'amour de notre Père céleste.

Croyez-moi sincèrement vôtre,

F. FUSEDALE.

DE M. J. HAWKINS SIMPSON

19 juillet 1869.

CHER MONSIEUR,

Je vous dirai que j'ai encore présente dans ma mémoire la perspective d'un vaste paysage qui, dans une pièce obscure, devint parfaitement visible à tous sur une boule de cristal ; quoique les diverses personnes formant la réunion fussent placées en face les unes des autres et que personne, excepté M. Home qui tenait la boule, ne fût à une distance de celle-ci moindre de 3 pieds. Vous admettrez que ceci ouvre un champ de recherches susceptibles d'amener comme résultat le développement de nos connaissances sur les actions psychiques, etc...

Il se produisit aussi des couleurs qu'il me fut impossible d'attribuer à aucun des assistants. Chaque couleur de l'arc-en-ciel parut avec éclat, spécialement le violet, qui était très intense ; et cela, comme il nous fut dit par coups frappés, pour nous montrer le violet, comme la couleur préférée par les esprits désincarnés.

Je ne présente aucune hypothèse au sujet de l'intelligence qui préside à ces étonnants phénomènes de lumière, de couleurs ou d'exécution de morceaux de musique d'une si grande beauté, parce que je suis bien décidé à ne rien avancer qui ne soit prouvé ; mais je puis hardiment assurer que des études patientes et attentives, par une société bien organisée, produiraient des découvertes qui mériteraient la reconnaissance du genre humain.

Sincèrement vôtre,

J. HAWKINS SIMPSON.

DE M. ANDREW GLENDINNING

Ivy Bank, Port Glasgow, 30 août 1869.

Monsieur,

J'ai   comprendre que vous accepteriez les communicat s écrites, ayant trait à l'enquête que vous annoncez r le spiritualisme. S'il en est ainsi et si cela peut vous intéresser, je vous adresserai des détails sur une *maison hantée* de Port Glasgow. Ce cas s'est produit il y a quelques années et j'ai pu l'observer moi-même, en même temps que la police faisait son enquête.

Voici ce récit : « En avril 1864, une émotion considérable vint trouble les habitants de Scott's Lane, Port Glasgow, à propos de tapages que l'on entendait dans un appartement occupé par Hugh Mc Cardle, jardinier, et sa famille. Ces bruits retentissaient surtout le soir, depuis environ deux semaines et, dès que la nouvelle s'en répandit dans la ville, un grand nombre d'hommes et de femmes se rassemblèrent dans la rue, chaque soir de sept à dix heures. L'escalier, l'antichambre et tout l'appartement étaient bondés de monde ; les hommes de police circulaient dans la rue pour maintenir l'ordre. Je visitai d'abord la maison, pour mieux étudier les faits, et je m'assurai le concours de M. James Fegan, épicier.

Tandis que j'attendais dans la pièce que le tapage commençât, le sergent de police Mc Donald entra avec un constable. J'exposai le but de ma visite au sergent, et comme il désirait vivement découvrir la

fraude, s'il y en avait, il consentit à se joindre à moi.
Les coups commencèrent vers neuf heures et continuèrent pendant plus d'une heure. Les premiers
bruits ressemblaient à ce que l'on produirait en frottant rudement sur des planches non rabotées. Puis
ce furent des coups comme ceux d'un lourd marteau
frappant le parquet sous le lit, qui était situé immédiatement au-dessus de l'escalier conduisant au
dehors. Le sergent Mc Donald et moi nous prîmes
des bougies pour visiter sous le lit, à l'endroit même
d'où partaient les coups. M. Fegan se tenait en face
du lit ; J. F. Anstruther, Esq., et plusieurs autres
personnes se tenaient dans la chambre derrière le
constable.

Comme on nous dit que les coups étaient souvent
frappés à titre de réponses affirmatives ou négatives
aux questions posées, on fit beaucoup de questions,
en demandant que trois coups fussent frappés pour
Oui et un coup pour Non. Les coups étaient rapides
et violents et venaient toujours avant que la phrase
du questionneur fût achevée. Pendant un intervalle
entre deux questions, des coups semblèrent battre la
mesure de l'air : *There is nae luck about the house.*
Je sifflai cet air et les coups devenus plus forts m'accompagnaient en mesure. Je sifflai d'autres airs :
*Let us gang to kelvin grove, bonnie lassie, oh ! —
Scots wha hae wi Wallace bled*, etc. Et dès le second
vers ils m'accompagnaient parfaitement en mesure.
Je fis plusieurs questions à voix très basse, presque
un murmure, ma position étant telle, que personne
ne pouvait voir remuer mes lèvres, ni soupçonner la
nature de mes questions ; mais cela n'eut aucune
influence sur la production des coups. Au moment

où dix heures sonnèrent dans la ville, chaque coup fut reproduit dans le mur, au-dessus du lit.

Je pris un pic, arrachai une partie du parquet, au point précis d'où partaient les coups; ceux-ci changèrent de place pendant quelques instants, mais bientôt ils se reproduisirent. On eût dit que quelqu'un armé d'un lourd marteau frappait sur les bords du trou que nous avions fait dans le parquet.

On inspecta minutieusement le parquet, les murs, le plafond, etc., on fit sortir de leurs lits les enfants qui y étaient endormis; on enleva les couvertures, les matelas, la paillasse; en un mot, on fit tout ce que l'on crut de nature à faire découvrir, si possible, la cause de ces coups. D'autres, parmi lesquels l'intendant et les constables, scrutèrent l'antichambre, la cage de l'escalier et jusqu'aux caves. Ils essayèrent aussi, en frappant de divers côtés, de produire des bruits semblables, mais sans le moindre succès.

Andrew GLENDINNING, Port Glasgow.

15 octobre 1866. Ce qui précède est le résumé des lettres que j'écrivis aussitôt après les événements.

A. G.

16 octobre 1866. Nous attestons solennellement que le récit ci-dessus, écrit par M. Andrew Glendinning, est absolument exact.

James M. DONALD, ex-sergent, Port Glasgow.
James FEGAN, épicier, Port Glasgow.

Port Glasgow, 16 octobre 1866.

Nous affirmons sur l'honneur que, outre les coups

entendus par beaucoup de personnes, en avril 1864, dans la maison que nous habitions, et quelques circonstances qui ne furent connues que de quelques-uns d'entre nous, un certain nombre d'objets furent enlevés de leurs places, comme s'ils étaient emportés par quelqu'un et sans que personne cependant se trouvât à proximité du point d'où ils étaient retirés. Nous citerons, entre autres, de petits morceaux de charbon, des pâtisseries, des pommes de terre. Nous avons vu aussi quelquefois, vers le pied du lit, l'apparition d'une main qui s'agitait de haut en bas et nous avons essayé à plusieurs reprises de la saisir, mais sans pouvoir y arriver, car, quelque vivement que nous avancions les mains, l'apparition s'évanouissait encore plus vite et nous ne saisissions que de l'air froid. Dans de certains cas, lorsque l'heure sonnait à la ville, de légers coups se faisaient entendre au fond de l'alcôve.

Ces choses furent vues et entendues par un grand nombre d'étrangers et de voisins, aussi bien que par nous-mêmes. Nous affirmons sur l'honneur que nous n'avons en rien contribué à la production de ces phénomènes, que nous n'avons rien fait pour les provoquer et que nous ne savons à quoi les attribuer. Ils restent donc absolument mystérieux pour nous.

Pour moi et toute ma famille,

Hugh. Mc CARDLE.

Il y a longtemps que je connais Hugh. Mc Cardle, jardinier, et je suis absolument certain que c'est un honnête homme, sobre, laborieux, juste et digne de foi.

James FEGAN.

DU PROFESSEUR TYNDALL

22 décembre 1869.

MONSIEUR,

Dans la lettre que vous m'adressez, vous me citez trois personnes, dont deux me sont particulièrement connues et pour chacune desquelles j'éprouve une estime sincère.

J'ai souvent été reçu chez M. Wallace et j'y ai fait la connaissance de la dame qui était considérée comme le médium entre lui et le monde surnaturel.

Si j'étais instamment invité par M. Crookes, l'éditeur du *Chemical News*, à assister à la production des phénomènes qui, dans son opinion, tendent à démontrer l'existence de quelque agent, magnétique ou autre, non encore reconnu par les hommes de science, je tiendrais le plus grand compte de cette invitation.

Mais comprenez bien ma situation : il y a plus d'un an, M. Cromwell Varley, qui est, si je ne me trompe, un des plus éminents parmi les modernes spiritualistes, me fit l'honneur de me rendre visite et il eut recours alors à une comparaison qui, quoique très flatteuse pour ma vanité intellectuelle, semblait de nature à m'éliminer, comme impropre aux études spiritualistes. Il me dit que ma présence à une séance ferait l'effet d'un grand aimant au milieu de beaucoup de petits. Il me couvrit de confusion. Il exprima l'espoir de pouvoir s'organiser de façon à me rendre témoin des phénomènes, et je lui manifestai le désir de constater des choses que M. Varley croirait dignes

de m... montrées. Depuis lors, je n'ai plus eu l'hon-
neu... ...evoir la visite de M. Varley.

Le jour où M. Crookes croira pouvoir me montrer
des phénomènes de la nature de ceux que vous décri-
vez, je serai parfaitement heureux de me rendre à
son invitation personnelle (1).

Je suis, Monsieur, votre obéissant serviteur.

John Tyndall..

DU Dr WILLIAM B. CARPENTER V. C. R. S., etc.

University of London, Burlington House, W.
24 décembre 1869.

Monsieur, mon temps est trop complètement ab-
sorbé par mes devoirs officiels et mes travaux scientifiques, pour me permettre d'entrer avec quelques
détails dans l'exposé de mon opinion, au sujet des
manifestations du soi-disant spiritualisme. Ce que je

(1) Cette lettre si dédaigneuse montre une fois de plus
combien on fait fausse route en *sollicitant* la collaboration
des hommes d'une grande valeur, il est vrai, mais dont
toute l'intelligence est absorbée par des études spéciales,
poursuivies dans des conditions absolument différentes de
celles que réclament les recherches psychiques. Ils ne peuvent distraire ni temps ni attention, en faveur de phénomènes qui ne les intéressent que médiocrement et qui ne se
produisent pas à la volonté de l'expérimentateur. Ceux-là
seulement peuvent réussir, qui acceptent toutes les conditions nécessaires à la production des phénomènes et se
résignent à attendre que les êtres *indépendants* qui les produisent veuillent bien répondre à leur appel. On peut être
chimiste ou physicien éminent et n'avoir pas les qualités
requises pour les recherches psychiques.

(Note du Traducteur.)

puis dire d'une façon générale, c'est que j'ai pu me convaincre par mes recherches personnelles que, si un grand nombre des faits présentés sous ce titre ne sont que le résultat d'une imposture bien voulue ou très souvent aussi d'une illusion, il y en a cependant quelques-uns qui sont bien réels et doivent être considérés comme dignes de faire l'objet d'études scientifiques. Mes recherches m'ont toutefois amené à cette conclusion, que la source de ces phénomènes n'est pas externe, mais qu'elle dépend uniquement des conditions *subjectives* de l'individu qui opère, selon certaines lois physiologiques bien connues. J'ai développé ces idées dans un article sur le mesmérisme, l'électro-biologie, etc., que j'ai écrit pour la *Quaterly Review*, octobre 1853. Depuis cette époque, je n'ai trouvé aucune raison de changer, en quoi que ce soit, l'opinion exprimée dans cet article.

J'ai cependant observé, depuis lors, un certain nombre de faits qui m'ont convaincu que le *processus* auquel j'ai donné le nom de *cérébration inconsciente*, et sur lequel vous trouverez une étude dans l'extrait ci-joint, prend la plus large part à la production des phénomènes rangés sous le titre de spiritualisme.

Je reste, Monsieur, votre obéissant serviteur.

William B. Carpenter.

Extrait annoncé dans la lettre ci-dessus :

La vie consciente de l'homme consiste essentiellement en action et réaction entre son esprit et tout ce qui est en dehors de lui, entre le *moi* et le *non-moi*.

Mais, dans la phase actuelle de son existence, ces actions et réactions ne peuvent se produire sans l'intervention d'un instrument matériel, dont la fonction est de former comme un pont au-dessus de la brèche qui sépare l'individu conscient du monde extérieur et de les maintenir ainsi en communication constante. Aussi, tant que l'on étudiera la partie spirituelle indépendamment de la partie matérielle et réciproquement, on ne fera aucun progrès sérieux dans la science psychologique.

Dans les dernières discussions entre spiritualistes et matérialistes, où chacun des partis s'obstina à ne considérer qu'un côté de cette question complexe, cette disposition écarta tout bon résultat, sauf celui de mettre en lumière certains phénomènes qui, sans cela, auraient passé inaperçus. Mais les psychologues qui étudient leur sujet à la lumière des principes les plus avancés de la philosophie de nos jours considèrent que la matière n'est que le véhicule de la force, et il leur est facile de déterminer en quoi chacun des partis en essence a tort ou raison. Établissant solidement et profondément les fondations de leur science sur la constitution *tout entière* de l'individu humain et sur ses relations avec le monde extérieur, ils s'efforcent de la construire avec les matériaux fournis par les expériences de tout ordre, physique ou mental, normal ou anormal, ne rejetant aucun fait, quelque étrange qu'il soit, s'il peut être attesté par des témoignages solides ; mais n'en acceptant aucun, même appuyé sur des autorités, s'il ne peut subir l'épreuve d'un examen approfondi.

C'est dans le but de favoriser les progrès d'une telle psychologie que l'auteur désire expliquer plus nettement une doctrine qui est déjà familière aux métaphysiciens allemands, depuis Leibniz jusqu'à nos jours, sous le nom de *pensée latente* ou *d'activité préconsciente de l'âme.*

Elle a été exposée d'une façon méthodique dans notre pays par M. William Hamilton et l'on pourrait lui donner, dans le langage physiologique, le nom d'action inconsciente du cerveau, ou plus exactement encore celui de *cérébration inconsciente.*

Le D' Laycock, dans une remarquable étude sur *l'action réflexe du cerveau*, publiée en 1844, cite un grand nombre de phénomènes à l'appui de son extension au cerveau de la doctrine de l'action réflexe de la moelle épinière. Mais, comme il n'établit pas de distinction entre l'action réflexe des *ganglions sensoriaux* (sensorio-moteurs) et celle du *cerveau* (idéo-moteurs) et qu'il ne fit pas ressortir que chacune d'elles pouvait se produire *inconsciemment*, on ne le considéra pas à cette époque comme l'auteur de cette découverte, quoiqu'il résulte bien nettement de ses affirmations subséquentes qu'il avait parfaitement compris le phénomène. L'auteur, enseignant depuis longtemps la doctrine des ganglions sensoriaux et ayant été convaincu par les démonstrations du D' Laycock qu'elle devait s'étendre au cerveau, fut amené, par là considération des rapports anatomiques entre le cerveau et ces ganglions, à admettre qu'il devait se produire automatiquement dans ceux-ci une succession de modifications, dont les *résultats* seuls pouvaient arriver jusqu'à la conscience. C'est à ce genre d'activité qu'il donna le nom de *cérébration inconsciente.*

Quant à lui, il attache peu d'importance à ce que

la doctrine soit formulée par des expressions métaphysiques ou physiologiques, pourvu qu'il soit bien
établi qu'elle repose sur des données scientifiques.
Mais puisque, dans le système de philosophie qui
depuis longtemps prévaut dans ce pays, l'*état conscient* a été presque uniformément pris comme base
de toute activité mentale, il semble convenable de
désigner, comme fonction du système nerveux, toutes
les opérations qui ne s'élèvent pas jusque-là. En abordant le sujet par son côté physiologique, on trouve
cet avantage, que l'étude des actions automatiques
de toutes les autres parties du système nerveux fournit un guide, qui peut nous conduire à l'élucidation
scientifique de beaucoup de phénomènes qui, sans
cela, resteraient obscurs et incompréhensibles.

Faisant allusion au discours prononcé par lui le 12
mars 1852, *sur le pouvoir que possède la suggestion
de modifier et de diriger les mouvements musculaires
indépendamment de la volonté*, le D\u02b3 Carpenter rappelle que la doctrine du pouvoir *idéo-moteur* dont il
parle a été présentée par le professeur Faraday comme
fournissant une raison scientifique suffisante des
phénomènes des *tables tournantes et parlantes* qui se
manifestèrent épidémiquement peu de temps après.

Tandis que les phénomènes ordinaires des tables
parlantes présentent une très curieuse série d'appli-
cations de ce principe, il s'est quelquefois rencontré
dans les expériences de personnes, au-dessus de tout
soupçon de fraude volontaire, des cas dans lesquels
les réponses données par les mouvements de tables
étaient non seulement inconnues des questionneurs,
mais se trouvaient même *contraires à leurs convictions actuelles* et furent trouvées vraies dans la suite.

Ces cas constituent des exemples typiques à l'appui de la *cérébration inconsciente*, car dans beaucoup d'entre eux il fut possible de montrer distinctement que les réponses, quoique contraires aux croyances actuelles des questionneurs, avaient trait en réalité à des faits dont ils avaient eu connaissance auparavant, mais qui s'étaient effacés de leur mémoire, les *traces* laissées par ces impressions oubliées provoquant des modifications cérébrales qui fournissaient les réponses, sans aucune conscience de la part des causes qui peuvent provoquer de tels actes (1).

(1) Le D' Carpenter, dont Crookes eut plus tard à se plaindre si gravement, déclare que sa théorie de la *Cérébration inconsciente* explique beaucoup et non *tous* les phénomènes attribués aux esprits. Elle n'est donc pas plus suffisante que la théorie de l'*Inconscient* de Hartmann. D'autres théories ont surgi depuis ; la *Conscience subliminale*, l'*Être inconscient*, etc., admettant qu'en outre de l'être extérieur, conscient, il existe en nous un être *intérieur*, subconscient, constituant notre individualité, notre vrai *moi*, résumant en lui toutes les acquisitions intellectuelles et morales, faites pendant la série des vies successives. Il connaîtrait, juge-rait l'être extérieur conscient, agirait indépendamment de lui et en serait ignoré. Il lui serait donc supérieur.

C'est lui qui, pendant la trance du médium et même à l'état normal, se servirait de ses organes pour se présenter sous des noms, parfois très divers dans la même séance, d'amis, de parents et même d'étrangers aussi ignorés du médium que de tous ceux qui l'entourent.

Pas plus que les précédentes, cette théorie n'est capable d'expliquer *tous* les faits. En outre, une seule réflexion suffirait pour la faire rejeter. Dans les millions de communications reçues sur toute la surface du globe, professant souvent les principes de la morale la plus élevée, ou faisant preuve de connaissances scientifiques étendues, il ne faudrait voir, *sans aucune exception*, que les actes d'êtres ignorant leur réelle individualité, ou de fourbes cherchant à tromper, en empruntant des noms étrangers. Où donc serait cette prétendue supériorité sur les êtres conscients ?

La théorie spirite est beaucoup plus simple et elle suffit

DE M. T. ADOLPHUS TROLLOPE

Villino, Trollope, Florence, 29 décembre 1869.

Tout ce que je puis dire, en réponse à votre lettre du 17 courant, c'est que j'ai peu ou plutôt rien à ajouter à mes déclarations précédentes, qui sont entre vos mains. Quant aux séances avec Mme Guppy, tout ce que je puis affirmer, c'est que la plus extrême vigilance de tous ceux qui y assistaient n'a pu faire saisir la moindre trace de fourberie. Les phénomènes physiques qui se produisirent dans l'obscurité, tels que pluie soudaine sur la table d'une grande quantité de jonquilles, dont le parfum remplissait toute la pièce, furent extraordinaires et ne peuvent s'expliquer par aucune théorie physique. La pièce où ce phénomène se produisit avait été scrupuleusement examinée par moi, et Mme Guppy elle-même avait été attentivement fouillée par ma femme. Quant aux phénomènes intellectuels, un essai de communication avec des intelligences autres que celles des personnes

dans *tous* les cas. On sait qu'elle admet l'existence d'un *périsprit*, ou corps astral, enveloppe accompagnant l'esprit dans toute la série de ses existences et se perfectionnant en même temps que lui. C'est en lui que s'inscrivent de façon indélébile toutes les acquisitions faites par l'esprit dans ses vies successives. De là les aptitudes spéciales, les réminiscences, les enfants prodiges, etc. C'est une sorte de *registre* et non un être intérieur, distinct, supérieur à l'être extérieur. Il sert d'intermédiaire entre l'esprit et la matière et c'est par son moyen que l'esprit, dégagé du corps momentanément, comme dans la *trance*, ou définitivement par la mort, produit *tous* les phénomènes psychiques.

(NOTE DU TRADUCTEUR.)

matériellement présentes fut tenté par une dame. La communication qu'elle reçut fut tout à fait extraordinaire et fut confirmée par les événements. Les tentatives de ma femme et les miennes échouèrent complètement.

J'ai eu récemment une séance avec le Dr Willis, de Boston. Les manifestations physiques dans l'obscurité furent remarquables et frappantes. Mais les essais de communications intellectuelles aboutirent tous à autant d'échecs.

En un mot, le résultat de mes expériences, poussées aussi loin que possible, est que les phénomènes physiques qui se produisent fréquemment ne sont *dans beaucoup de cas* le résultat d'aucun tour de main et que ceux qui les ont observés avec toute l'attention voulue doivent être convaincus qu'il n'y a aucune analogie entre eux et les tours de prestidigitateurs professionnels.

Je dois aussi mentionner que Bosco, l'un des plus grands professeurs connus d'escamotage, dans une conversation que j'eus avec lui à ce sujet, a rejeté absolument l'idée de la possibilité que des phénomènes tels que ceux que je vis avec M. Home fussent reproduits par qui que ce soit, au moyen de son art.

A quelle espèce d'agents convient-il d'attribuer de pareils résultats, je n'en ai aucune idée et je n'émets aucune opinion. Comme je considère que le mot *surnaturel* comporte une contradiction dans les termes, je tiens que l'admission de leur réalité implique celle qu'ils sont *naturels*, ou en accord avec *quelque* loi de la nature. Quant aux phénomènes *intellectuels*, quoique j'aie observé beaucoup de bien étranges choses, je n'en ai jamais vus qui puissent exclure d'une façon absolue la *possibilité* d'erreur ou d'imposture.

Je suis, Monsieur, votre obéissant serviteur.

T. Adolphus TROLLOPE.

DE M. LÉON FAVRE

Place Vintimille, 1, Paris, 13 juin 1870.

MONSIEUR,

Votre Comité fait appel aux convictions et demande que tous ceux qui ont pu acquérir la certitude des phénomènes dont l'observation occupe les esprits sérieux viennent témoigner de leur croyance, en les signant de leurs noms.

Je m'empresse, Monsieur, tout inconnu que je suis, à vous donner cette déclaration, qui est pour moi une satisfaction de conscience.

J'ai étudié longuement, minutieusement et consciencieusement les phénomènes spiritualistes. Non seulement je me suis convaincu de leur réalité irréfragable, mais j'ai la conviction profonde qu'ils sont produits par les âmes de ceux qui ont quitté la terre, et, bien plus, qu'ils ne peuvent être produits que par elles.

Je crois donc à l'existence d'un monde invisible, correspondant au monde que perçoivent nos regards. Je crois que les habitants de ce monde sont pour la plupart les anciens habitants du globe terrestre et je crois à la communication possible et démontrée des deux mondes entre eux.

Je suis tout prêt, Monsieur, à toutes les affirmations en ce genre que vous croirez utiles à la divulgation de la vérité, et vous prie d'accepter l'assurance de ma considération bien fraternelle.

L. Favre Clavairoz,
Consul général de France.

DE Mme LÆTITIA LEWIS

Erchless Castle, Beauly, Invernesshire,
20 novembre 1870.

Monsieur,

Ayant lu avec le plus vif intérêt dans *The Queen* les articles sur le spiritualisme, je vous adresse, pour le profit de la Société dialectique, le résumé de mes connaissances personnelles sur ce sujet.

Je dois vous dire que je ne suis pas médium et que je ne croyais pas aux esprits, jusqu'au jour où je fus forcée d'y croire malgré moi. Tandis que j'habitais ma propriété dans les Galles du Sud, au printemps de la présente année, les manifestations spiritualistes se produisirent *spontanément* devant ma fille et moi. Vous trouverez ci-jointe une copie d'une lettre que j'écrivis à cette époque à un parent qui est clergyman. Je vous donne mon nom et mon adresse, ainsi que ceux des personnes dont il est question et que je vous prie de conserver pour vous. Je le fais pour vous convaincre de l'exactitude des faits attestés.

Lætitia Lewis,
de Stradey, Carmarthenshire.

*Copie d'une lettre que j'ai adressée à un de mes proches
parents, clergyman de l'Église anglicane*

Mon cher Ami,

Comme je vous considère comme un esprit solide
et comme le chef spirituel de la famille, dans le sens
religieux de ce mot, je vous envoie le récit des manifestations spiritualistes qui m'ont tant émotionnée
dans ces derniers jours. Je ne crois pas aux esprits
et je suis restée incrédule, lorsque j'entendais parler
des convictions des autres. A une certaine époque, j'ai
écrit à bon nombre de nos parents, pour leur raconter
les étranges événements survenus ici et vous avez
sans doute appris à cette occasion comment j'avais
été obligée de changer de chambre à coucher, parce
que je ne pouvais plus y trouver le sommeil. Dès que
la lumière était éteinte, j'étais éveillée par de tels tapages, que je frappais à tort et à travers, m'attendant
à trouver dans ma chambre quelque bête sauvage,
tant étaient intenses les rugissements et les siffle-
ments, comme si quelque monstre étrange se dirigeait vers moi. Quelquefois aussi des lumières d'un
éclat extraordinaire se produisaient dans l'intérieur
de mon alcôve. Plusieurs autres personnes ont vu
comme moi ces lumières à différentes reprises, mais
dans d'autres chambres.

Beaucoup d'autres faits fort extraordinaires se
sont encore produits, en trop grand nombre, pour
que je les détaille tous, de telle sorte que je dois me
borner à en citer un ou deux exemples. On a vu une
bougie s'allumer spontanément. Un soir, le voile de

mon fauteuil fut enlevé de la façon la plus curieuse
par des mains invisibles. Mes vêtements, que je ran-
geais soigneusement sur le sofa, étaient constamment bouleversés ; des livres étaient jetés dans le plus
étonnant désordre, etc. Dans la même pièce, on vit se
dessiner sur les vitres d'une bibliothèque le squelette
d'une main exactement reproduit.

Je fus fort heureuse de l'occasion qui se présenta,
le 20 avril, de me rendre chez ma sœur à Henburg,
car j'espérais que là mon repos ne serait plus troublé.
Mais, à ma grande surprise, deux fois dans la première nuit et même les deux nuits suivantes, de
grands coups furent frappés dans les portes et les
murs. J'en fus fort effrayée, d'autant plus que,
comme chez moi, mes vêtements étaient bouleversés.
Depuis ce moment, rien de nouveau ne se produisit.

Pendant mon séjour à Paris, en mai dernier, la
première lettre que je reçus de ma fille, mariée à
Stradey, constatait que des coups avaient commencé
à se faire entendre chez elle, de la façon la plus évi-
dente, dans les murs et autres parties de la chambre,
souvent pendant le jour, mais plus souvent encore
pendant la nuit. Elle était restée près d'une semaine
sans dormir et avait eu le courage d'essayer de causer
avec cet esprit tapageur en épelant les lettres ; mais,
quoique des coups fussent frappés en réponse,
l'alphabet ne lui avait donné rien de net.

Cela dura au moins quinze jours, les coups devenant de plus en plus violents. Un jour qu'elle commençait à écrire, elle constata, avec une surprise
mêlée de crainte, que sa main était obligée de tracer
des lettres qu'elle ne pouvait lire. Il y avait bien des
mots distincts, mais elle ne pouvait les comprendre.

Voici la première phrase qu'elle lut, non sans difficulté : « Voulez-vous commencer à croire que je suis présent ? Mon esprit restera troublé jusqu'à ce que j'aie révélé mon secret. » — Ma fille demandant : « Qui êtes-vous ? » — « Benj. Way. » — Comme elle insistait pour avoir le nom tout entier : « Benjamin Way » fut alors donné. (Benjamin Way est le nom de mon frère aîné, mort depuis plusieurs années, et la signature était exactement celle qu'il avait adoptée de son vivant.) Elle demanda : « Êtes-vous l'oncle Ben ? » — « Oui ! oui ! ma chère enfant. » Des pages entières furent écrites ; un grand nombre de questions furent posées, qui recevaient constamment pour réponse : « Ne m'ennuyez pas ; allez au Diable. » L'esprit écrivit d'où il venait, mais je ne puis pas le dire, ni certains événements de sa vie passée. Pendant plusieurs jours, ma fille se plaignit et resta sous le coup d'une véritable terreur. Comme elle reprochait à l'esprit de la persécuter par ces coups de plus en plus violents, qui la suivaient partout, elle écrivit de nouveau ceci : « Pourquoi vous plaindre ainsi ? Vous me faites de la peine, ma chère, chère enfant. Il faut me pardonner. »

J'ai cru devoir reproduire cette communication, parce qu'elle est fort étrange et qu'elle donne l'explication du trouble éprouvé par l'esprit. En effet la préoccupation de celui-ci était de faire connaître où se trouvait son testament et de décrire la place qu'il occupait dans une grande caisse en fer-blanc. L'esprit vint à moi, parce que j'étais sa sœur favorite, mais il cessa de me poursuivre et de m'effrayer. Ma fille, voulant essayer de se débarrasser de cet esprit trop tenace, lui demanda d'assister à une séance que son mari lui avait dit devoir se tenir dans les environs de Manchester. Le médium était Mme X..., femme d'un pasteur de W...

Mon gendre, M. M..., qui ne croyait pas aux esprits, désirait assister à quelques manifestations et avait prié un de ses amis de le présenter, car il ne connaissait pas les assistants. Je dois ajouter que ma fille avait bien prévenu par lettre son mari de ses ennuis, mais sans lui parler des révélations au sujet du testament. Elle lui avait dit seulement qu'au milieu de ses nombreuses manifestations l'esprit Benj. Way lui avait révélé un secret.

La première séance ne donna que déception. Mme X..., personne très délicate, faillit s'évanouir, tant sa main était frappée avec violence contre la table. Il fut impossible d'obtenir d'autres manifestations que des coups frappés et des mouvements de table. Quelques jours plus tard, M. M... assista à une autre séance. Des questions furent posées par l'intermédiaire de Mme X..., encore très fatiguée. Lorsqu'on lui demanda s'il était bien celui qui avait promis de venir, l'esprit répondit : « Oui, je suis ici, » et il signa de son nom, Benj. Way, ce qui parut d'autant plus étrange que ni M. ni Mme X... n'avaient jamais entendu prononcer ce nom. Comme on lui demandait une preuve, il traça le dessin de la boîte de fer-blanc. Ce fut pour ma fille une preuve que l'esprit avait bien tenu la promesse qu'il avait faite d'assister à la séance de W..., car, ainsi que je l'ai fait remarquer, ma fille n'avait parlé à son mari ni du testament, ni de la caisse en fer-blanc.

DE MISS ANNA BLACKWELL

Les vues théoriques que j'ai développées d'autre part présentent les phénomènes appelés *spiritualistes* comme produits par les habitants de la sphère fluidique qui enveloppe la terre, au moyen de leur pouvoir supérieur sur les fluides et les forces régissant toute la vie planétaire. Ce pouvoir est tel qu'il leur permet de porter leur action sur : 1° tous les objets qui nous entourent ; 2° les éléments matériels invisibles contenus dans l'atmosphère ; 3° sur les fibres du cerveau et des nerfs humains, ainsi que sur l'agent subtil et puissant que, faute d'un nom plus juste, nous appellerons le fluide magnéto-vital ou électro-vital, quoique ces expressions soient fort loin de rendre sa nature réelle et qui est constitué en partie par les périsprits des esprits eux-mêmes, en partie par l'atmosphère, en partie enfin par le système nerveux du corps humain. Ils agissent en matérialisant pour un certain temps la substance de leur corps fluidique, en prenant et en nous faisant voir les apparences de presque toutes les formes inférieures qu'ils veulent nous présenter. Grâce à la puissance de vision que favorise l'état fluidique de leur sphère, ils connaissent si bien les actes et les pensées des hommes, qu'ils peuvent prévoir les événements avec plus ou moins de précision et, dans ce cas, les annoncent avec plus ou moins d'exactitude, selon la flexibilité de l'organisme du médium. Ils ont à leur service la faculté de *rayonnement* que possède le périsprit entourant chaque esprit, que celui-ci soit uni à la matière compacte ou à la matière fluidique. Ce périsprit forme à l'esprit une sorte d'atmosphère magnétique susceptible de s'étendre au delà de l'enveloppe corporelle et de donner le pouvoir à chacun de nous d'exercer sur son entourage une influence inconsciente, dont la qualité, l'intensité et le mode d'action sont toujours correspondants à notre état moral ou intellectuel.

Cette notion nous permet de nous rendre compte des faits de sympathie, d'antipathie, des pressentiments, etc., aussi bien que de la difficulté et de l'incertitude de production des phénomènes spiritualistes. Ceux-ci, en effet, sont des manifestations d'esprits, de volontés et de moyens d'action, souvent fort complexes, qui sont en dehors de nous et non seulement ne sont pas soumis à notre pouvoir, mais à la production desquels la tension de nos facultés mentales, s'efforçant d'obtenir un résultat par une ardente aspiration, peut constituer un obstacle sérieux et parfois insurmontable.

Dans un premier chapitre, on peut ranger les coups que j'ai entendus des centaines de fois, lorsque j'étais seule et occupée de toute autre chose ; les déplacements d'objets ; le jeu d'instruments de musique : les cordes du piano de mon salon ont souvent été mises en vibrations harmoniques, en pleine lumière, en présence de plusieurs personnes, dont aucune n'était près de lui ; l'ébranlement des chambres, l'augmentation ou la diminution du poids des corps et leur lévitation ; les lueurs spirites ; l'élongation du corps humain, au moyen de la contraction ou de l'augmentation d'énergie, dans une direction déterminée, de la force de cohésion qui retient les molécules dans leurs rapports ; les cures obtenues par la restitution des relations normales entre les moléculés des organes malades ; la présence dans des pièces bien closes de fleurs véritables, de coquillages, d'oiseaux et autres objets ; en un mot, tout ce que l'on réunit sous le nom de *manifestations physiques*. Toutes sont produites par des jets ou courants de force magnéto-vitale, et aussi, comme dans le cas des fleurs, etc., à l'aide de substances fluidiques, qui ont la faculté bien reconnue d'intercepter les rayons visuels et de cacher ainsi aux yeux des hommes toutes les substances qu'elles enveloppent. Les objets ainsi dérobés à la vue sont au préalable apportés dans la chambre par les esprits et maintenus invisibles jusqu'à ce que l'enlèvement de ce voile fluidique les fasse reparaître aux yeux des assistants.

C'est à l'emploi de la force dont je viens de parler que j'attribue le très violent coup que je reçus d'un agent invisible et qui fut assez fort pour me rendre malade pendant plusieurs jours.

C'est également cette force qui produisit les grands coups dans les murs et les meubles d'une chambre de l'étage supérieur de ma maison, entendus nuit et jour, pendant de longs mois, d'une façon presque continuelle.

Elle a disposé, de façon à former des lettres et des chiffres, un certain nombre d'épingles que j'avais déposées sur la table au moment de quitter la chambre, où je revins au bout de vingt minutes ; je suis absolument certaine qu'aucun être humain n'a pu y pénétrer pendant mon absence. Ces épingles ainsi disposées formaient un message qu'aucun être humain n'aurait pu formuler et que personne en dehors de moi ne pouvait comprendre.

Sur une table de mon salon, éclairée par une lampe,

en présence de sept personnes, dont toutes les mains étaient visibles, elle a produit des bruits de gratte-ments, comme si quelqu'un avait écrit à la face infé-rieure du plateau de cette table avec le bout d'une allumette, imitant si bien le son de l'écriture pendant plus d'un quart d'heure, que nous pouvions distinguer les lettres longues et les courtes, l'apposition des points sur les *i*, ou de la barre des *t*.

Une autre fois, dans la même pièce, en présence de quatre personnes, qui toutes se tenaient à plusieurs pieds de la table, et dont aucune ne la touchait, il se produisit *de l'écriture directe*, avec un léger bruit de grattement entendu par tous, dans un petit tiroir fermé de la même table découverte, sur laquelle brillait une lampe et dans des conditions qui rendaient absolument indiscutable pour tous ceux qui y assis-taient, que l'écriture se produisait par l'action des esprits et probablement par la désintégration de la mine d'un crayon, qui avait été placé dans le tiroir quelques instants auparavant, en même temps que quelques petites feuilles de papier parfaitement blanc. Le dépôt de ces particules sur le papier a dû être effectué par un procédé analogue à l'électro-plastie.

Il s'est produit encore une grande variété d'autres manifestations observées par moi, sous l'action d'un agent extra-humain, pendant plusieurs années et tou-jours de la façon la plus convaincante pour moi, mais moins pour les autres, lorsque j'étais absolument seule.

On peut ranger dans une seconde classe de phé-nomènes les apparitions fugitives de mains, de figures, d'oiseaux, d'animaux, de fleurs, etc., qui

résultaient de la condensation, aux dépens de l'atmosphère, des éléments matériels de ces pseudo-forma-
tions auxquelles, par une application de la force élec-
tro-vitale par des procédés encore inconnus de nous,
les esprits peuvent imprimer une vitalité temporaire.
Mais, en l'absence d'une âme, ces apparitions n'ont
pas d'existence consciente ni de cohésion durable et
se résolvent en leurs éléments primitifs, dès que les
courants qui ont déterminé leur formation cessent
d'agir.

Mme D... m'affirme qu'une magnifique fleur
blanche, large comme une assiette, avec de longues
étamines pourpres, parut subitement sur une chaise
placée tout près d'elle, un soir qu'elle était dans son
salon, en compagnie de M. Home. Cette fleur resta
visible pour tous deux pendant deux minutes, puis
s'évanouit dans l'air. Elle était matérielle, mais seulement pendant le temps de son apparition et il n'y a
aucun doute qu'elle eût été vue également par toute
autre personne qui eût été présente.

Le morceau d'étoffe qui, à la vue et au toucher
était exactement comme s'il eût été formé d'un tissu
de laine et qui fut condensé aux dépens de l'air, puis
s'évanouit en présence de M. Livermore, de New-York,
et de plusieurs autres personnes, ainsi que les fleurs
que ce même monsieur vit à plusieurs reprises se former dans l'air et se dissoudre, sont des exemples de
la même action.

A l'automne de 1867, un médium auquel j'étais absolument inconnue me dit que je pourrais voir dans
six semaines un de mes parents bien-aimés, qui venait de passer tout récemment dans le monde des
esprits. Vers le coucher du soleil du dernier jour des

six semaines, comme je songeais avec un vif ennui
au non-accomplissement de cette promesse, il m'arriva de lever les yeux vers une des fenêtres de la
maison située en face de celle où je me trouvais et
je vis à la partie inférieure de la grande glace, du côté
droit, une figure qui me fit exactement l'effet d'un
daguerréotype, grandeur nature, de la figure que je dé-
sespérais de revoir. Elle avait le reflet mobile et noi-
râtre des vieux daguerréotypes, mais elle était parfaitement ressemblante. Comme je la regardais, elle
disparut, puis reparut de nouveau un peu plus haut,
au milieu de la glace. Elle se dissipa une seconde
fois et reparut à la partie supérieure, après quoi elle
disparut définitivement. Elle me faisait l'effet d'une
irisation foncée sur cette glace, d'où ressortaient les
traits de la figure. Chaque apparition dura environ
huit secondes et elles devenaient de moins en moins
distinctes. Je pense que cet effet a pu être produit,
par l'application sur la glace d'une matière fluidique
semi-matérialisée, à laquelle les opérateurs invisibles
pouvaient imprimer les graduations de tons nécessaires, au même moment où, en agissant sur mon
système nerveux, ils me portaient à lever involontairement les yeux sur la fenêtre.

Peu après la mort de Ch. Dickens, Mᵐᵉ M. G... se
tenait à la porte de sa maison à Paris, rue de T...,
attendant que sa sœur descendît, pour monter dans
une voiture arrêtée en face de la porte. Pendant cette
attente, elle admirait les jolis reflets du manche en
écaille d'une ombrelle neuve qu'elle tenait à la main,
lorsqu'elle vit la figure du regretté romancier, pour
lequel elle éprouvait une vive affection, paraître à la
surface de l'écaille, d'où il la regardait. La figure

était petite, mais tous les traits étaient parfaitement distincts et, comme elle fixait ses regards sur lui, dans un profond étonnement, *les yeux firent des mouvements et la bouche sourit.* Je suis autorisée à déclarer que la dame en question, dont les initiales seront reconnues par beaucoup de personnes, est prête à répondre à toutes les questions qui lui seront adressées au sujet de la réalité de cette manifestation spiritualiste. Je pense que ce résultat a dû être atteint en recouvrant une petite partie de l'écaille par une légère pellicule de substance fluidique matérialisée et en pratiquant sur ce fond semi-fluide une série de modifications ou de *retouches*, pour ainsi dire, appliquées assez vite, pour créer à la vue de l'observateur les mouvements apparents des yeux et de la bouche. Il est probable, selon moi, que, si d'autres personnes avaient été présentes, elles auraient vu aussi le phénomène que je viens de décrire.

Les deux cas suivants appartiennent à la troisième catégorie de faits. Au milieu de la journée, en recherchant certains passages dans les écrits du plus discuté de nos orateurs, je tombai tout à coup sur un passage que je n'avais jamais vu, quoique tous les écrits de cet auteur me fussent absolument familiers. Comme ces phrases ainsi trouvées avaient directement trait à la question dont j'étais préoccupée, j'étais d'autant plus enchantée de ma rencontre, qu'ayant repris mes recherches, je revins plusieurs pages en arrière pour faire un nouvel examen. Je retrouvai le passage ; je le lus trois ou quatre fois ; j'en fis un court résumé sur un carnet de notes et continuai mon étude. Un peu plus tard dans la journée, ayant trouvé ce que je désirais, je voulus revoir encore une fois ce passage vers lequel j'avais été conduite de façon si inattendue, mais, à ma grande surprise, je ne pus le retrouver. Je passai toute la soirée et les deux jours suivants presque entiers à sa poursuite, mais en vain, et ce ne fut qu'après m'être absolument convaincue que l'ouvrage en question ne contenait pas un passage de ce genre, que je commençai à me rendre compte qu'une sorte d'enchantement avait agi sur mon cerveau. En relisant ces écrits un grand nombre de fois consécutives, je suis arrivée à les comprendre beaucoup mieux. Je m'explique ainsi l'acte des esprits qui, en faisant vibrer certaines fibres de mon cerveau, comme elles l'eussent fait par la vue des mots que je croyais lire, ont produit dans mon être conscient le même effet qu'y eût provoqué la lecture réelle de ces mots.

J'attribue à la même action sur les fibres du cerveau l'apparition d'un nom, qu'un jour, les yeux ouverts, je vis écrit dans l'air. Une autre fois, ayant les yeux fermés, je vis un rouleau blanc sur lequel une plume se promenait doucement, écrivant un message que j'ai lu comme s'il était écrit.

Les apparitions d'esprits *dans le costume qu'ils portaient pendant leur vie*, ou enveloppés d'une vague draperie, qu'ils n'ont pas pris soin de rendre nettement visible, sont plus difficiles à classer, car, dans plusieurs cas, bien qu'un certain nombre de personnes fussent présentes au moment où elles se produisaient, une seule les voyait et on pouvait considérer le phénomène comme *subjectif*. Dans d'autres cas, au contraire, elles furent vues par plusieurs personnes en même temps et peuvent être regardées comme *objectives*. Il est bon de remarquer, d'une part, qu'il n'y a aucune raison pour que cette espèce de *suggestion* ne puisse s'exercer aussi facilement sur le cerveau et les nerfs de plusieurs personnes, que sur ceux d'une seule ; et, d'autre part, que de telles apparitions, même quand elles sont purement subjectives, impliquent une *action* et par conséquent un agent, comme cause déterminante de cet effet subjectif.

Dans certains cas, l'esprit ainsi vu a donné d'assez solides preuves de la réalité de sa présence, comme dans le fait de M. Robert Dale Owen, qui m'écrit que lui et six autres personnes ont vu récemment une magnifique forme de femme, en costume éclatant, émerger du mur d'un grand salon, s'avancer en glissant vers le point où ils étaient assis, *remettre entre ses mains ce que l'on reconnut ensuite pour une rose*, puis continuer d'avancer en glissant et disparaître à travers le mur, à l'autre extrémité du salon. Dans ces cas il est bien difficile de ne pas admettre que, si ces apparitions sont quelquefois *subjectives*, elles peuvent aussi être constituées par la présence du corps réel de ceux qui se trouvent capables de se rendre visibles à nos yeux. Il semble bien probable que dans ce dernier cas une double action est nécessaire de la part des esprits et qu'ils doivent tout à la fois opérer une matérialisation partielle de leur enveloppe corporelle et aussi exercer une action déterminée sur les organes des êtres humains par lesquels ils désirent se laisser voir.

De tous les esprits que j'ai vus, deux seulement avaient été connus de moi pendant mon existence actuelle ; j'ai vu l'un une seule fois et l'autre huit fois.

Un soir, comme j'étais près de la porte de mon salon, je vis tout à coup en face de moi et un peu à gauche ce qui me parut être un homme brun, en costume ordinaire, en train de traverser le mur situé en face de moi. Sa tête était légèrement rejetée en arrière, ses yeux étaient levés et ses traits portaient une expression triste et rêveuse. Il ne paraissait voir ni moi ni le mur à travers lequel il passa, comme s'il eût été constitué par une matière vaporeuse. Les esprits nous disent que la matière compacte de la sphère où nous vivons est pour eux aussi imperceptible que l'est pour nous la substance fluidique qui les entoure. Ce n'est qu'avec le secours de notre esprit et de nos organes qu'ils en prennent notion et peuvent agir sur elle, et cela paraissait bien être le cas pour l'esprit dont je parle.

Dans une autre occasion, dans la même pièce, je vis flotter dans l'air comme les anges et les saints des vieux tableaux, un groupe de dix-huit à vingt beaux jeunes hommes, en tuniques blanches, aux ceintures et chaussures rouges, de curieuses coiffures rouges, avec le fond arrondi et de larges bords brodés d'or. Elles étaient posées si complètement en arrière, que le mince filet d'or qui entourait les bords produisait comme un nimbe autour de la tête de chacun d'eux. Ils tenaient de la main droite une grande crosse, plus haute qu'eux et posant sur la terre. Ils semblaient faire une halte au cours d'une marche et leurs yeux étaient fixés sur moi avec une expression grave, sympathique et presque amicale. Après les avoir considérés quelques secondes, je mis les mains sur mes yeux, puis, regardant de nouveau, pour voir s'ils étaient encore là, je vis le même groupe, mais beau-

coup plus élevé, à une hauteur qui paraissait beaucoup au-dessus du plafond, et devenant plus vague.
Cette seconde vue fut instantanée et, quoique j'eusse,
à plusieurs reprises, regardé de ce côté pendant la
soirée, dans l'espoir de les revoir, je n'aperçus plus
mes visiteurs vêtus de blanc.

Une après-midi, mon amie W... et sa fille étant
assises dans leur salon, virent toutes deux une forme
de femme, inconnue de l'une et de l'autre, traverser
la pièce et disparaître à travers la muraille.

Récemment, pendant un dîner, avenue de X...,
Mme M. G... vit une charmante jeune femme, élé-
gamment vêtue de blanc, se promener dans la pièce
et sortir par l'une des portes. Surprise de la voir ainsi
traverser la chambre sans parler et sans que personne
lui adressât la parole, Mme M. G... demanda quelle
était la belle jeune dame qui venait ainsi de passer.
Elle apprit alors que cette apparition qu'elle seule
avait vue en cette occasion, mais que beaucoup
d'autres visiteurs et un certain nombre de domestiques avaient souvent aperçue, comme elle l'apprit
alors, était l'esprit de la fille de la famille au milieu
de laquelle elle se trouvait, et qui était morte
quelque temps auparavant dans des circonstances
particulières, qui semblaient bien expliquer ses réap-
paritions.

Un jour, vers deux heures, tandis que ma bonne
était sortie se promener et m'avait laissée seule dans
cette petite maison isolée que j'habite, je regardais
d'une fenêtre du premier étage, lorsque je vis dans
mon jardin une très vieille petite femme, ne parais
sant pas avoir plus de 4 pieds, couverte de la
tête aux pieds d'un fort étrange manteau à capuchon,

qui semblait en nankin, fané et taché par le soleil et
la pluie, à un tel point qu'il avait complètement perdu
sa couleur primitive. Elle prenait en ce moment une
petite allée qui, longeant la maison, conduit à la porte
de la cuisine et n'aboutit par son autre extrémité
qu'à un mur fort élevé. Elle était tellement pliée en
deux, que je ne vis que son dos et le sommet de sa
tête. Comme elle ressemblait à une paysanne, quoique
dans un costume que je n'avais jamais vu, je me figu-
rai qu'elle portait un lourd panier, plein de marchandises qu'elle venait offrir, mais je m'étonnais de le
lui voir porter devant elle, au lieu de le tenir sur un
de ses côtés. Comme j'étais alors obsédée par les
offres des marchands de volaille, de fruits, etc., qui
me trompaient toujours, laissaient ouverte la porte
du jardin et dont je cherchais à décourager les tentatives, je descendis rapidement, me demandant comment elle avait pu ouvrir la porte du jardin, sans faire
tinter la sonnette de sûreté qui y était adaptée, et
j'entrai dans la cuisine, pour lui dire que je n'avais
pas besoin de ses marchandises et lui signifier qu'elle
eût à ne pas revenir ; mais, à mon grand étonnement,
je ne trouvai personne. La porte du jardin était fermée et je ne pus apercevoir aucune vieille femme.
Comme il était absolument impossible qu'elle eût
atteint la cuisine ou qu'elle fût retournée par le jardin dans les quelques secondes que je mis à me rendre
à la porte de la cuisine, il ne me resta pas le moindre
doute que j'avais vu un habitant de l'autre monde.
Cependant, pour diverses raisons, je ne jugeai pas à
propos d'en parler à qui que ce fût.

Quelques mois plus tard, me trouvant de nouveau
seule chez moi, je vis encore à la même heure, par la

même fenêtre, la vieille femme prenant comme la première fois la petite allée, ayant le même vêtement, marchant du même pas et paraissant également chargée du même lourd panier. Bien décidée à m'assurer cette fois de la nature d'une aussi étrange visite, je franchis l'étage presque d'un seul élan et me précipitai par la porte en face dans le jardin, arrivant certainement en moins de dix secondes à l'angle de la maison, d'où je pouvais d'un seul regard embrasser le jardin et la cuisine. Impossible de trouver aucune trace de la vieille femme. Comme la première fois, la porte du jardin était fermée et je rentrai chez moi plus convaincue que jamais que j'avais vu un esprit. Mais, cette fois encore, je ne parlai à personne de ce qui m'était arrivé. Entre autres raisons de mon silence, j'étais tout à fait sûre qu'aucune servante ne voudrait demeurer seule dans une maison qui passerait pour être hantée.

L'année suivante, j'avais une autre servante, que je ne connaissais pas avant son entrée chez moi et qui, sachant jardiner, fut chargée de l'entretien de mon petit jardin. Elle était depuis plusieurs semaines à mon service, lorsqu'un jour, tandis que j'écrivais dans ma chambre, je la vis arriver tout à coup, pâle et sous le coup de l'émotion et du trouble les plus vifs. Aux questions répétées que je lui fis sur ce qu'elle avait, elle finit par me dire qu'elle avait vu *un esprit.*

« J'étais, me dit-elle, sortie dans le jardin et j'enlevais les insectes des rosiers, lorsque j'entendis des pas tout près de moi sur le gravier. Je me retournai pour voir qui venait, très étonnée que quelqu'un ait pu s'introduire dans le jardin, sans que j'aie entendu

la sonnette dé sûreté et je vis, se tenant tout à fait
en face de moi, un petit bout de vieille femme, pas
plus haute que cela (tenant la main à environ quatre
pieds du parquet), comme une étrange vieille chose,
recouverte tout entière du plus singulier vieux manteau, fait d'une sorte de coton brut et abîmé par le
temps. Elle était pliée presque en deux comme cela
(indiquant la pose par son geste), avec les deux mains
appuyées sur un bâton. Elle me regardait droit dans
les yeux, avec un étrange sourire, moitié gai, moitié
sardonique. J'allais ouvrir la bouche pour lui demander ce qu'elle voulait, comment elle avait pu entrer
et pourquoi elle se tenait ainsi avec une contenance
insolente, lorsqu'elle me sembla reculer vers la tonnelle, puis, soudain, tout disparut. Je ne pouvais pas
croire qu'elle fût autre chose qu'une vieille femme ;
car comment m'imaginer qu'un esprit fasse du bruit
en marchant sur le gravier ? Cependant, lorsque je la
vis reculer vers la tonnelle, puis disparaître, je fus
bien obligée d'admettre qu'elle devait être un esprit. »

Depuis cette époque, et dans l'espace de plusieurs
mois, ma servante vit la vieille femme à plusieurs
reprises et prit enfin tellement l'habitude de la voir,
qu'elle désirait son arrivée et aurait voulu l'avoir au
pied de son lit, quand elle était couchée. Mais je ne
la revis jamais, quoique j'eusse le sentiment de sa
présence. Ce qui prouve que c'était pour la servante
qu'elle venait et non pour moi, c'est que chaque fois
que je la vis, c'était vers la porte de la cuisine. Pensant que la permission de se montrer à nous ne lui
avait été donnée que pour être soulagée par nous,
j'obtins l'aide de quelques-uns de mes proches voi-

sins et amis, qui étaient médiums et vinrent régulièrement plusieurs fois par semaine se joindre à moi
pour faire l'éducation spirituelle de notre singulière
visiteuse. Par coups frappés dans la table, on apprit
qu'elle avait subi pendant huit cents ans le terrible
supplice spiritualiste des ténèbres, pour des crimes
qu'elle avait commis dans une précédente incarnation ; que ma servante, qui était alors incarnée comme
sa fille, avait pris une certaine part à ces actes et que
j'y avais été indirectement mêlée. De là découlait le
nécessité pour nous deux de nous unir dans le but
de lui donner des idées plus justes sur la nature de
la vie et sur les moyens d'arriver à une amélioration,
autrement dit à la *lumière*, pour se servir d'une expression du monde invisible.

Tout d'abord elle était violente et désespérée, frappant sur la table et refusant de nous écouter. Mais,
grâce à notre persévérance, elle entra peu à peu dans
de meilleures dispositions d'esprit et nous eûmes
enfin la satisfaction de recevoir ses adieux pleins de
gratitude et de joie, au moment où elle quittait la
surface de la terre, pour atteindre une région plus
élevée dans la sphère spirituelle et s'y préparer à faire
un nouveau pas vers le progrès dans une nouvelle
existence terrestre.

Nous arrivâmes encore à des résultats analogues
dans le cas de quelques esprits arriérés, qui avaient
été mêlés à des aventures communes et dont nous
avons pris en main l'instruction. A la fin nous recevions de chacun d'eux des adieux pleins de reconnaissance et de manifestations joyeuses. C'est alors
que cessèrent de se produire, à l'étage supérieur de
la maison, les coups qui m'avaient causé tant d'ennuis.

Un point qui ne fut pas le moins étrange de tous ceux qui signalèrent les visites de la vieille femme (qui, du reste, refusait de se laisser ainsi nommer et nous demandait de lui donner le nom de Vléha qu'elle prétendait avoir porté lors de sa dernière incarnation), fut son affirmation, en réponse à nos questions sur ce qui l'avait amenée dans cette maison, qu'elle avait été attirée par l'approche de *la sphère* (luminosité ou radiation périspritale), *de la servante, qui n'entra cependant que l'année suivante*, et par la perception de cette sphère, qui avait été pour elle le premier rayon de lumière qu'elle eût reçu depuis qu'elle était retournée dans le monde des esprits. Si l'espace me le permettait, je pourrais trouver dans les faits qui me sont personnels un autre exemple, encore plus remarquable, de cette *préprojection* des sphères spirituelles.

Mes amies, Mme G... et Mlle B..., tenaient ensemble une séance, un soir, dans cette ville, lorsque la table frappa tout à coup le nom de Totty, le nom familier du petit-fils de Mme G..., âgé de quatre ans, et en ce moment à Londres. « Comment! Mon cher petit Totty, s'écria Mme G.., pleine de crainte et d'agitation, êtes-vous dans le monde des esprits? » — « Non, répondirent les coups, le corps de Totty est endormi et son esprit est venu vers vous, ma chère grand'-maman, pour vous demander de..., etc. » L'objet de la prière de Totty avait trait à une question qui ne cessait de préoccuper Mme G..., incertaine de la ligne de conduite qu'elle devait adopter.

Plusieurs fois j'ai entendu des esprits me parler lorsque j'étais seule ; mais, sauf dans un cas où je fus effrayée par une voix de caractère humain, aussi

éclatante que le son d'une trompette, au moment
précis où, dans un autre pays, une catastrophe tout
à fait imprévue venait accabler ma vie avec la sou-
daineté de la foudre, en général les esprits ne se faisaient entendre que par le *sens intime* par lequel
entendent les seules personnes qui sont douées de
cette faculté spéciale. Mais cette *perception* même,
quand elle est purement subjective, doit être provo-
quée par ceux qui savent ce qui va survenir, car
chaque fois on m'a annoncé avec exactitude des événements qui avaient pour moi une importance capitale, dont je n'avais aucune notion et qui étaient en
train de se produire à des centaines de milles.

A plusieurs reprises et par des procédés divers,
j'ai été avertie de la mort de personnes habitant au
loin. Un matin, je m'éveille brusquement, je regarde
à ma montre et constate qu'il est quatre heures et
demie. Peu de temps après, étant encore éveillée,
j'entends frapper contre la paroi externe du mur de
ma chambre un coup si formidable, que je restai
convaincue qu'un de mes proches, très malade alors
en Angleterre, venait de trépasser. Au déjeuner je
parle de ce coup à une dame qui était venue me voir,
ainsi qu'à ma servante, et je leur dis : « Prenez note
toutes deux que X..., est probablement mort ce
matin, quelques minutes après quatre heures et
demie. » Deux heures après je reçois d'Angleterre
un télégramme me disant que X... est décédé ce
matin à cinq heures moins vingt.

Si l'espace me le permettait, je pourrais donner
encore un bien plus grand nombre d'exemples de
l'action des esprits, qui me sont personnels ou appartiennent à des amis intimes. Mais ceux que j'ai cités

à l'appui des principes établis dans ce mémoire suffisent pour justifier la prétention qu'a la philosophie spirite de donner la clef des phénomènes que votre Comité est chargé d'étudier. Votre noble initiative dans cette voie conférera un honneur durable à vos noms et à vos travaux, lorsque les clameurs de l'ignorance et des préjugés contre les faits glorieux qui prouvent l'immortalité de l'âme et les communications réciproques entre les deux sphères de la vie planétaire, seront éteintes et oubliées depuis longtemps.

Je suis, Monsieur, sincèrement vôtre,

Anna BLACKWELL.

Paris, le 7 juillet 1870.

(Cette communication de miss Anna Blackwell n'est pas seulement intéressante par le nom si connu de celle qui l'a signée, mais aussi parce qu'elle offre un résumé assez complet des phénomènes observés jusque-là et des interprétations qu'on en donnait à cette époque. A ce double point de vue, elle marque une sorte d'étape dans l'histoire du spiritisme. Nous demandons la permission de la faire suivre de quelques observations au sujet des interprétations qu'elle propose.

Aujourd'hui, grâce aux études poursuivies pendant ces trente dernières années, et spécialement aux recherches de M. de Rochas sur l'extériorisation de la motricité et de la sensibilité, ainsi qu'aux savantes études d'Aksakof et des écrivains spiritualistes, qui ont suivi les progrès des sciences, au lieu d'attribuer *tous* les phénomènes psychiques à l'intervention des esprits, on les divise en deux classes, attribuant le nom d'*animiques* à ceux qui sont susceptibles d'être produits aussi bien par la force extériorisée des médiums eux-mêmes que par les invisibles et réservant celui de *spirites* à ceux que peut seule expliquer l'action d'intelligences invisibles, aussi indépendantes des médiums que de tous ceux qui les entourent.

On ne croit plus que, dans le phénomène des apports, le rôle des esprits se borne à masquer, à soustraire momentanément à la vue des assistants les objets préalablement introduits dans les endroits clos où se tiennent les séances et l'on attribue aux esprits la faculté de désintégrer ces objets ; de leur faire traverser à l'état fluidique les corps solides, que l'on ne considère plus aujourd'hui comme impénétrables et de les réintégrer ensuite sous leur forme première.

Quant aux apparitions, au lieu de les diviser en subjectives et en objectives, on admet que celles qui ne sont pas perçues par tout le monde peuvent cependant être aussi réelles, aussi objectives, que celles qui sont assez complètement matérialisées et organisées, pour permettre de compter les battements du cœur et d'ausculter les bruits respiratoires des poumons. Nous croyons, en effet, que les esprits peuvent produire tous les degrés de condensation de la substance cosmique, depuis celui qui ne peut encore impressionner que la rétine particulièrement sensible d'un médium, ou les sels instables de la plaque photographique (photographies transcendantales), jusqu'à cet état où l'organisation de la matière est assez complète pour rester parfois permanente.

Entre ces deux extrêmes viennent se ranger un grand nombre de degrés intermédiaires, depuis ces apparitions sous forme de colonnes vaporeuses, les unes translucides, les autres opaques, se terminant par des figures vagues dans lesquelles il n'est pas toujours facile aux assistants de reconnaître les traits de ceux qui sont décédés, jusqu'à celles qui, facilement visibles pour tous, présentent des formes bien accentuées et portent des vêtements, rappelant ceux de l'existence terrestre, ou des draperies plus ou moins flottantes. Ces dernières marchent ou glissent silencieusement et souvent ne peuvent émettre que des sons à peine soupirés.

Nous avons vu que miss Blackwell admet la théorie des suggestions ou hallucinations collectives, dont il est fait un si grand abus par les adversaires du spiritisme.

Ce n'est guère que dans ces derniers temps que les expérimentateurs ont montré combien la suggestion verbale et surtout mentale réussit difficilement sur les personnes saines et en état de veille ; combien aussi sont rares les sujets suffisamment sensibles pour recevoir autre chose qu'un simple commandement. Il faudrait donc un concours de circonstances presque impossible à rencontrer pour qu'une réunion de dix à quinze personnes ne fût composée que de sujets extra-sensibles, auxquels serait suggéré non plus un ordre ou une impulsion plus ou moins vague, mais toute une scène, avec conversations quelquefois assez longues. Il resterait encore à expliquer la provenance des souvenirs quelquefois matériels laissés par les apparitions et surtout l'impression qu'elles ont produite dans certains cas sur les animaux, chiens, chevaux, etc., dont la terreur était extrême et qui, dans cette hypothèse, auraient subi la même suggestion que toutes les personnes présentes.

On voit qu'il est souvent dangereux d'invoquer des phénomènes physiologiques que l'on ne connaît que superficiellement.)

(Note du Traducteur.)

DE Mme LA COMTESSE DE POMAR

En présence du nombre considérable de témoignages déjà apportés, il peut sembler superflu de parler de ma propre expérience, et cependant je crois devoir le faire, car, sur des preuves qui sont, à mes yeux, irrécusables, j'ai la conviction que les esprits sont en communication avec nous. Je n'ai jamais douté de l'immortalité de l'âme ; je ne sens donc pas le besoin d'être confirmée dans cette opinion, mais je suis heureuse d'affirmer que j'en ai reçu les preuves les plus nombreuses. Pour montrer que je ne me suis pas fait illusion, je vais citer un fait qui m'est personnel.

J'ai été médium pendant une période de cinq mois, et même, lorsque j'évoquais seule, il m'arrivait fréquemment d'obtenir des communications si claires et si nettes, que l'erreur était impossible, car les idées qu'elles me transmettaient m'étaient tout à fait étrangères.

Cette faculté m'a quittée brusquement et n'est plus revenue. Plus tard j'ai évoqué chez moi, avec des amis intimes, sans aucun autre médium que moi-même. Les communications venant des parents et amis décédés ont été des plus intéressantes et des plus remarquables. Beaucoup de choses m'ont été dites de leur part, dont je n'avais auparavant aucune notion et qui ne pouvaient davantage être connues des autres assistants, car ces communications venaient de personnes décédées dans des pays éloignés. Il fut démontré qu'elles étaient exactes. Beaucoup de ces personnes avaient habité l'Espagne et toutes les communications m'arrivèrent par la voie de ma propre médiumnité.

J'ai assisté à beaucoup de séances et obtenu des résultats plus ou moins remarquables. Je dois dire qu'il m'est arrivé plusieurs fois de me rencontrer avec M. Home, sans obtenir la moindre manifestation, quoique la réunion ne comptât que des amis et des spirites. Dans d'autres cas, au contraire, grâce à sa médiumnité, nous arrivions aux résultats les plus magnifiques. Nous recevions alors des messages, nous observions des déplacements d'objets inanimés, des morceaux de musique étaient joués sur un accordéon, avec un sentiment et une expression parfaits, et cela lorsque, assise près de lui, je tenais moi-même l'accordéon. De toutes ces séances, celle qui probablement vous présentera le plus vif intérêt eut lieu un jour que nous n'étions pas réunis dans ce but et où il n'y avait, en réalité, pas de séance.

La mort était dans la maison et l'être bien-aimé qui venait de nous quitter n'était pas encore dans la bière. J'étais assise dans la bibliothèque avec mon fils, devant une table à thé, et nous étions l'un contre l'autre, comme il est naturel dans ces moments où le chagrin vous visite. On annonça M. Home que nous n'attendions pas ; il sortait d'une séance publique, habillé comme il l'était sur l'estrade et par conséquent dans l'impossibilité de porter sur lui aucune machine, comme tant d'incrédules se sont plu à supposer qu'il en cachait sous ses vêtements. Il ne connaissait pas du tout le triste événement qui venait de nous frapper. Sa première intention n'avait été que de prendre des nouvelles à la porte. Il prit une chaise et, se plaçant à la table près de mon fils, lui passa affectueusement le bras autour de la taille.

Des coups retentirent aussitôt sur la table, sur les candélabres et dans les diverses parties de la chambre. Comme de coutume, on recourut à l'alphabet appelé à haute voix, et voici les mots qui furent dictés : « *De la joie et non de la tristesse ; je ne suis point parti.* » Aussitôt après et comme pour confirmer cette assurance, le siège préféré du défunt, un grand fauteuil à bras qui se trouvait à sa place habituelle près de la fenêtre, à l'autre extrémité de la pièce, s'approcha d'un seul mouvement de la table près de laquelle nous étions et vint se ranger près de moi. Un sofa traversa alors la pièce, dans une autre direction. Pendant que tout cela se produisait, nous n'étions que trois autour de la table, dont M. Home ne s'était nullement écarté depuis qu'il y avait pris place.

Dans un tel cas, on ne peut invoquer l'hallucination de la vue. On ne s'était pas proposé de tenir une séance ; nous n'avions même pas posé les mains sur la table, comme on le fait dans les séances et la pièce était largement éclairée au gaz.

Mon fils fut quelque peu troublé devant ces incidents. Quant à moi, voyant que le pouvoir était considérable, je pris un accordéon que j'avais acheté moi-même, en prévision de semblables occurrences. Deux fois déjà j'avais dû le reporter au magasin, parce que

des agents invisibles en avaient faussé le ton, ce
qu'ils nous avaient prouvé en jouant parfaitement
faux. Je leur demandai alors de nous jouer quelque
chose en rapport avec nos sentiments et aussitôt
un air magnifique et solennel fut joué, tandis que
M. Home tenait l'instrument, non plus seulement
sous la table, mais horizontalement dans l'espace ou
au-dessus de sa tête, selon les inspirations qu'ils lui
donnaient. Quand ils eurent fini de jouer, l'accordéon
vint vers moi et M. Home me dit de le prendre, ce que
je fis et il joua alors un air favori que je lui demandai,
tenu tantôt par moi, tantôt par M. Home, qui me le
reprenait, dès qu'il entendait que les sons s'affaiblissaient, par suite de l'épuisement de mon pouvoir.

Comment pourrais-je ne pas admettre le témoignage de mes propres sens, lorsque je le vois corro-
boré par le témoignage de tant d'autres ?

Il me semble peu utile de multiplier les récits de
ce genre. S'il en était autrement, je pourrais remplir
un gros volume avec les rapports des séances remarquables auxquelles j'ai assisté. Je préfère ajouter
quelques remarques sur la valeur des communications spiritualistes et tout d'abord sur ce fait curieux,
que sur la même question des différents esprits donnent des réponses différentes et parfois contradictoires. C'est une pierre d'achoppement pour bien des
personnes. Cependant la raison de ce fait est bien
claire et il ne faut pas la chercher loin. Beaucoup
supposent qu'il suffit que l'esprit ait quitté le corps,
pour qu'il soit aussitôt éclairé et purifié, de telle
sorte qu'il possède d'un seul coup toute la science
possible et devienne parfait. Cette hypothèse est-
elle conforme à la raison ? Est-il possible d'admettre

qu'aussitôt après la mort l'esprit d'un décrotteur illettré devienne tout à coup aussi brillant que l'âme de Shakespeare ? Qui donc pourrait croire que l'esprit de Mme Manning soit si complètement transformé après la mort, qu'il devienne aussi pur et aussi saint que celui de Mme Fry ? L'ordre de la nature ne comporte pas de changements aussi brusques et il ne serait pas raisonnable de les attendre au lendemain de la mort.

Nous devons admettre, au contraire, que le développement en science et en bonté sera dans l'avenir aussi graduel que dans le présent. Dès qu'il en est ainsi, nous devons nous attendre à voir les réponses des esprits aussi souvent contradictoires. Lorsque l'un d'eux vient de nous quitter, il n'en sait pas beaucoup plus que lorsqu'il était encore parmi nous, et en conséquence il lui arrive de se tromper en parlant de sujets qu'il ne pourra pleinement comprendre que lorsqu'il aura atteint un plus haut degré de science.

Dans ces conditions, la nature morale demande une longue période de temps pour transformer le mal en bien. Ainsi lorsqu'un esprit vient à quitter son corps après avoir été plongé dans le vice et le mensonge, il ne peut devenir tout à coup pur et sincère. Un tel esprit, lorsque l'on vient à l'interroger, ne peut parler que comme un ignorant et un menteur, comme il l'eût fait pendant sa vie terrestre.

C'est ce que nous apprenons dans nos rapports avec le monde des esprits et nous avons tout lieu de croire que c'est vrai, car cela est d'accord avec ce que nous enseigne le sens commun, déclarant que tout se passe dans l'autre monde comme dans celui-ci. On nous dira peut-être que de telles notions sont de nature à jeter plus ou moins de doutes sur toutes les communications des esprits ; mais le spiritualiste n'a jamais cru qu'il fallait accorder une confiance aveugle à tout ce que disent les esprits. Nous devons toujours user de notre sens critique en présence de ces communications et prendre chacune d'elles pour ce qu'elle peut valoir.

Tous les esprits avec lesquels je suis entrée en communication m'ont invariablement dit qu'ils se développaient en science et en vertu, au moyen des réincarnations ; qu'ils revenaient sur cette terre un grand nombre de fois, autant que cela était nécessaire pour atteindre la perfection.

Tout ceci concorde absolument avec mes propres convictions. Si on me demande combien il faut de temps à un esprit pour s'élever de degré en degré jusqu'au point où il peut quitter notre sphère, je ne puis répondre autre chose, sinon qu'il y a dans l'éternité assez de temps pour permettre à tous de se perfectionner, quelque imparfaits que nous puissions être actuellement. Cet espoir et cette conviction me suffisent, étant du reste bien certaine que les supplices éternels sont la chose la plus contraire à la grande loi que Dieu a écrite dans ses œuvres, *la loi de l'éternel progrès.*

Lorsque nous avons commis ou voulu commettre le mal, nous devons souffrir jusqu'à ce que nous en ayons complètement délivré notre nature. Il faudra réparer nos torts et nous ne pourrons nous considérer comme libérés que lorsque nous aurons payé jusqu'au dernier centime. Nous *payerons* donc notre dette et, la laissant bien loin derrière nous, nous mar-

cherons heureux, suivant le chemin droit *qui nous
conduira toujours en avant, jusqu'au but suprême*,
jusqu'au bonheur parfait qui nous est destiné, lorsque nous serons plus avancés dans notre long voyage.
Ce bonheur sera bien réellement *nôtre*, car c'est nous
qui le faisons, qui le gagnons, que nous apprécions
mieux de jour en jour et qui fait l'objet de toutes nos
aspirations. Ce bonheur consiste à être parfaitement
bons, sages, purs, parfaits, comme notre Père est
parfait. Comment une seule vie sur terre pourrait-
elle suffire pour nous rendre capables même de *comprendre* une telle perfection ? Cependant nous avons
un modèle !

Dans ces derniers temps, la science est venue nous
aider dans notre œuvre et nous montrer les bons
comme les mauvais côtés des antiques croyances.
Mais pour que nous ne nous laissions pas abattre et
que nous ne nous contentions pas de la science seule,
le spiritisme marche côte à côte avec elle. Ces mêmes
découvertes en électricité, qui nous permettent de
transmettre notre pensée à l'autre bout du monde,
Benjamin Franklin, de l'autre côté de la tombe, les
utilise et elles servent à nos amis du monde invisible,
pour produire ces petits signaux qui font passer
dans tout notre être un frisson de bonheur, lorsque
nous recevons un message télégraphique de ceux
qui nous ont précédés vers ce port lumineux et
nous disent qu'on nous aime, que l'on se souvient
encore de nous, que les morts *sont vivants* et ne
mourront jamais.

Cette certitude me donne toute satisfaction et ne
me laisse pas douter qu'avec le temps, le *spiritisme*
ne triomphe. La noble doctrine à laquelle j'apporte

mon témoignage, *celle de la réincarnation*, sera adoptée un jour par toutes les classes et conditions humaines. Elle leur donnera cette paix et cette consolation qu'aucune autre doctrine n'a été capable jusqu'ici de donner à l'humanité.

M. De Medina Pomar.

DE M. CAMILLE FLAMMARION

.... Parmi ceux qui s'appellent médiums ou spirites, un nombre considérable sont des personnes d'intelligence limitée, incapables d'adopter une méthode expérimentale convenable à l'étude des phénomènes de cet ordre et par conséquent sont souvent dupes de leur ignorance et de leur crédulité. D'autres au contraire, dont le nombre est également considérable, sont des imposteurs dont le sens moral est tellement émoussé par les habitudes de fraude, qu'ils semblent bien incapables d'apprécier à quel point il est odieux d'abuser criminellement, comme ils le font, de la confiance de ceux qui recherchent dans ces phénomènes des moyens d'instruction ou des motifs de consolation.

Même quand la question est étudiée sérieusement et avec bonne foi, la force à laquelle sont dus ces phénomènes est si capricieuse dans son action, que leur étude expérimentale entraîne forcément beaucoup de désappointement et de perte de temps. Ce n'est donc pas chose facile d'éliminer les obstacles ainsi accumulés sous les pas des chercheurs, de sup-

primer les sources d'erreur et d'obtenir des manifestations authentiques de ces phénomènes et de mettre
en garde son esprit contre toute erreur, toute illusion dans l'examen méthodique et scrupuleux de
l'ordre de faits en question. Néanmoins, je n'hésite
pas à affirmer ma conviction, basée sur l'examen
personnel du sujet, qu'un homme de science qui
déclarerait que les phénomènes nommés magnétiques, somnambuliques, médianimiques et autres
non encore expliqués par la science sont impossibles,
peut être rangé au nombre de ceux qui parlent de ce
qu'ils ignorent. De même, l'homme habitué par ses
occupations professionnelles à l'observation scientifique évitera de laisser envahir son esprit par des
idées préconçues et de laisser obscurcir son intelligence par cette autre espèce d'illusion, malheureuse-
ment trop commune dans le monde des gens ins-
truits, qui consiste à se figurer que toutes les lois de
la nature sont connues et que tout ce qui semble
franchir les limites de nos formuies actuelles est impossible. Dans ces conditions, il faut arriver à acquérir une certitude radicale et absolue de la réalité des
faits dont il est question.

Après une affirmation aussi catégorique, j'ai à
peine besoin d'assurer les membres de la Société
dialectique que j'ai acquis par ma propre observation
la certitude absolue de la réalité de ces phénomènes.

.... Quoique, en l'absence de données concluantes
sur la cause des phénomènes dits spirites, je sois
porté à m'abstenir d'émettre aucune affirmation
positive sur ce sujet, je dois ajouter cependant que
l'affirmation unanime de leur origine spirituelle de
la part de ces agents occultes qui, dans ce dernier

quart de siècle, se sont ainsi manifestés sur toute la surface du globe, imprime à ce cas un caractère qui, par son universalité, mérite de fixer l'attention du chercheur impartial. L'histoire de la race humaine depuis les temps les plus reculés fournit des exemples de coïncidences, de prévisions et d'avertissements au sujet de choses futures, reçus dans certains moments critiques; d'apparitions plus ou moins nettement vues, que des témoignages aussi dignes de foi que tous ceux que nous possédons sur toute autre branche de la tradition historique, assurent s'être produits spontanément dans l'existence de toutes les nations. Nous pouvons nous appuyer sur eux pour augmenter la présomption de la possibilité des rapports entre les esprits incarnés et les désincarnés ; je dois ajouter aussi que mes recherches sur le terrain de la philosophie et de l'astronomie moderne m'ont amené personnellement, comme on le sait, à adopter une façon de voir au sujet de l'espace et du temps, de la pluralité des mondes habités, de l'éternité et de l'ubiquité des forces agissantes de l'Univers, de l'indestructibilité des âmes aussi bien que des atomes.

Ces idées m'ont amené à considérer l'immense panorama de l'existence à un point de vue purement spiritualiste, dans lequel la permanence de la vie intellectuelle est regardée comme le résultat de la succession harmonieuse des incarnations sidérales.

Notre globe étant une des terres de l'espace, une province de l'existence planétaire, et notre vie présente n'étant qu'un chapitre de notre durée éternelle, il semble tout naturel, car le surnaturel n'existe pas, qu'il existe un lien permanent entre les sphères, les

corps et les âmes de tout l'Univers et il est tout à fait
probable que l'existence de ce lien sera démontrée
dans le cours des temps, par les progrès des découvertes scientifiques.

Il serait bien difficile d'exagérer l'importance des
questions présentées ainsi à nos réflexions et j'ai vu
avec une vive satisfaction la noble initiative que, par
la constitution de votre Comité de recherches, un
groupe d'hommes aussi justement considérés que
les membres de la Société dialectique, a prise
pour l'étude expérimentale de ces phénomènes si
profondément intéressants. Je suis donc très heureux
de répondre au vœu contenu dans votre lettre, en
vous adressant l'humble tribut de mes observations
sur le sujet en question et d'avoir ainsi l'occasion
d'offrir à votre société l'assurance de ma plus sincère
bonne volonté pour l'élucidation approfondie de ces
mystères de la nature que l'on n'avait pas encore
introduits dans le domaine des sciences positives.

Je suis, Monsieur, sincèrement vôtre.

Camille FLAMMARION.

Paris, 8 mai 1870.

DE M. J. BURNS

Southampton Row, 15. London W. C.
21 avril 1870.

MESDAMES ET MESSIEURS,

Le Comité de la Société dialectique de Londres,
chargé actuellement d'étudier les manifestations spiritualistes, a témoigné le désir de recevoir de moi

quelques renseignements sur mes expériences dans cet ordre de recherches. Je le fais avec plaisir, mais je donnerai aussi peu de détails que possible, car je suis certain que vous êtes débordés par la masse de récits de phénomènes ordinaires.

Je dois d'abord constater que je n'ai aucune des facultés qui distinguent les médiums; que je n'ai acquis la notion d'une existence spirituelle que grâce aux manifestations physiques les plus frappantes. Par disposition d'esprit je suis porté à l'incrédulité en ces matières et rationaliste en toutes circonstances. Ma présence personnelle au milieu d'une réunion spirite suffit pour empêcher la production des phénomènes. Ceci et d'autres circonstances m'ont amené à découvrir que la médiumnité ne dépend ni de la croyance, ni du scepticisme; mais des conditions organiques et des particularités des tempéraments. J'appartiens à ce type physiologique qui est contraire à la médiumnité, mais Mme Burns et sa sœur sont d'un tempérament favorable au développement de la médiumnité. C'est grâce à cela que j'ai eu des occasions toutes particulières de me familiariser avec le sujet et mon rapport contiendra des faits qui les concernent bien plus que moi.

La médiumnité est une faculté particulière à certains individus et les réunions spirites ne la créent pas, mais lui donnent seulement l'occasion de se manifester.

Mme Burns est médium depuis l'enfance, et, dans l'obscurité de la nuit, lorsqu'elle était toute petite, elle percevait les émanations odiques des cimetières et cela bien des années avant qu'on lui parlât de spiritualisme. Il y a environ huit ans, pendant une

longue absence que je fis, Mme Burns et sa sœur Marie
prirent place à une table, à la façon des spirites, et
tous les phénomènes se produisirent réellement. Leur
sœur Caroline se trouva aussi posséder des facultés
médianimiques et une table se promenait à travers
toute la pièce, dès qu'elle posait simplement les
doigts sur son plateau.

Cette table, sur le simple désir exprimé, se couchait
sur le côté, ou se renversait, les pieds en l'air. Nous
ne nous sommes jamais préoccupés de développer
ces manifestations, d'autant plus que des phénomènes beaucoup plus intéressants se produisirent.

Miss Mary se trouva spontanément être un médium écrivain très remarquable. Dès qu'elle prenait
un crayon à la main, elle écrivait automatiquement
des réponses aux questions posées mentalement. Je
l'ai vue écrire sur des sujets différents, en tenant un
crayon de chaque main, sans donner aucune attention à ce qu'elle faisait. A plusieurs reprises, dans
des cas de maladies désespérées, nous avons reçu des
prescriptions médicales par ce procédé et leur application a donné des résultats immédiats.

Cette jeune personne a aussi la faculté de causer
face à face avec les esprits. Un de mes frères qu'elle
n'avait jamais vu, et au sujet duquel elle ne savait
absolument rien, lui apparut et causa longuement
avec elle. La description qu'elle en fit et les communications qu'elle en reçut ne permettent pas de douter
de l'identité de l'esprit et du fait que c'était bien un
esprit qui était ainsi intervenu.

Mme Burns, Mme Everitt et M. Cogman, se trouvant
réunis dans une séance, tombèrent tous les trois en
trance en même temps, causant et marchant ensemble.

Revenus à l'état normal, ils traduisirent de la même façon ce qu'ils avaient éprouvé.

Lorsqu'elles sont en trance, Mme Burns et miss Mary voient aussitôt des esprits. Dans cet état, elles ont vu les esprits répandre des parfums sous forme de fleurs. Mme Burns s'écrie : « Les voilà, ils apportent des fleurs ! » Aussitôt on sent arriver un frais courant d'air, chargé de parfums délicieux. Ces expériences ont été maintes fois répétées chez Mme Everitt, ainsi que dans d'autres réunions. On a vu aussi les esprits produire l'écriture directe ; mais les détails de cette opération n'ont pas été suivis d'assez près. J'étais chez Mme Everitt lorsque l'esprit John Watt écrivit son nom au plafond avec un crayon. Mme Burns et deux autres médiums voyants étaient présents, et, au moment où le phénomène se produisit, ils le décrivirent tous trois, avant que l'on eût fait de la lumière.

On a vu aussi des esprits déplacer divers objets et toucher les assistants. Miss Mary vit l'esprit enlever l'habit de M. Fay, tandis que celui-ci avait les bras liés, dans une séance publique donnée par les frères Davenport. Elle fut fort étonnée lorsqu'elle vit sortir de la lumière du cabinet où se produisaient les phénomènes. Mme Burns, dans une séance chez M. Alsop, vit les esprits apporter d'un buffet sur la table une Bible pesant plus de 11 livres. Voici le mode de transport que l'on a observé à diverses reprises : Les esprits ne placent pas les mains *sous* les objets qu'ils veulent déplacer; ils posent les doigts *au-dessus* et semblent provoquer ces déplacements par une sorte d'attraction magnétique, comme on voit les spirites faire mouvoir les tables en posant leurs doigts sur le plateau.

Lorsque l'on entend la voix d'un esprit, Mme Burns voit l'esprit saisir un tube et le diriger vers les diverses parties de la pièce. C'est ainsi qu'elle a vu agir John Watt chez Mme Everitt et John King, dans les séances données par MM. Herne et Williams. Elle a vu également les esprits délier John Blackburn, un médium d'Halifax, qui venait d'être attaché d'une façon extraordinaire par un esprit, tandis qu'il était en trance. La corde était manœuvrée par les esprits au moyen d'une espèce d'attraction magnétique partant de leurs mains et non en la saisissant dans les doigts à la façon ordinaire.

Pour entrer en communication avec les esprits, nous avons recours à cette faculté de les voir. Dans ce but, nous nous enfermons dans une pièce obscure et en peu d'instants, lorsque les conditions sont favorables, les esprits paraissent par groupes autour des personnes pour lesquelles ils ont de la sympathie. C'est ainsi que les médiums voyants ont pu décrire très exactement des personnes récemment décédées.

Les esprits communiquent leurs informations en les écrivant sur des surfaces lumineuses, sur lesquelles on les lit facilement.

Les esprits appartiennent à des époques et des contrées diverses et leur aspect a quelque chose de spécial.

Dans certains cas, ils font écrire automatiquement la main de miss Mary dans des styles et des langues différents. Dans une occasion, un monsieur traduisit un de ces messages : celui-ci était en espagnol et l'esprit se donnait pour un Espagnol. Elle parle aussi en langues diverses pendant ses trances. J'ai eu, de l'authenticité des observations faites par les voyants, une preuve que je vais donner avec détails.

Mᵐᵉ Burns et moi-même assistions à une séance chez Mᵐᵉ Mylne, à Islington. Mᵐᵉ Burns décrivit minutieusement une forme de femme qui se tenait près de moi et se disait de ma famille. Ma parenté est très restreinte, de sorte que je me rappelle facilement tous ses membres ; je me vis obligé de déclarer que je n'avais jamais eu de parente répondant à cette description. Quelques mois plus tard, accompagné de miss Mary, ma belle-sœur, qui n'avait pas assisté à la séance d'Islington, je rendais visite à des parents du Ayrshire. On tint une séance et elle décrivit le même esprit comme se tenant entre ma mère et moi et dit qu'elle était ma proche parente, attirée vers moi par considération pour mes travaux littéraires. Je répondis que j'étais certain qu'il devait y avoir une erreur et que je ne pouvais me rappeler aucune personne de ce genre parmi les membres de ma famille. Dès que ma mère eut bien saisi la description complète de l'esprit, elle dit qu'elle répondait à une de ses sœurs, morte depuis soixante-dix ans, dont je n'avais jamais entendu parler. Elle avait fait preuve, dès l'enfance, d'une grande précocité, aimait passionnément les livres et était morte toute jeune. A mesure que ma mère rappelait ces faits, l'esprit donnait des marques d'assentiment et de satisfaction.

Mᵐᵉ Burns voit des esprits assister les orateurs parlant en public ; elle en a aussi observé dans les théâtres, auprès des acteurs principaux. Elle les voit toucher leur tête ou diriger sur elle un rayon de vive lumière, quand une pensée frappante ou une idée originale doit être émise.

RÉCITS DE SÉANCES

COMMUNIQUÉS AU COMITÉ

N° 1. — MADAME HONYWOOD

Je passai à Naples l'hiver de 1858-1859 et j'y fis la connaissance de M. Robert Dale Owen, des États-Unis. Il me parla des tables tournantes, des coups frappés, etc., et il me dit qu'il pensait que cela était dû à la force odile ou odique. Il n'avait pas encore admis l'influence des esprits. Il considérait comme certain qu'il y avait là une force en jeu, mais il pensait que cela n'était qu'à ses débuts et encore incontrôlable et n'espérait pas voir éclaircir de sitôt le mystère.

Il m'engagea à me rendre chez lui et me présenta à une dame américaine, Mme M..., qui était médium. Après quelques instants de conversation, je l'invitai

à venir chez moi, dans l'appartement que j'occupais
à Chiaja et lui demandai si elle voulait me faire le
plaisir de prendre place à une table et de nous faire
voir les merveilles dont on faisait si grand bruit.
Mme M... y consentit, en me prévenant qu'elle était
passive et n'avait la faculté ni de produire ni de diriger les phénomènes. Nous étions quatre assis autour
d'une petite table, sur laquelle reposaient mollement
nos quatre paires de mains, de façon à nous faire
équilibre au besoin. Bientôt celle-ci commença à se
balancer de haut en bas. Mme M... nous prévint que
la table se balancerait sur trois pieds et frapperait le
parquet avec le quatrième, il faudrait épeler l'alphabet et s'arrêter à la lettre devant laquelle elle frapperait avec ce quatrième pied. Il fut alors convenu que
si la table se balançait du nord au sud, de l'est à
l'ouest, on réciterait l'alphabet et on poserait des
questions, mais de façon que la personne qui inter-
rogerait ne pût, par aucun moyen ni par une
pression involontaire, influencer les coups. Le colonel W... faisait face à Mme M..., et une de mes nièces
était assise devant moi. Au bout d'un instant, voulant obtenir une preuve décisive, je demandai s'il
pourrait être répondu à une question mentale. Trois
coups du quatrième pied répondirent oui. Je pensai :
« Où est F. W..., frère du colonel W... » ; je savais
que le colonel W..., assis à ma droite, était très
inquiet au sujet de son frère, car plusieurs jours
auparavant il m'avait dit qu'il n'avait reçu aucune
lettre par la Malle des Indes, et, comme c'était pendant la grande révolte, il était préoccupé. Il fut répondu : « Dans sa tente, devant Lucknow. » Je pensai alors : « Que fait-il ? » — « Il est couché et lit. » —

« Quel est son nom ? » — « F... » Ici le nom en italien.
Pendant tout ce temps, la table se penchait alternativement vers M. W... et Mme M... Je ne connaissais pas
les réponses, et aucun des assistants n'eut connaissance de ma pensée avant que la réponse fût donnée.
Il fut démontré que les réponses étaient exactes, aussi
bien pour les détails que pour le nom.

Ceci me convainquit que ces faits mystérieux cachaient une vérité et me décida à poursuivre patiem-
ment mes recherches, en dépit des oppositions de
tout genre, du ridicule, des obstacles, afin d'arriver
à découvrir la vérité si c'était possible.

Le médium nous était tout à fait étranger et il
serait impossible d'expliquer les réponses par la lecture des pensées.

N° 2. — Mme HONYWOOD ET LORD LINDSAY

Je rencontrai M. Home chez un ami, le 17 mars 1869.
Nous étions cinq autour d'une table ronde, dans un
arrière-salon. Une lampe à huile brûlait dans la première pièce et il y avait du feu dans les deux chemi-
nées. Au bout d'un instant, M. Home tomba en trance,
se promenant dans le grand salon, puis se posant
debout sur le devant du foyer. Il commença à danser
lentement, levant un pied après l'autre, balançant
mollement les mains, comme on nous dit que font les
Orientaux et les Indiens et les agitant en mesure.
Bientôt il tombe à genoux, agitant les mains et les
frottant l'une contre l'autre devant le feu. Je de-

mande : « Êtes-vous un adorateur du feu ? » Il fait un signe affirmatif et paraît satisfait. « Êtes-vous Persan ? » Il sourit et fait un nouveau signe affirmatif, après quoi il se lève, placé quatre chaises en rond devant la porte de séparation et nous fait signe d'y prendre place. Il s'approche alors de la table sur laquelle brûle la lampe modérateur, enlève le globe qu'il pose sur la table et, sans hésitation, saisit le verre de lampe entre ses deux mains. Se dirigeant alors vers la dame de la maison, il lui demande de toucher ce verre, mais elle refuse, sachant qu'il brûle. M. Home dit : « Vous n'avez donc pas la foi ? Ne croirez-vous pas Dan (Daniel Home) s'il vous dit qu'il est froid ? » Elle répond : « Certainement, » et pose son doigt sur le verre en s'écriant : « Oh ! Il n'est pas chaud du tout ! » ce qui fut confirmé par lord Lindsay et moi-même, qui, chacun à notre tour, posons plusieurs fois nos doigts sur le verre pour nous en rendre compte. M. Home éclate de rire en disant : « Je vais le rendre chaud pour vous, mon vieil ami ! » Et, le tendant vers M. X..., il reprend, semblant s'adresser à un autre, d'une voix rude : « Il est nécessaire d'affermir la foi des autres, en prouvant qu'il peut être chaud pour lui. » M. X... le toucha donc et s'écria : « En vérité ! vous avez raison ! » en secouant sa main et y montrant une trace rouge. Le verre était si chaud lorsque cette quatrième personne le toucha, qu'il se forma une phlictène, d'où je vis se détacher l'épiderme quelques jours plus tard. Je laisse aux hommes de science le soin d'expliquer comment la chaleur qui avait quitté le verre a pu lui être rendue.

M. Home retourne ensuite vers le foyer, introduit

le verre au milieu des charbons ardents, en laissant
reposer le bout sur la barre antérieure de la grille. Il
l'y abandonne environ 4 à 5 minutes, puis, le retirant,
le serre entre ses mains, vient vers la table, prend
dans une boîte une allumette chimique, qu'il présente à la dame de la maison, en la priant d'en toucher le verre, et aussitôt l'allumette s'enflamme. Après
avoir appelé notre attention sur ce fait, il ajoute :
« La langue et les lèvres sont les parties les plus sensibles du corps, » et il introduit le verre chaud dans
sa bouche, en y appliquant largement la langue. Il
retourne de nouveau vers le feu et y replace le verre
comme la première fois, une extrémité au milieu des
charbons ardents, l'autre sur la barre supérieure de
la grille. Il l'y laisse, marche dans le salon, choisit
une petite feuille de fougère dans un vase de fleurs,
reprend le verre de lampe, y introduit la feuille et
remet le tout au milieu des charbons. Au bout de
quelques moments, il nous recommande d'observer
avec attention, parce que l'expérience va être vraiment gentille. Il relève le verre et nous voyons alors
la feuille comme au milieu du feu. Il la replace encore
quelques secondes, la reprend en s'écriant : « Est-ce
assez gentil ? » La feuille semble chauffée au rouge ;
chaque foliole semble être en or, quoique sans flamme,
rappelant les nuages éclairés par le soleil couchant.
C'est un mélange de rouge ardent et d'or fondu.
Lorsque nous avons tous bien vu et admiré le phénomène, M. Home s'avance vers Mme X..., et, en riant,
lance la feuille sur sa robe de mousseline. Je m'attendais à la voir tomber en cendres ; pas du tout ; elle
redevient verte, quoique sèche et fanée. Malheureuse-
ment, on ne l'a pas conservée.

M. Home retourne de nouveau vers le feu, y replace le verre et se promène dans le salon. Allant vers la lamps, il passe et repasse lentement sa main à travers la flamme, à moins d'un pouce de la mèche ; puis, revenant vers le feu, y reprend le verre, écarte les charbons avec la main, en choisit un bien rouge, le place dans le verre, où il le fait glisser d'un bout à l'autre et, l'avançant vers nous en plaisantant, dit : « H..., ceci est un cadeau que je vous offre, » et faisant tomber le charbon du verre, le jette sur sa robe de mousseline. Mme H... le prend avec une grande frayeur, le lance à lord Lindsay, qui, ne pouvant le garder dans une main, le fait sauter de l'une à l'autre, en se dirigeant vers la grille, où il le rejette enfin. Tandis que nous examinons la robe, en nous étonnant qu'elle ne soit ni souillée ni roussie, M. Home s'approche et d'un ton de voix très rude nous dit : « Non, non ; vous ne trouverez aucune trace. Croyez-vous que nous aurions voulu gâter votre robe ? » Il choisit alors une petite branche de fleur blanche, se dirige vers la lampe, la passe deux ou trois fois à travers la flamme, puis se dirige vers la grille et tient la fleur au milieu des flammes, puis au milieu de la fumée de charbon, en la promenant doucement à travers. Il nous l'apporte ensuite, en nous priant de la regarder et de la sentir, appelle notre attention sur ce fait que la fleur ne sent pas la fumée et qu'elle n'a subi aucune modification sous l'influence de la chaleur du foyer ainsi que de la lampe. Il nous fait remarquer que sa main qui tient la fleur sent la fumée, tandis que la fleur est restée intacte. Enfin, s'adressant à nous, il nous dit : « L'esprit qui vous parle par la bouche de Dan et qui a été capable de vous rendre

témoins de ces curieuses expériences avec le feu, auxquelles il aime à croire que vous vous êtes tous inté-
ressés, est l'esprit d'un Asiatique, adorateur du feu,
qui était très désireux de venir ici cette nuit, parce
qu'il savait que vous deviez tenir une séance. Il vous
dit adieu, maintenant, car il ne reviendra plus. »

Après cela M. Home se réveilla.

Barbara Honywood.

« J'assistais à cette séance et je puis confirmer
l'exactitude des attestations ci-dessus. »

Lindsay.

Nº 3. — Mᵐᵉ HONYWOOD

Le 27 mars 1869, veille de Pâques, je fus gracieu-
sement invitée par un ami à me rencontrer avec
M. Home. Nous étions cinq dames et quatre messieurs réunis au milieu du salon, autour d'une très
lourde et très solide table. La pièce était éclairée par
un feu très vif et deux bougies placées sur la cheminée, tandis que du dehors le clair de lune et la
lumière du gaz pénétraient par deux fenêtres. Dans
le second salon, il y avait une suspension à gaz, mais
pas de feu.

Notre hôte, M. H..., attacha vers le milieu les deux
portières en velours, de façon à laisser à la partie
supérieure une ouverture en forme de V.

On causait avec calme depuis quelque temps,

22

lorsque des coups furent frappés dans la table et le parquet et tous les assistants constatèrent des vibrations dans l'un et l'autre point. M. Home tomba en transe et sa chaise fut doucement écartée de la table. Il se leva alors, se promenant dans la salle, et, prenant un mouchoir de poche, fit signe à une dame de lui bander les yeux. Il prend alors une feuille de papier et un crayon, fait le tour de la table, plaçant pendant quelques secondes la feuille de papier derrière la tête de chacun de nous. Il se rend ensuite dans la pièce voisine, en laissant écartée la partie inférieure des portières et s'étend sur le parquet. Peu de temps après, nous voyons des ombres passer devant la partie supérieure de la portière, puis une croix traverser lentement quatre fois cet espace. Une table est enlevée et flotte dans l'air, aussi haut qu'un homme puisse atteindre. M. Home était toujours étendu sur le parquet, en pleine lumière du gaz et à la vue de tous.

Il se lève ensuite et offre la feuille de papier à une dame espagnole présente (M. Home ayant toujours les yeux bandés avait écrit un message en langue espagnole qu'il ne connaît pas).

Il se rend ensuite vers la cheminée, prend un gros morceau de charbon, dont la partie inférieure est rouge, tandis que la supérieure, encore noire, commence à flamber. Il le place dans une petite sonnette de métal qu'il entoure de ses deux mains et l'emporte dans la pièce voisine, disant au moment où il passe près de nous : « Ne regardez pas trop Dan. » Il marche quelque temps comme incertain, puis il éteint le gaz et nous voyons le charbon tout rouge élevé en l'air au-dessus des rideaux et finalement nous l'entendons jeter dans le cendrier.

Il revient ensuite et place la sonnette dans le feu, puis se rend dans le premier salon et commence à jouer un air solennel sur le piano. Au bout de peu d'instants, il appelle par leurs noms trois dames et deux messieurs. En passant entre les portières, Mme H... se heurte à une petite table et en est fort émue, tandis que l'un des messieurs pose par hasard le pied sur la croix que nous avions vue flotter en l'air et qui avait ensuite été laissée sur le parquet. Ces incidents amènent un certain trouble dans la manifestation et l'interrompent. Cependant le piano à queue fut un peu levé en l'air et flotta deçà et delà.

Tout le monde reprend pendant un certain temps place à la table. M. Home se lève, appelle trois dames, place une petite table contre la portière ; mais rien ne se produit et chacun reprend sa place à la table. M. Home retire du feu la sonnette qu'il y avait laissée douze à quinze minutes. Il prend une feuille de papier sur la table, la place dans sa main gauche et pose la sonnette dessus. S'adressant à Mme H..., il lui demande : « Voulez-vous avoir confiance en Dan et prendre la sonnette sans crainte ? » — Elle répond : « Si vous me dites qu'elle ne me brûlera pas, je vous croirai. » Il place la feuille de papier sur la main de la dame et pose dessus la sonnette qu'elle garde plusieurs secondes. Une autre dame la tient ensuite, puis il la pose sur le tapis de table. M. H... lui demandant s'il ne va pas brûler le tapis, il lui répond que non. M. H... essaie de toucher le manche de la sonnette, mais il est encore si chaud, qu'il ne peut maintenir ses doigts dessus. Un autre assistant essaye à son tour de toucher la sonnette et ne peut supporter la chaleur. J'ai oublié de dire qu'au début M. Home avait demandé à M. L... de tracer une croix au crayon sur la sonnette.

M. H... éteint les bougies et le salon n'est plus éclairé que par le feu et le clair de lune. M. Home reste quelques instants assis et s'éveille. Des coups sont frappés sur la table; on pose au-dessus du papier et un crayon ; nos robes sont tirées ; deux fois un crayon vient se placer entre les mains de la dame espagnole. Une dame E... demande un crayon, qui est aussitôt apporté devant elle, mais disparaît dès qu'elle avance la main pour le saisir et il va se placer, sous la table, dans la main de la dame voisine.

Une chaise vient d'elle-même se placer très vivement à côté de M. Home, qui tombe dans une nouvelle trance. Il s'éloigne de la table, se promène dans le salon avec la sonnette et, quoique le battant reste immobile, chacun de nous entend de légers sons, clairs partant de la sonnette, comme si elle était près de nos oreilles. M. Home se dirige vers la portière, contre laquelle il se tient. Nous voyons des ombres, et moi-même j'aperçois une boule de feu, ainsi que des traits de lumière qui passent à travers l'ouverture supérieure des rideaux, bien au-dessus de sa tête et à la partie la plus élevée de cette ouverture.

Nous voyons ensuite une figure s'avancer à plusieurs reprises de derrière les rideaux et se retirer, parce qu'une dame très impressionnable s'effraye, trouble le phénomène et semble obliger l'apparition à reculer. Après quelques secondes, elle passe de nouveau derrière les rideaux, va et vient doucement trois ou quatre fois. Elle me semble une figure ovale avec un front élevé et un bonnet fermé, bordé d'une ruche finement plissée. Je n'aperçois pas les cheveux, mais seulement un front, des sourcils, des paupières closes, ce qui me fait faire l'observation suivante, que j'adresse à M. H... : « Je ne vois pas d'yeux. » Le bonnet émettait des lueurs qui formaient comme un halo. La face est tellement lumineuse, que je ne puis distinguer ni le nez ni la bouche. La lumière pouvait être comparée à celle de la lune et les rayons se dirigeaient obliquement du front et des paupières vers la fenêtre, par laquelle entraient les rayons de la vraie lune.

J'ai bien pu voir les contours de la tête, du cou et des épaules ; M. H... fit remarquer que c'était la figure d'une vieille dame encore pleine de fraîcheur et de santé. M. L.... dit que c'était une dame très vieille et ridée. Mme E... déclare qu'elle avait vu une croix lumineuse sur la poitrine ; tous les huit assistants virent cette face.

M. Home revient vers la table et se réveille. Des coups retentissent dans la table ; nous sommes tous touchés, nos vêtements sont frôlés et doucement tiraillés. Mon pied est saisi ; le gros orteil est replié en bas avec douceur, comme sous la pression d'un doigt. Pendant tout ce temps, mon pied est resté posé sur le pied de la table et il y a trois personnes qui me séparent de M. Home, dont les mains reposent sur la table à la vue de tous. Plusieurs assistants sentent des mains d'esprits saisir leurs mains sous la table ; quelques-uns sentent un parfum délicieux et l'accordéon joue d'une façon agréable ; mais peu à peu la force va en diminuant et tout s'arrête.

...M. Home demande qu'avant notre séparation il nous soit donné un phénomène démonstratif et qu'on nous indique le nom de la femme dont nous avons tous vu la figure. Les coups frappés nous disent alors : « L'apparition était venue pour X... et la figure était celle de sa sœur B... » La dame qui était morte depuis six mois était aveugle, ce qui explique pourquoi je n'ai pu voir les yeux. Elle avait l'habitude de porter des bonnets avec des ruches tuyautées d'une façon spéciale.

Pendant toute la soirée, nous avons tous entendu un grand bruit de roulement, comme si de gros meubles étaient traînés au-dessus de nos têtes, quoiqu'il n'y eût pas de chambres au-dessus de nous, et le lendemain soir, pendant une séance, il nous fut expliqué qu'un esprit avait le plus vif désir d'attirer notre attention, mais qu'il lui fut impossible de se communiquer ce soir-là.

Quand j'ai demandé à mes amis présents à cette séance de confirmer mes attestations, M. L... ajouta : « Je me tenais près de M. Home, lorsque le grand piano fut soulevé, et j'ai remarqué que la chaise de M. Home était enlevée en même temps. Je puis affirmer que tous deux furent élevés à 8 pouces au moins au-dessus du parquet. »

Barbara Honywood.

N° 4. — DE Mme HONYWOOD

Le dimanche 11 avril 1869, je dînai chez une de mes amies, Mme X..., avec M. Home, le seigneur de Lindsay, M. Walter Lindsay son cousin, le général X... et le capitaine S...

Après le dîner,on se réunit autour d'une table, dans laquelle des bruits retentirent presque aussitôt, ainsi que dans un angle de la pièce. Ils rappelaient le bruit de l'eau tombant par jets, drip, drip. Nous étions à 3 yards de la table, la pièce était éclairée par un feu doux et par une lampe placée dans l'arrière-salon. La fenêtre étant ouverte, des lampes allumées à l'extérieur faisaient pénétrer dans la salle une lumière rappelant le clair de lune.

La table se lève à une hauteur de 2 pieds et flotte doucement dans l'air. Alors M. Home tombe en trance et demande au capitaine S... d'éteindre la lampe. Le salon du fond ne reste donc éclairé que par les lumières du dehors, tandis que le premier salon n'est éclairé que par le feu qui brûle lentement et ne donne que des éclats intermittents.

M. Home se dirige vers la fenêtre ouverte et s'y tient debout, le corps ressortant nettement sur le fond lumineux extérieur. Entre lui et ce fond extérieur,une ombre tombe comme un voile, prend peu à peu la forme d'une tête et d'épaules avançant, puis reculant, le bras gauche restant tendu. Elle fait à mes yeux l'effet d'une gaze tantôt transparente, tantôt opaque, mais jamais nette ni solide. M. Home semble causer avec quelqu'un. Tous les assistants, excepté moi, voient des lueurs sur le piano et sur le mur ; ils disent qu'elles sont belles et brillantes et qu'une brillante lueur reste un quart d'heure dans un angle du salon. De l'endroit où je suis, je ne puis voir le piano et je ne suis pas sensitive. Pendant la soirée,je vois de temps à autre une petite lueur tremblotante sur le mur, où aucune cause matérielle ne pouvait la produire. Tous les autres affirment également qu'ils la voient de temps à autre et la décrivent comme jaune, bleue et rouge.

Mes amis disent ensuite qu'ils voient des formes sombres s'agitant en l'air et entrant par la fenêtre.

M. Home se promène dans le salon, causant beaucoup à voix basse. Enfin, il dit : « C'est l'anniversaire d'une naissance. » Au même moment, tous les assistants, excepté moi, assurent qu'ils voient s'approcher de la table une forme grande et sombre, venant par la portière près de laquelle nous nous trouvons et agitant les bras. La portière est poussée ou soulevée et plusieurs assistants déclarent qu'ils voient une forme d'enfant étendue sur le parquet. Le capitaine S... fait la remarque suivante : « La forme se déplace et se tient maintenant près de vous (tendant la main vers la dame de la maison) sous votre portrait. » — « Oui, dit M. Home, c'est A... et il reviendra encore si on ne le trouble pas. » M. Home reprend alors sa place à la table et trois des assistants font remarquer que ses yeux brillent comme du feu. L'atmosphère du salon est très froide et nous fait tous frissonner.

Mme X... sent bientôt la grande et sombre forme s'approcher de son fauteuil, s'y appuyer et se tenir ensuite debout à l'un de ses côtés. C'est un grand et lourd fauteuil à bras. Mme X... dit que maintenant elle voit nettement la forme. Le capitaine S..., le seigneur de Lindsay et son cousin Walter disent qu'ils la voient aussi, qu'elle passe au-dessus du fauteuil, étend les bras et caresse les cheveux de Mme X... Le seigneur de Lindsay dit que ses yeux flamboient et le capitaine S... s'adressant à Mme X... : « Ne vous effrayez pas ; il tourne maintenant pour se placer en face de vous. » Cette dame dit que la figure de l'apparition semble être venue à 6 pouces de la sienne et lui masque la vue de toutes les autres personnes actuellement dans le salon. Elle ne peut voir que deux yeux brillants fixés sur les siens et une forme sombre qui, en s'éloignant, passe à travers le seigneur de Lindsay, qui est pénétré par un froid intense. Le général B... sent qu'une forme est près de lui : quelques assistants font remarquer qu'elle semble vouloir l'entourer de ses bras. Le général déclare qu'il sent une pression douce mais ferme. M. Home dit : « C'est Jeanne : elle désire prendre possession de vous. » Pour moi, je ne vois rien de tout cela ; tout me semble obscur et je ne puis que répéter ce que les autres assistants affirment avoir vu.

Une voix murmure alors à mon oreille : « Bonjour ! » Ce qui fait rire plusieurs assistants. L'éclat de rire est répété par les esprits et semble parcourir tout le salon, près du parquet, et cela dure environ trente secondes, avec un caractère lointain, mais musical et nettement distinct.

On voit des lueurs sur la tête de plusieurs assistants. Une étoile se pose au-dessus de la tête de la maîtresse de la maison, une large lueur bleue devant le front du seigneur de Lindsay ; des flammes jaunes, bleues, rouges au-dessus du général B... Trois ou quatre assistants affirment qu'ils voient des yeux bien distinctement. M. Walter Lindsay dit qu'il voit au centre de la table un œil grand et brillant d'où semblent partir d'autres yeux qui s'approchent des membres de la réunion, puis se retirent. On demande à M. Home d'expliquer ce phénomène et il répond :

« C'est l'œil de votre ange gardien, qui est toujours avec vous. »

Quelques instants après, une petite table à ouvrage vient de l'angle le plus éloigné du salon vers l'endroit où nous sommes réunis. Une boîte à ouvrage en est retirée et placée dans la main de la maîtresse de maison, ainsi qu'un couteau à papier, afin, disent-ils, de la calmer et de lui rendre son sang-froid, et elle sent alors sa main doucement pressée.

M. Home paraît extrêmement agité et dit : « Il y a de toutes parts des esprits qui veulent m'obliger à répéter ce qu'ils disent. Ils sont extrêmement désireux de se faire entendre eux-mêmes ; mais ils ne le peuvent pas encore. Ils s'efforcent alors de tourner la difficulté. » M. Home ajoute : « Écoutez-les dans la pièce voisine ! » On entend alors des sons confus et un bruit de pas, comme si une foule traversait le salon pour s'éloigner. J'observe soigneusement les fenêtres ; les contrevents sont clos et je puis voir le rayon de lumière qui pénètre à travers le centre, luire et disparaître alternativement, car le gaz brûle encore au dehors. Chaque fois que les autres disent qu'ils voient passer les formes, je vois s'éclipser la bande de lumière qui passe dans toute la hauteur du contrevent, comme si un nuage noir passant à l'intérieur du salon me masquait la lumière venant du dehors, mais à aucun moment il ne me fut possible de distinguer d'autres formes et d'autres yeux que les nôtres.

Barbara Honywood.

DE L'HONORABLE Mme X...

Parmi le très grand nombre d'exemples remarquables de phénomènes spiritualistes dont j'ai été témoin, je citerai les suivants : C'était pendant la soirée du 17 mars et il y avait cinq personnes présentes. M. Home, en état de trance, s'avança vers la table sur laquelle brillait vivement une lampe modérateur, enleva le globe de verre, puis le verre de lampe qu'il me présenta, le tenant à pleine main. Je refusai de le toucher, sachant qu'il brûlait fort. M. Home me dit : « Vous n'avez donc pas confiance? Il est tout à fait froid. » Je consentis alors à le prendre et trouvai, à mon grand étonnement, qu'il était à peine chaud. Une autre dame le toucha également et fit la même remarque. M. Home le passa alors à un monsieur de la société et avant de le lui offrir il lui dit d'un ton triste et bas, comme s'il voulait s'excuser du mal : « Il est nécessaire de confirmer la foi des autres, car ceci va devenir chaud pour vous. » Ce monsieur toucha légèrement le verre du bout des doigts et il fut si bien brûlé, que, même après si peu de temps de contact, il se produisit une phlyctène qui persista plusieurs jours.

M. Home se dirigea alors vers le foyer, introduisit le verre de lampe au milieu des charbons ardents et, après avoir attendu en l'observant environ cinq minutes, le reprit et le tint fortement serré entre les deux mains. Prenant une allumette chimique sur la table, il me la présenta, me demandant d'en toucher le verre de lampe. Elle fut instantanément enflam-

mée, prouvant ainsi la température élevée du verre.
Ayant fait cette démonstration à tous les assistants,
M. Home introduisit le verre brûlant dans sa bouche
et l'y maintint, après avoir fait observer que la langue
était la partie la plus sensible du corps humain.

Comme il n'était probablement pas encore satisfait
de ce résultat, ou qu'il pensait que nous n'étions pas
encore suffisamment convaincus que les phénomènes étaient produits par une force surnaturelle, il
retourna vers le foyer, en retira un morceau de
charbon tout rouge, l'introduisit dans le verre de la
lampe, me l'apporta en le jetant sur ma robe de
mousseline blanche, où il resta plusieurs secondes,
quoiqu'il fût encore tellement chaud qu'aucun de
nous n'osait le toucher. Ma robe, quoique faite de la
plus fine mousseline, ne fut pas brûlée et il nous fut
absolument impossible de trouver la moindre trace
ou une marque quelconque, malgré l'examen le plus
minutieux. M. Home nous fit observer que nous
n'avions pas à nous effrayer, car ils (les esprits) ne
voulaient pas nous faire de mal.

Il prit ensuite une fleur et, après avoir doucement
soufflé sur elle, la passa plusieurs fois à travers la
flamme de la lampe. Après nous avoir montré que
les feuilles et les pétales étaient intacts, il la porta
vers le feu, la tint au milieu de la fumée et la pro-
mena doucement au-dessus du charbon. Nous l'apportant ensuite, il nous fit remarquer qu'elle n'était
imprégnée d'aucune odeur de fumée ou de brûlé et
qu'elle était restée absolument dans le même état
que lorsqu'il l'avait prise.

Dans d'autres occasions, j'ai vu des chaises trans-
portées d'un bout à l'autre d'une pièce par des mains

invisibles. Trois ou quatre instruments de musique
jouèrent en même temps avec un accord parfait et j'ai
entendu des voix causant ensemble, tantôt très loin,
tantôt tout près de moi. Mais la manifestation spiritualiste la plus remarquable est peut-être celle de
l'*écriture directe*. Des crayons et du papier sont placés
soit sur, soit sous la table, et, au bout de quelques
minutes, on y trouve quelque chose d'écrit ou de
dessiné. J'ai vu dessiner les plus belles figures spiritualistes, teintées parfois de quelques légères couleurs, d'autres fois uniquement tracées au crayon.
Dans un cas, je plaçai *sur* la table un crayon et du
papier et au bout de dix minutes j'y trouvai écrit le
programme complet d'un concert et les esprits nous
dirent qu'ils se proposaient de nous l'offrir le soir
même. La promesse fut fidèlement tenue et les morceaux de musique furent magistralement joués sur
les divers instruments, violon, flûte, piccolo et con-
certina, placés sur la table. J'ai gardé en ma possession la feuille de papier. Je dois ajouter que
l'obscurité favorise la bonne exécution des dessins
spiritualistes.

N° 6. — DE M. GUPPY

Séance de la Société spirite de Florence

La séance débuta par ce message : « On a demandé
dans cette société si les esprits pouvaient distinguer
les couleurs. Nous allons vous le montrer. »

On entendit du bruit sur la table et, lorsque la
lumière fut faite, on vit un tas de bonbons de toutes

les couleurs parfaitement mélangés. Il y en avait une grosse poignée. La lumière fut enlevée et nous entendîmes un petit bruit rapide. Ayant rallumé la bougie, on trouva les dragées formant autant de petits tas qu'il y avait de couleurs et toutes parfaitement triées.

Saml. Guppy.

N° 7. — M. GUPPY

Autre séance avec la même Société

Sur ma demande, la chambre était bien chauffée, car à la séance précédente nous avions grelotté. Quelques-uns des plus éminents littérateurs de Florence étaient présents. D'abord une pluie de fleurs fraîches vint s'abattre sur la table, tandis que les mains de Mme Guppy étaient tenues.

La lumière enlevée, on entendit au bout de dix minutes un grand fracas se produire sur la table, comme si le candélabre venait d'être renversé. A la lumière, on vit un grand morceau de très belle glace, long de plus d'un pied, épais d'un pouce et demi, qui était tombé sur la table avec assez de violence pour la briser. Elle commença immédiatement à fondre et fut emportée dans un plat. Ceci survint plus d'une heure après le début de la séance, temps bien suffisant pour faire fondre la glace, si elle s'était trouvée d'avance dans la pièce.

Saml. Guppy.

Nº 8. — DE M. GUPPY

Séance d'épreuve avec M. et Mᵐᵉ Trollope,
Miss Blayden et le colonel Harvey

Les messieurs commencèrent par inspecter la chambre, tandis que Mᵐᵉ Guppy était déshabillée et rhabillée sous les yeux de Mᵐᵉ Trollope, après un examen scrupuleux de chaque pièce du vêtement.

On prit place à la table, les mains de Mᵐᵉ Guppy étant tenues fortement par M. et Mᵐᵉ Trollope, tandis que le colonel Harvey et miss Blayden tenaient les miennes, tout en restant en contact avec Mᵐᵉ Guppy.

Au bout de dix minutes, tous s'écrièrent : « Je sens l'odeur de fleurs, » et il tomba une pluie de fleurs. On fit de la lumière et on trouva les bras et les mains de Mᵐᵉ Guppy et de M. Trollope complètement couverts de jonquilles. L'odeur en était fatigante. Les portes et fenêtres avaient été soigneusement fermées. S'il y avait eu dans la chambre un bouquet de jonquilles, l'odeur l'eût sûrement fait découvrir.

Saml. Guppy.

Nº 9. — DE M. GUPPY

Mᵐᵉ Guppy tint une séance chez l'ambassadeur sir Augustus Paget. Étaient présents: lady Paget, comte et comtesse de Moltke et une fille de Digby,

Murray. On tint Mme Guppy très étroitement et on lui demanda de faire produire des bruits. Aussitôt on entendit contre le mur un choc égal à un coup de canon. Ensuite des fleurs furent apportées.

Saml. Guppy.

FIN

TABLE ANALYTIQUE

DES MATIÈRES

9 782016 151488